3D 그림으로 정확하게 배우는 필라테스 리포머 운동

Stretching on the Pilates Reformer Essential Cues and Images

3D 그림으로 정확하게 배우는
필라테스 리포머 운동

홍 정 기 외 옮김

Stretching on the Pilates Reformer
Essential Cues and Images

Anthony Lett / Kenyi Diaz

영 문 출 판 사

■ **옮긴이** (가나다 순)

권재은 Pilates S(필라테스 에스) 원장
STOTT PILATES 교육강사

김효철 원광디지털대학교 한방미용예술학과 교수

샤샤정(정현아) 샤샤필라테스 대표
(주)샤샤정헌드레드 대표

성기석 경희대학교 체육대학원 겸임교수
한국선수트레이너협회 이사장

이찬우 오산대학교 건강재활과 외래교수
사) 국제통합필라테스 협회장

정선영 경희대학교 체육대학 겸임교수
경희요가필라테스협회 회장

정형국 안산대학교 물리치료과 교수

최종원 보눔 필라테스 대표
한국 근막이완치료학회 학회장

홍정기 차의과대학교 스포츠의학 대학원장
한국선수트레이너협회 학회장

Stretching on the Pilates Reformer Essential Cues and Images
by **Anthony Lett, Kenyi Diaz**

3D 그림으로 정확하게 배우는
필라테스 리포머 운동

2018년 1월 12일 초판인쇄
2018년 1월 19일 초판발행

지은이 : Anthony Lett, Kenyi Diaz
옮긴이 : 홍 정 기 외
발행인 : 박 병 조
발행처 : 도서출판 영문출판사
등 록 : 1987년 12월 21일 제2-419호
주 소 : 서울시 강남구 삼성동 69-1
전 화 : (02) 514-5590, 776-5590
팩 스 : (02) 756-8943
홈페이지 : www.ymsbook.net
E-mail : yeongmunsa@empal.com
정 가 : 30,000원
ISBN 978-89-7224-425-7 93510

※ 파본은 교환해 드립니다.

Anthony

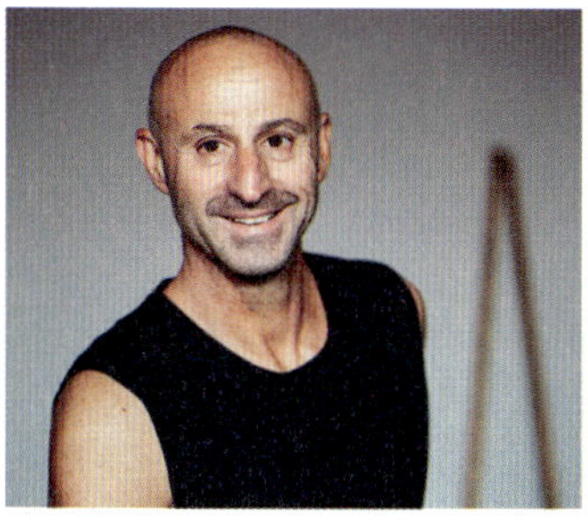

그는 Australia의 Melbourine에서 태어났으며, 필라테스 스튜디오 운영자이고, 강사, 교육자 및 작가이다. 그는 "Innovations in Pilates"이란 자신의 책을 전 세계를 대상으로 워크샵을 운영하고 있다. Anthony는 Advanced Education for BASI Pilates의 책임자이고, 철학, 스포츠 과학, 운동 의학 및 임상 해부학에 대한 자격증을 가지고 있다. 그는 25 개국 이상에서 자신의 워크샵을 운영하고 있고, 기조연설을 했다. 그는 창조적인 사고를 가진 필라테스 분야의 선두적인 인물이다. Anthony가 저술한 3개의 책은 세계 최초로 환상적인 3D 필라테스 그래픽을 포함하고 있다. 그는 전통적인 필라테스를 오스티오패시, 물리치료 및 요가에 통합하였는데, 바로 4번째 책인 "On Pilates"가 그것이다. 그는 최초로 필라테스 해부학 자격 코스뿐만 아니라 3D 프린트 필라테스 리포머를 개발했다. "Pilates Anatomy"는 3차원 해부학 비디오, 뼈대와 근육, 기능해부학 과정을 포함하고 있다. Anthony와 그의 아내인 Kenyi는 파나마 운하에서 스튜디오를 운영하고 있고, 인도네시아 발리에서 리트리트를 가르치고 있다.

anthony@innovationsinpilates.com
http://anthonylett.com.au/
www.innovationsinpilates.com

Kenyi

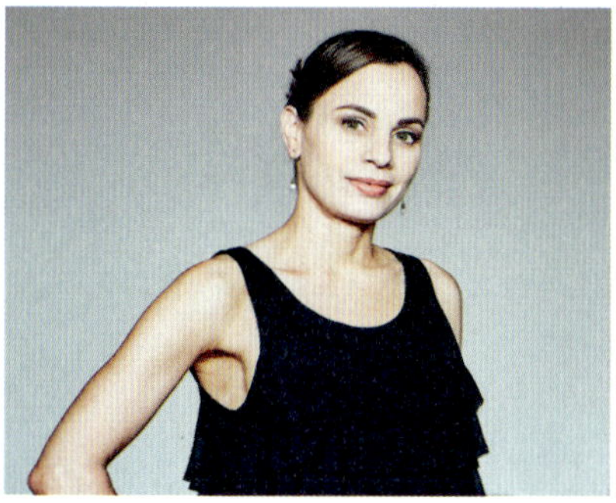

그녀는 Venezuela 출신으로, 필라테스 전문 강사이다. 그는 댄서였고, 전통 필라테스와 현대 필라테스를 이수했다. 그녀는 2004년부터 필라테스를 가르치기 시작했다. Kenyi는 호주, 아시아, 유럽, 영국, 남아프리카 및 남아메리카 등지에서 "Innovations in Pilates"의 워크샵을 가르쳤다. 그녀는 뛰어난 그래픽 아티스트이면서, 책, 전자책 및 비디오 등을 포함한 "Innovations in Pilates"의 모든 자료를 디자인과 공동집필했다. Kenyi는 영양학 분야, 특히 건강과 웰빙을 위한 음식, 스포츠 수행을 위한 음식, 음식과 의학 분야 등에 흥미를 갖고 있다.

kenyi@innovationsinpilates.com
www.kenyidiaz.com
www.innovationsinpilates.com

목차

저자 서문

"만약 여러분이 어떤 것을 간단하게 설명할 수 없다면, 여러분은 그것을 완전하게 알고 있는 것은 아니다."

– 아이슈타인

위의 인용구가 이 책의 근간이다. 단순한 큐와 효과적인 이미지를 통해 복잡한 생체역학의 관계가 무엇인지를 간단히 설명해 줄 것이다. 나의 "Innovations in Pilates" 중의 첫 번째 책인 "Thera peutic Muscle Stretching on the Pilates Reformer"는 지적인 접근법이었고, 시각적인 비주얼 버전이다. 그것이 하향식 접근법인가? 나는 그렇지 않다고 생각한다. 그것은 특정의 현실을 나타낸다. 첫 번째는 사람이 배우는 방법을 인지하는 것이다. 나는 그것을 "IKEA 검사"라고 부른다. 당신은 이케아 가구를 조립해 본 적이 있는가? 조립을 시작하기 전에, 설명서를 주의깊게 읽어보고, 조립했는가? 아니면, 그림만 보고 조립했는가? 만약 당신이 먼저 모든 것을 읽고 조립했다면, 당신은 지적 캠프(cerebral camp)에 해당될 것이다.

만약 당신이 그림에만 의존하다면, 당신은 강단이 있는 사람일 것이고, 이 책이 바로 당신을 위한 책이 될 것이다. 진정한 숙련을 이루기 위해(이케아 가구를 완벽하게 조립하려면), 최상의 접근법은 양쪽 모두를 수행하는 것이다. 그러나 스트레칭, 바디워크와 개인적 발달이 복잡하고 비선형적인 과정이기 때문에, 쉽게 접근할 수 있고 여러분께 가장 적합한 것부터 먼저 시작한다.

이 책에 대한 두 번째 이유는 최초의 리포머 책이 내가 알고 있었던 것을 통해 저술한 책이었기 때문이다. 6년 동안 수 백개의 워크샵, 발표 및 강좌를 통해, 나는 더 많은 것을 알게 되었고, 나에게 적합한 다양한 스타일의 정보를 가지게 되었다.

또 다른 현실은 모든 사람이 스트레칭에 대한 논문을 읽고 싶어하지 않는다는 것이다. 이것은 첫 교재를 기반으로 과거 5년 동안 전 세계를 돌면서 교육한 이후에 내가 체득한 것이다. 많은 사람은 간단한 것을 좋아하고, 활자로 된 것을 잘 읽지 않는다는 것이다. 그렇다면, 어떤 것이 효율적인 선택일까? 그들의 학습 스타일을 충족시키지 못하고 강제적으로 읽게 하는 것은 그들이 원하는 것이 아닐 것이다. 다양한 루트와 정보를 제공하는 것이 보다 현실적인 방법이 아닐까? 이 책을 통해 나는 후자를 제공할 것이다. 압축되고 꼭 필요한 시각적인 방법을 즐겨보자. 이 책의 접근법은 "먼저 음식을 맛있게 먹고, 나중에 레시피를 읽는 것이다".

나는 역사적인 이미지를 제공할 것이다. 내가 가지고 있는 매우 오래된 사진들 속에는 Joseph Pilates와 그의 아내인 Clara가 있는데, 우리는 그들을 통해 그 시절과 전통적인 방법으로 되돌아갈 수 있다. 여러분은 Innovation 이전의 자료를 보게 될 것이다. 그것이 질적으로 좋은 편이 아닐 수 있지만, 여러분은 이것을 통해 Joseph Pilates와 연결할 수 있고, 그의 인성과 인생 이야기를 알게 될 것이다.

역자 서문

이 책은 "Innovations in Pilates"의 4개 책 중의 하나로서, 리포머 위에서 수행되는 스트레칭을 체계적으로 기술하고 있는 강조하는 교재이다. 각 스트레칭 기법은 "스트레칭하는 방법", "수축하는 방법", "추가 스트레칭하는 방법" 으로 기술되고 있다. 그리고 필요에 따라, "변형" 기법과 "조심해야 할 것"을 추가로 제시하여 효율적인 스트레칭이 되도록 가르치고 있다.

이 책은 주로 사진과 그림을 통해 독자들에게 스트레칭의 중요성을 효과적으로 인식시키려고 노력하고 있다. 사진과 그림이 수만 문장의 글보다 어떨 때는 더 효과적일 수 있다는 저자의 생각이 잘 담겨져 있는 것이다.

이 책을 통해서 해부학적 지식을 리포머 운동의 동작에 연계하여 올바른 필라테스 자세와 동작을 실행하는데 큰 도움이 되길 바란다.

끝으로 기능해부학에 대한 정확한 이해는 신체를 변환시키는 리포머 운동의 진행과정을 통해 필라테스를 치료의 운동법으로써 사용할 수 있게 하였다.

이 책이 나오기까지 도움을 주신 영문출판사 박병조 사장님과 직원분들에게도 감사드린다.

역자 대표 홍 정 기

소개 Introduction

PART A

이 책은 무엇에 대한 것인가?

이 책은 유연성과 가동범위를 증가시키는 방법에 대해 다루고 있다. 우리는 정의를 세세하게 분류할 수 있지만, 이들 모두는 똑같은 것이다. 어떤 경우에, 우리는 스트레칭이 실제적인 감각임을 알고 있고, 근육과 근막을 분리하길 원한다.
사실, 당황스런 질문은 "어떤 스트레칭이 좋는가?", "어떤 방법이 가동범위를 향상시키는데 가장 좋은가?"

나의 리포머 책에서, 나는 스트레칭의 장점에 대해 많은 이유를 제공하고 있다. 그 목록은 길고, 다양한 관점에서 제공하고 있다: 신체적, 심리적, 생물학적, 생체역학적, 신경학적, 호르몬, 면역, 운동학적 및 영적인 면. 이들 목록은 새로운 연구를 통해 성장하고 있다. 영적인 측면에서 보면, 스트레칭은 거대한 장점을 가지고 있다(호기심을 가진 독자들은 이 책의 끝부분에 제시된 참고문헌을 참고하기 바란다).

내가 좋아하는 표현 중의 하나는 "유산소 운동은 우리를 살아있게 만들고, 스트레칭은 우리의 삶을 가치있게 만든다"는 것이다. 스트레칭은 우리 삶의 양이 아니라 삶의 질을 향상시킬 것이다. 이 책에 들어 있는 스트레칭을 통해 숙이기, 쭈그려 앉기, 당기기, 밀기, 비틀기, 돌림하기 및 뻗기 등과 같은 우리 삶의 기본적인 운동 패턴이 항상 유지될 수 있고, 점차 향상될 수 있을 것이다. 내가 아직 노인이 아니지만, 스트레칭을 통해 나는 통증 없이 행복한 삶을 영위할 수 있을 것으로 자신한다. 다음의 운동(15년 이상 스튜디오에서 수많은 사람을 통해 검증된)과 연구(여러분의 삶에 의미있는 장점을 안겨주는)에 있는 몇 가지 진실에 투자해 보자.

(1) **각주:** 책의 끝부분에 목록된 많은 책들은 스트레칭 수행에 강한 논쟁을 제공할 것이다.
나는 2가지 이슈가 떠오르길 원한다.

첫째, 우리는 생체역학에 국한하여 우리의 논의를 한정하지 않아야 한다. 몸-정신 의학 분야는 만성 스트레스에 효과적인 고요(부동), 호흡, 요가, 명상 및 스트레칭과 같은 수행을 지지하는 많은 연구와 데이터를 제공하고 있다.

World Health Organization(WHO)는 병원 시설을 방문하는 70-80%가 스트레스 때문이라고 한다. 스트레칭이 근육과 관절에 가해지는 생체역학적 스트레스를 없애주는데 도움을 줄 수 있다 하더라도, 그것은 너무 큰 역할을 가지고 있다. 이런 주제에 대한 더 많은 정보를 알고 싶으면, Herbert Benson 책인 "The Relaxation Response"을 참고하기 바란다.

떠오르는 두 번째 이슈는 스포츠 수행에 대한 스트레칭의 효율성과 관련된 많은 논의이다. 특별히, 스트레칭이 수행을 향상시키고 손상을 감소시킬 수 있는가? 양쪽에 대한 스트레칭을 지지하는 많은 데이터가 존재한다.

이 질문이 갖는 하나의 문제점은 어느 정도의 깊이로 질문해야 하는지 때문에, 연구의 타당성에 대해 알 필요가 있다. 그리고 끝으로, 질문 자체에 대한 의문을 가질 필요가 있다.

스트레칭이 스포츠 수행을 향상시킨다는데 어떻다고 생각하는가? 즉, 25세 이상의 대부분 사람은 스포츠에 관여하지 않는다. 노인을 대상으로 스트레칭이 삶의 질을 향상할 수 있는지를 아는 것이 중요한가? 이런 결과를 측정하는데 어려움이 있음에도 불구하고, 우리는 그것이 어떠한지를 알고 있다.

우리는 지속적으로 유산소 운동이 스포츠 수행을 향상시키는지를 물어보고 있다. 물론, 우리는 몇몇 스포츠의 경우에서 그것이 어떻다는 것을 알고 있다. 그러나 스트레칭이 경쟁 스포츠의 수행을 향상시킬 수 있음에도 불구하고, 스트레칭이 스포츠 수행을 향상시킨다는 질문은 조깅, 사이클, 수영 및 줌바를 수행하는 수 백만명의 사람에게 적합하지 않을 것이고, 그들의 전반적인 건강을 향상시킬 것이다.

왜 필라테스의 혁신 (Innovations in Pilates) 인가?

"근육의 발달에 집중하기 보다는 유연성의 발달에 집중해야 한다는 것을 항상 명심해야 한다."

– "Your Health"에서 Joseph Pilates

"Innovations in Pilates"의 상세한 역사와 발달은 이전의 리포머 책에 잘 설명되어 있다. 이 책은 여러분께 몇 가지 통찰력을 제공할 것이다.

Joe Pilates는 유연성 습득에 큰 흥미를 가졌지만, 그의 업적에서 이런 측면의 흥미는 왜곡되었다. 우리는 이런 왜곡의 발생을 원치 않았다. 왜냐하면, 유연성이 사람의 중요한 태도이고, 수행의 질에서 이전보다 좌식생활을 하는 사람에게 더 중요하기 때문이다.

유연성도 필라테스의 필수 항목이다; 이런 이유만으로도 유연성은 가치가 있는 것이다. 게다가 수많은 전통적인 레퍼토리는 상당한 유연성을 필요로 한다. 이런 관점에서 볼 때는, "Innovations in Pilates"는 유연성을 원하는 뻣뻣한 사람을 위한 프리 필라테스의 한 형태로 보여질 수 있다. "Innovations in Pilates"는 진보된 레퍼토리를 위한 준비로서 작용할 수 있다.

Joseph Pilates의 후배인 Romana Kryzanowska가 "조절학이란 무엇인가?"라고 물었을 때, Pilates는 다음과 같이 대답했다: "그것은 조절과 근력을 동반한 스트레칭이다." 그의 책인 "Your Health"에서, Pilates는 다음과 같이 적었다: "필라테스는 여러분의 몸이 고양이와 같은 유연함을 가질 수 있도록 스트레칭을 통해 근육을 부드럽게 풀어준다"

이런 테마를 계속하기 위해, 우리는 여러분께 "Innovations in Pilates"를 제공할 것이다.

필라테스의 혁신을 만들기 위해 우리는 무엇을 했는가?

많은 전통적인
운동은 너무 어렵고,
오늘날 좌식생활을 하는
사람에게 위험할 수도
있다.

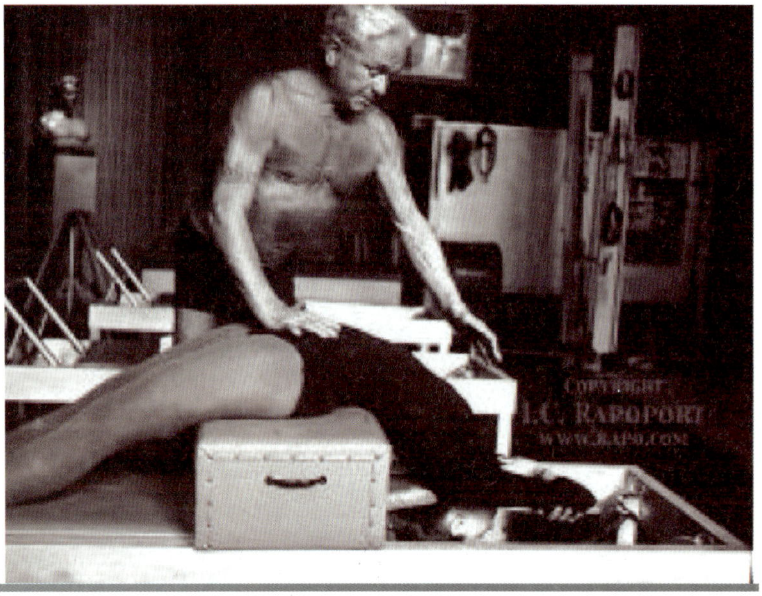

.... 그래서
우리는 현대적인 수정과
변형을
소개해 왔다.

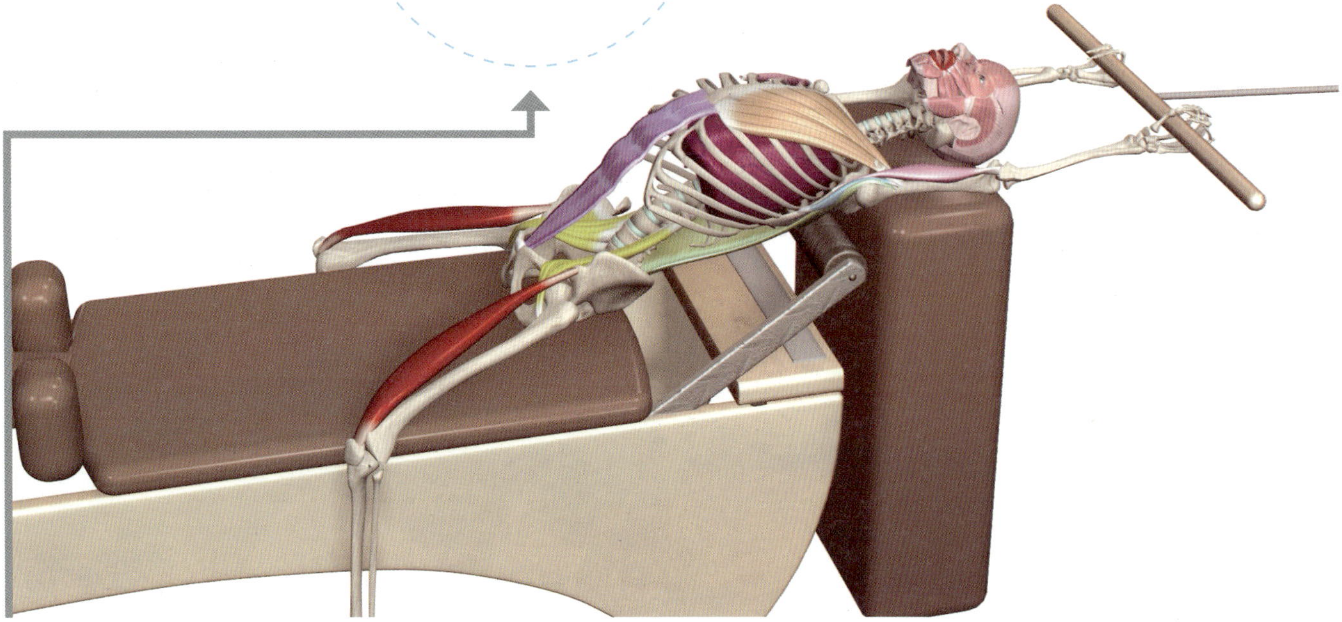

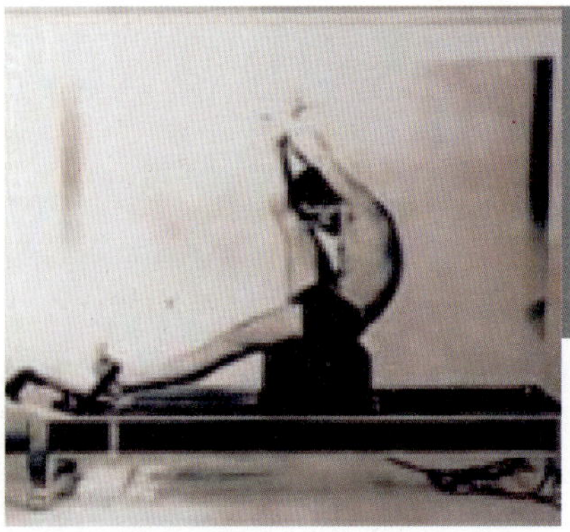

우리는 결과를
향상시키기 위해 몇 가지
물리치료와 스포츠 과학의 현대적인
신경근육 기법을 포함시켰다. 우리는
그것을 “전통적인 근원, 현대적인
주입”이라고
부른다.

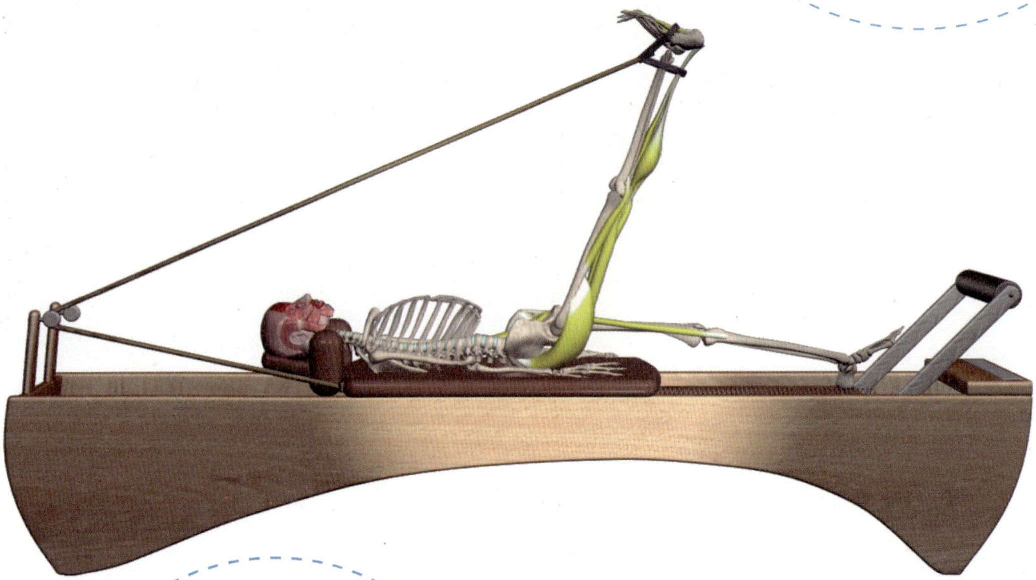

5초 동안
양 발로 리포머를 밂으로써
“등척성 수축에 대한 수행”을
하고, 그 다음, 이완한다.
그리고 다시 스트레칭하고
60–90초 동안 유지한다.

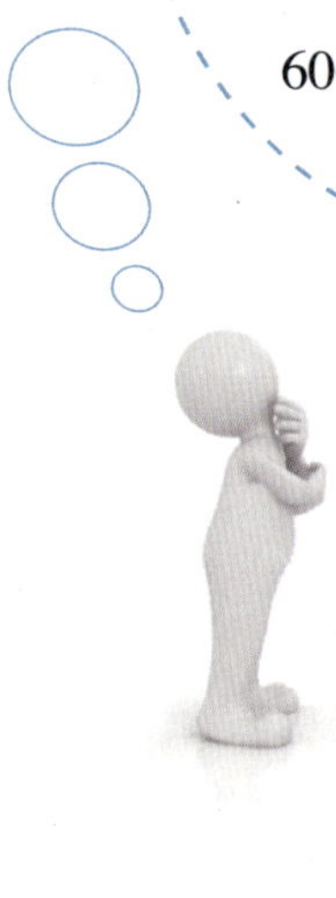

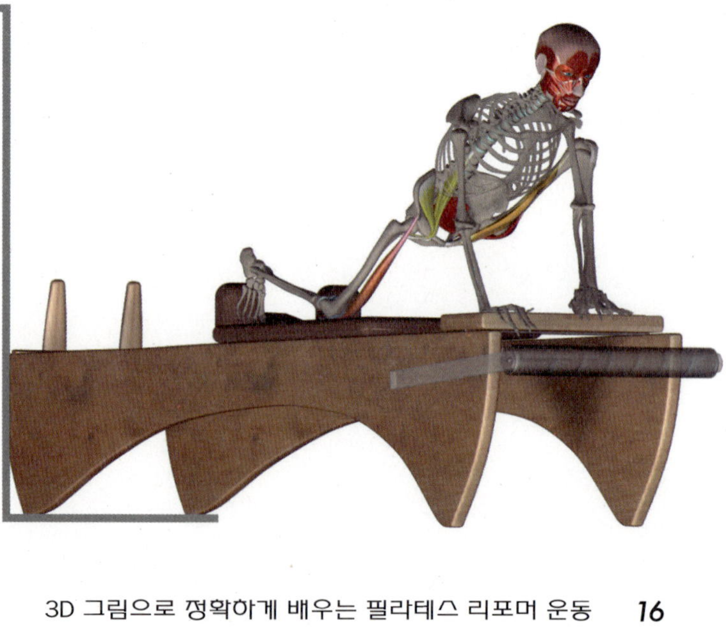

우리는 적절한
결과를 방해하는 신경계의
반사적 반응 유발을 피하기
위해 스트레칭을 천천히
수행했다.

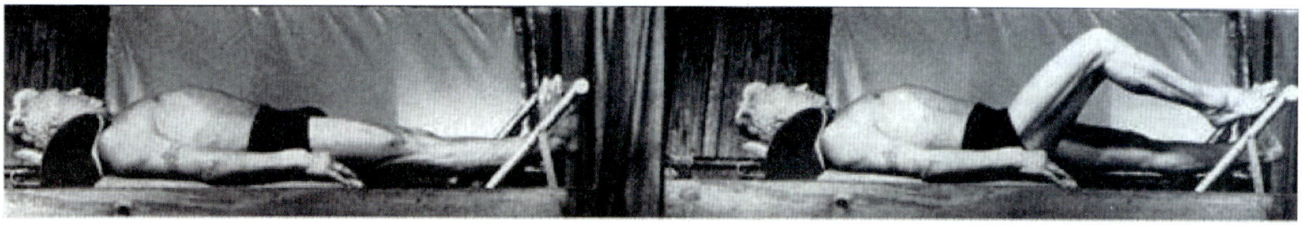

"위의 Joe와 같이, 이런
속도로 스트레칭을 수행하지 않는
대신, 한쪽 발꿈치를 내려서
90초간 유지한다.
연구에 따르면, 이것이 더 안전하고,
유연성에 보다 효율적이다"고
한다.

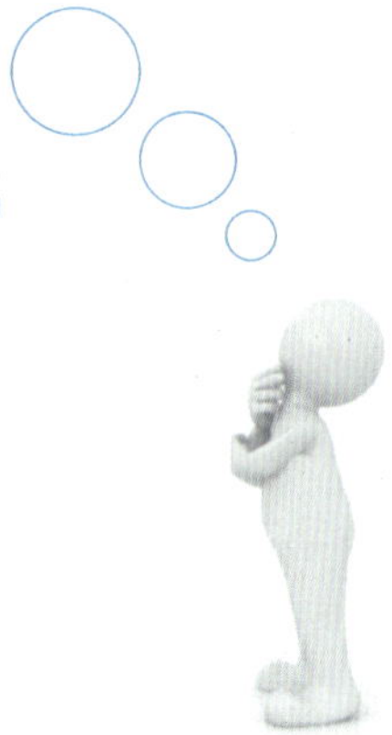

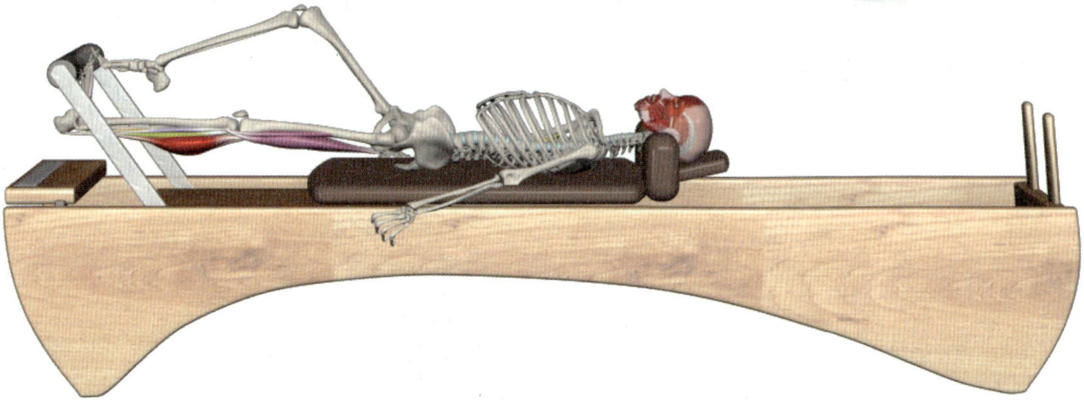

우리는 기존에 존재하지 않았던 몇 가지 새로운 스트레칭을 추가했다.

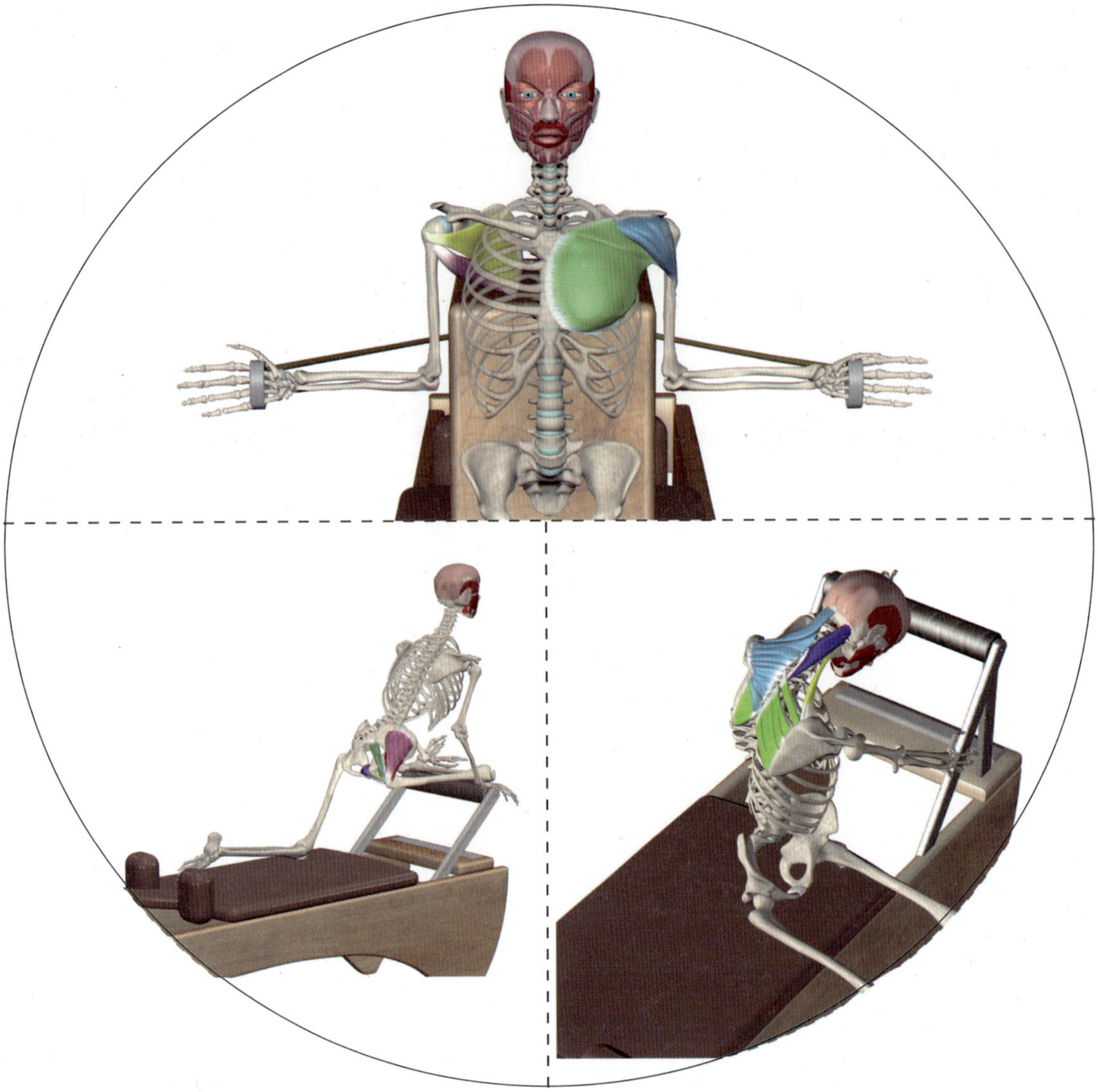

최종적인 결과...

여러분은 이 책에 있는 운동을 수행함으로써, 보다 진보된 필라테스 레퍼토리를 위한 준비가 될 수 있을 것이다.

강사로서, 여러분은 필라테스의 스트레칭 요소를 다시 소개하거나 증가시킬 수 있고, 보다 안전하고 효율적인 방법으로 제공할 수 있을 것이다.

여러분의 흥미가 스포츠 수행을 향상시키던지 또는 단순하게 여러분의 가동범위를 향상시키던지, 여러분의 통증을 제거하던지, 그리고 보다 우아한 움직임과 삶을 영위하도록 도와주던지 간에, 나는 이것을 달성하는 더 좋은 방법을 알지 못한다. 만약 다른 방법이 있다면, 우리는 그것을 받아들일 준비가 되어 있다.

PART B

올바르게 이해하자.

"글씨를 가르치는 것이 아니라, 이해를 가르쳐야 한다: 여러분이나 여러분의 학생들이 자신의 글을 작성할 수 있도록

– 그들이 갖는 것은 자신의 이해이다"

내 삶의 대부분은 선생과 학생으로서, 특히 신체 기술의 학습에서, 선생님들이 구두 교정이나 신체 조절을 조금씩 나누어 설명해 주는 "옳고 그름"의 오래된 티칭 유형이 잘못되었다고 나는 믿어 왔다.

학생들이 요구하는 사실이나 교육을 숟가락으로 떠 먹여주는 것이 아니다. 사실, 너무 많은 정보들이 방해를 받을 수 있다. 어떤 학생들은 특히 스트레칭과 같은 신체 기술의 학습에 반응할 것이고, 선생님은 학생들의 자기탐구를 촉진시켜야 한다. 선생님께 질문하고 자신의 내부에서 어떤 것이 발생하는지를 스스로 느끼는 것이 선생님으로부터 강의를 듣는 것보다 훨씬 더 효율적일 수 있다.

이런 유형의 티칭은 학생들이 다른 사람에게 의존하는 것을 줄일 수 있고, 외부의 기준 프레임을 제공한다. 드디어, 학생들은 내재된 지식을 발달시켜 자신감을 가지게 될 것이고, 자기 자신의 스승이 될 것이다.

그러나 우리는 이 책에 있는 완벽한 사진과 해부학 그림을 이런 학습 모델에 어떻게 조화시킬 수 있을까? 우리는 미학(어떻게 볼 것인지)과 운동/경험(어떻게 느낄 것인지) 사이의 차이를 그림으로써 조화를 이룰 수 있다. 미학은 우리가 시작하는 방법이다. 사진을 보고, 글을 읽고, 그들을 따라하거나 관여하도록 노력한다. 이것은 우리에게 기준 프레임을 제공하고, 우리가 스트레칭을 좋게 느낄 수 있는 기회를 제공한다.

그 다음, 운동-경험 차원으로 방향을 바꾼다. 어떻게 느껴지는가? 느낌이 어디에서 오는가? 이것은 매우 중요한 질문이다: 이것은 우리가 사진의 동작을 정확하게 따라하는 것보다 훨씬 중요하다. 운동을 수행할 때 이 질문들을 여러분 스스로에게 해 본다. 이런 질문의 형태는 여러분의 운동 수행 폭을 크게 확장시킬 것이다. 여러분은 뒤넙다리근이 타이트하지만, 다른 부위의 느낌과 감각을 조사해 볼 가치가 있다.

또 여기에서 스트레칭의 느낌이 없는 것은 "문제가 있다"는 것을 알아야 한다. 어떤 사람은 스트레칭되는 것을 느낄 수 있고, 다른 사람들은 스트레칭을 느끼지 못할 수 있지만, 그것을 느끼도록 노력해야 한다. 어떤 사람들은 뭔가 다른 것들을 느껴 자신들이 잘못 수행하고 있음에 놀라워 할 것이다. 또 어떤 사람들은 "내가 느끼고 있는 지옥이 무엇인지를 알지 못하는" 경험을 할 것이다.

이것은 모두 좋고, 정상적이며, 이해될 필요가 있다. 치료적 요가 창시자 중의 한명인 Desikachor는 다음과 같이 종종 말해 왔다: 혼동의 인지는 명확성의 한 형태이고, 모든 지식은 인지로서 시작한다.

선생님 노트: 잦은 교정은 위험을 동반한다. 학생들에게 그들의 신체에 문제가 있거나 그들의 능력이 부족해서 교정이 필요하다는 인상을 남길 수 있다. 실상은 어떤 신체들도 똑같지 않다는 것이다. 즉, 어떤 사람의 One Leg Dog Pose도 다른 사람이 취한 자세와 동일하게 보이지 않는다는 것이다. 하나밖에 없는 것은 없다.

각각의 학생의 신체는 심리사회적, 생화학적, 그리고 생체역학적 영향이 독특하게 혼합되어 있다. 이 복합 영향들은 여러분의 독특한 선천적 특성에 덧붙여져 개인적인 적응 특성으로써 여러분 앞에 나타날 것이다. 이것들은 여러분이 수행해야 하는 것과는 다르다.

우리에게 완벽한 이미지를 제공해 주는 현실에서 벗어나는 것을 잊지 말자. 그리고 우리의 수행에서 이것을 지속시킬 필요가 없음을 잊지 말자. 그것은 판단을 이끌어낸다. 즉, 우리가 실패할 수 없는 또 다른 기준의 설정을 이끌어낸다. 스트레칭은 자신의 외적 형태만큼 내적 작용이 이루어지기 때문에, 무릎 각도에 집착하지 말자.

나의 아버지는 교수이자 심리치료 전문가로서 항상 그의 직무를 가르쳤기 때문에, "느껴 알고 있던 것의 인지가 우리의 지식에 항상 중요한 가치를 제공하고 있음을 알고 있다." 나는 이것이 현재의 내용을 응용하고 있음을 확신한다.

움직임의 설명

책 전반에 걸쳐, 여러분은 엉덩관절의 "굽힘", "벌림", "가쪽돌림" 등과 같은 움직임의 설명을 자주 접하게 될 것이다. 일반적으로 대부분의 책들은 운동면을 설명하는 단락에서 그림을 제공하지만, 나는 이런 그림을 제공하지 않을 것이다.
그 이유는 특히 이 책에서 움직이는 과정을 통해 움직임의 언어를 여러분이 배우게 될 것이라고 믿고 있기 때문이다.

우리 모두가 알듯이, 경험은 최상의 선생님이다. 필요하다면 어디에서든지 많은 그림, 내적 연구, 비디오와 온라인 워크샵을 이용하여, 경험이 여러분의 직무를 개선할 수 있는 좋은 선생님이 되도록 한다. 여러분은 움직임을 통해 움직임을 의미있게 배우게 될 것이다.

필라테스 리포머

Joseph Pilates는 많은 장비를 개발했다.
역사에 흥미를 가진 독자를 위해, 리포머의 공식 이름은 "유니버설 리포머"이다.

그는 모든 사람이 어느 곳에서나 리포머를

사용할 수 있길 원했다. 리포머는 스트레칭만을 위해 고안된 것이 아니다. 나는 스트레칭 도구로서 리포머를 사용하지 않았다. 나는 모든 사람이 어느 곳에서나 스트레칭 수행을 통해 삶을 변화시킬 수 있기 바라는 입장에서 Pilates의 비전이 계속되길 희망한다.

기준에 대한 노트(여러분은 어떤 스트레칭을 해야 하는가?)

유연성이란 특정 관절에 대한 내용이다. 모든 관절이 뻣뻣한 사람도 거의 없고, 모든 관절이 유연한 사람도 거의 없다. 이것을 고려해 볼 때, 스트레칭을 "초급(beginner)", "중급(intermediate)", "고급(advanced)"으로 일반화하는 것은 문제가 된다. 예를 들어, 종종 "고급"이란 용어는 여러분이 시작할 때 요구되는 유연성의 정도를 의미한다.

어떤 경우에는 유연성이 선제조건으로써 근력, 균형과 신체 자각을 포함할 수도 있다. 여러분이 찾을 수 있는 것은 어느 부위가 뻣뻣하고, 또 어느 부위가 뻣뻣하지 않는가이다. 또 여러분은 이미지를 살펴봄으로써 이것을 직감할 수 있다.

어떤 경우이든 간에, 나는 여러분이 자각을 통해 모든 것을 알 수 있도록 적극적으로 도울 것이다. 여러분 자신을 알아보자. 자가 관찰과 내적 연구는 유연성의 습득을 넘어서는 매우 유용한 기술이다. 타이트한 부위를 찾아내고, 그것을 치료한다. Joseph Pilates는 다음과 같이 말했다: "여러분의 신체를 연구하고, 그것의 장점과 단점을 확인한다. 단점을 제거하고 장점을 향상시킨다." (Your Health, p 25).

얼마나 자주 스트레칭을 해야 하는가?

"잘 고안된 몇몇 운동을 적절하게 수행하면, 엉성한 미용체조이나 운동을 몇 시간 수행하는 효과가 있다." –*Joseph Pilates*

나는 이전의 2개 책에서 스트레칭을 광범위하게 적었다. 그러나 얼마나 자주 스트레칭을 해야 하는가의 질문은 내가 좋아하는 Sartre의 말을 다시 인용하게 만든다. Sartre는 다음을 말했다: **"우리는 우리 자신이란 책을 쓰는 저자이다. 궁극적으로 우리는 우리의 행동과 실패를 통해 우리 자신을 디자인한다."** 신체적인 측면에서 볼 때, 우리의 모든 행동은 적응을 자극한다.

더욱 좋아지는 방향이든 더욱 나빠지는 방향이든 간에 우리는 우리 자신을 지속으로 디자인하고 있다. 예를 들어, 우리가 운동을 하지 않으면, 근질량이 감소하게 된다. 우리의 몸은 대사적으로나 에너지적으로 고비용인 근육이 불필요하다는 것을 결정한다; 그래서 우리는 근육의 일부를 제거한다.

최근의 소견에 따르면, 뇌에서도 비슷한 적응이 나타난다. 노화됨에 따라, 변화가 지속적으로 일어나지 않으면, 회백질이 감소한다. 비록 이들 예가 부정적인 적응을 보일지라도, 그것이 자극에 반응하거나 부족 현상이 일어날 것이다. 유사하게, 스트레칭에 반복적으로 노출되면, “기계적 변환(mechanotransduction)”으로 알려진 다른 적응 현상이 일어날 것이다(Lederman: Therapeutic Stretching). 기계적 변환은 조직의 생물학적 반응이다. 즉, 조직이 스트레칭되면 역학적인 장력 스트레스에 반응하여 점차 길어진다.

기계적 변환을 일으키기 위해서는, 1주일에 적어도 2번 이상 근육을 스트레칭해야 한다(의자에 앉아 있는 것처럼, 무의식적으로 노출되고 있는 다른 자극을 잊어버리자). 여러분은 우리가 추천했던 시간만큼 스트레칭을 유지해야 한다.

Ylinen은 그의 책인 “Stretchng Therapy(p 73)”에서, 다른 시간의 스트레칭 그룹 간의 연구를 자세히 설명하고 있다. 1분 동안 스트레칭이 유지된 그룹은 약 1개월 동안 유연성이 15% 향상되었음을 보였지만, 15초간 스트레칭이 유지된 그룹은 4%의 향상만을 보였다. 내 입장에서 볼 때, 4%은 가치가 없는 것이다.

요점: 철저하게 스트레칭을 수행해야 하고, 우리의 처방을 따라야 하고, 지름길을 찾으려고 노력하지 말아야 한다.

스프링 장력

스프링 장력 선택에 대해 내가 제안했던 권장사항은 확실히 애매하다. 이것에 대한 몇 가지 이유가 있다. 첫째, 스프링 장력은 브랜드 마다 다양하고, 동일한 브랜드라 하더라도 리포머에 따라 다양하다. 부가적으로, 우리가 필요로 하는 스프링 장력이 얼마인지는 여러분의 체중이 어떻게 되는지, 힘이 얼마나 센지, 얼마나 뻣뻣한지, 처음 스트레칭할 때 캐리지를 얼마나 많이 움직일 수 있는지, 그리고 리포머와 관련된 여러분의 자세에 좌우된다. 가끔 리포머 스프링 장력이 안정 자세로 캐리지를 부드럽게 당김으로써 스트레칭을 제공하기도 한다.

갑작스런 움직임이 일어나서는 안 된다. 왜냐하면 손상된 근육의 이완을 포함한 치료전략을 망칠 수 있다. 캐리지의 위치를 유지하려고 애쓰지 않아야 한다. Joseph Pilates는 다음과 같이 말했다: **“지나치게 적어도 안 되고, 지나치게 많아도 안된다.”**

PART C

스트레칭의 생체역학

우리가 스트레칭의 생체역학을 다루기 전에, 우리가 말하고 있는 것이 무엇인지를 먼저 알아야 한다. **스트레칭이 무엇인가? 뻣뻣함이란 무엇인가?**

스트레칭은 처방된 시간 동안 근육과 근막을 길게 늘이는 것이다. 이것을 달성하기 위해 적용되는 힘이 조직의 길이를 변화시킨다. 힘의 양은 조직의 뻣뻣한 정도에 좌우된다. 뻣뻣함에는 2종류가 있다. 하나는 반사에 의한 뻣뻣함이다. 이것은 뻣뻣함이 신경계에 의해 조절되고, 운동신경세포의 흥분성에 의해 좌우된다는 것을 의미한다. 다른 하나는 내적 뻣뻣함이라 부른다. 이것은 근전도 상으로도 나타나지 않는 조직의 뻣뻣함이다.

내적 뻣뻣함은 액틴과 마이오신 사이에서 발생하는 근육의 점탄성이다. 이것은 고기(meat) 자체의 뻣뻣함 또는 신장성이고, 역학적 특성으로써 마취상태(즉, 근육의 톤이 전반적으로 사라지는 상태) 하에서 측정될 수 있다. 스트레칭을 반복 적용함으로써, 우리는 2 종류의 뻣뻣함에 영향을 줄 수 있다.

비록 현미경 연구지만, 고기 자체가 더욱 이완해지고 더 길게 성장한다는 것이다. 스트레칭을 통해, "기계적 변환"으로 불리는 과정이 일어나고, 역학적 스트레스(예, 스트레칭)가 생물학적 적응을 촉진한다. 이런 적응은 근육의 길이 성장을 의미한다. 이것은 우리의 근육 사슬에 하나의 사슬을 더 부착하는 것과 같다. 연구에 따르면, 움직임이 제한되었을 때 근육이 단축된다고 했다.

반사도 변화될 수 있다. 여러분의 뇌가 변화하게 되고, 반사적 통증 신호 없이도 새로운 패턴과 가동범위가 가능해질 수 있다.

요점: 스트레칭은 쉽게 정의되고 쉽게 수행될 수 있지만, 뻣뻣함은 약간 복잡하다. 뻣뻣함은 2가지 유형을 가지고 있다. 하나는 중추신경에 의해 조절되는 것이고, 다른 뻣뻣함은 조직 자체의 뻣뻣함이다.

무엇이 우리의 유연성을 제한하는가?

앞에서 우리는 근육과 근막을 살펴보았다. 우리는 그들이 변할 수 있고, 변화를 일으키는 것이 안전하다는 것을 더 잘 알고 있다. 즉, 우리는 이것을 수행하는 가장 효율적인 방법을 살펴 볼 것이다. 먼저, 우리의 유연성에 영향을 줄 수 있는 것들을 살펴본다.

관절의 건축학적 구조

이것은 유연성을 제한하는 요소이다. 물론, 뻣뻣함이 여러분을 방해할 것이다. 왜냐하면, 뼈 차단이 스트레칭을 방해하기 때문이고, 대개 여러분의 근육이 이 지점까지 단축될 것이다. 몇몇 경우에서는 독특한 뼈 형성도 정상적인 가동범위를 제한할 것이다. 뼈 형태가 영구적이고 성장판이 닫히면 변화될 수 없기 때문에, 이런 제한 요소를 명심해야 한다. 그것이 나의 유연성 발달을 제한해 왔고, 뼈 제한의 지식이 손상을 예방했고,
나는 수 많은 시간 동안 좌절했다.

만약 여러분이 스트레칭할 때 차단을 느끼고, 친숙하지 않는 스트레칭 감각을 느꼈다면, 원인으로써 뼈 형태의 변형 가능성을 조사할 필요가 있다. 이런 이슈에 대해 자세히 알고 싶으면, 매트 운동을 다룬 "3D 그림으로 정확하게 배우는 필라테스 매트 운동" 책의 "긴장과 압력"의 단락을 참고하기 바란다.

이미지 1은 뼈 형태의 변형에 대한 아이디어를 제공한다. 오른쪽의 과도하게 돌출된 봉우리돌기는 어깨의 정상 가동범위를 제한할 것이다.

이미지 1

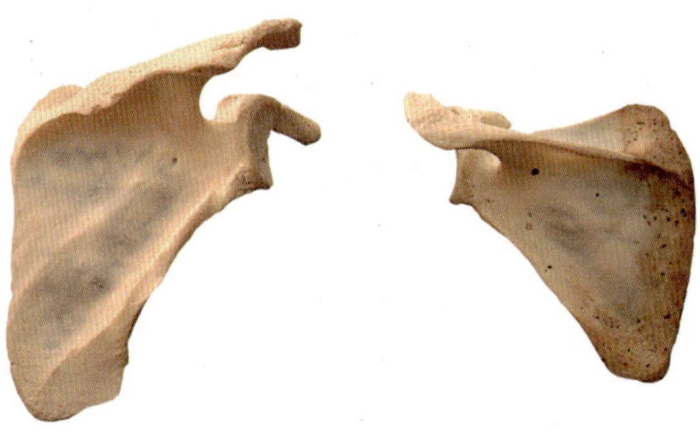

관절주머니인대 구조물

이 구조물들도 유연성을 제한할 수 있다. 관절주머니와 인대는 이웃한 뼈들을 연결하는 섬유성 결합조직으로 구성되어 있고, 관절의 안정성과 가동성을 제공한다.

관절주머니인대 구조물이 관절에 따라 다르지만, 그것들도 제한된 스트레칭 능력을 제한한다. 이 조직들이 스트레칭되면, 신장이 오랫동안 지속될 것이고, 통증이 발생하고, 안정성이 떨어질 수 있다.

이미지 2

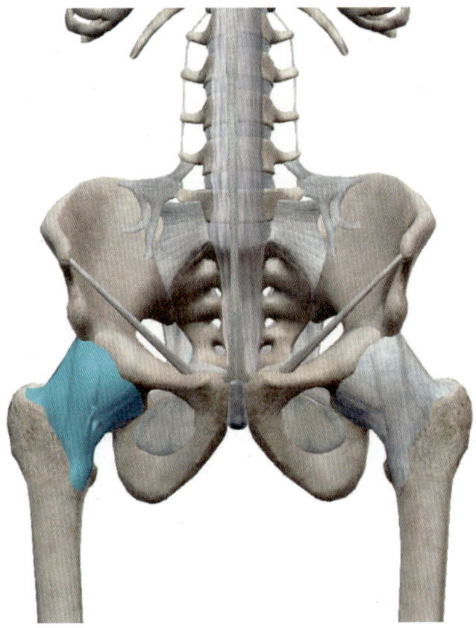

이미지 2는 엉덩관절 인대의 예이다.
인대는 관절주머니와 결합하여, 운동의 끝범위를 제한한다.

그것들을 스트레칭하기 위해, 여러분은 먼저 근육성 제한과 신경근육성 제한, 구조적 제한 등을 극복해야 하고, 많은 통증과 힘을 견뎌내야 한다. 결과적으로, 과가동성을 갖지 않은 정상인의 97%는 거의 대부분이 상관이 없다.

요점: 비록 관절주머니인대 구조물이 유연성을 제한할 수 있다할지라도, 여러분이 과가동성이 아니라면, 스트레칭이 여러분의 수행에 적합하지 않을 것이다.

스트레칭의 생체역학

뼈 형태가 바뀔 수 없고, 인대가 스트레칭되기 않기 때문에, 우리는 근육과 몇 종류의 근막을 스트레칭해야 할 것이다. 스트레칭의 기본적인 생체역학을 살펴보자.

모든 근육은 한 뼈대에서 이는곳을 가지고 있고, 다른 뼈대에서 닿는곳을 가진다. 근육의 스트레칭은 이들 두 뼈가 서로 멀어지도록 움직이는 것이다. 근육을 스트레칭할 때 한쪽 뼈를 고정하고 다른쪽 뼈를 움직인다. 이미지 3은 이런 개념을 보여주고 있다.

넙다리네갈래근이 수축하여 무릎을 폄한다. 이것은 무릎 뒤쪽을 지나 종아리에 붙는 뒤넙다리근의 한쪽 끝을 타이트하게 만든다. 뒤넙다리근의 이런 한쪽 끝을 대개 닿는곳이라 부른다.

부가적으로, 풋바를 유지하기 위해 앞쪽으로 숙이고, 다리를 펴기 위해 넙다리곧은근을 수축하여, 넙다리뼈 쪽으로 골반을 당긴다. 이것은 종종 엉덩관절 굽힘이라고 불리는데, 궁둥뼈의 뒤쪽면(궁둥뼈거친면)에 붙어 있는 뒤넙다리근의 다른 쪽 끝(이는곳)이 닿는곳으로부터 멀어진다.

결과: 뒤넙다리근의 이는곳과 닿는곳은 서로 멀어지고, 여러분은 스트레칭의 감각으로써 이것을 경험하게 될 것이다.

스트레칭 생리학

위의 예처럼, 우리가 스트레칭을 할 때, 관절, 힘줄 및 근육 안에 있는 수용기들이 움직임과 근육 길이 및 긴장의 변화를 감지한다. 이들 수용기는 적절한 반응을 위해 중추신경계를 이런 이벤트로 변화시킨다. 예를 들어, 여러분이 너무 빠르게 스트레칭을 하면, 여러분의 근육이 손상을 방지하기 위해 수축을 하게 될 것이다.

스트레칭 이외에, 도약과 착지, 기울어짐, 또는 뜨거운 물체를 잡았을 때도 수용기들이 중추신경계를 변화시킬 것이다. 반사 신호는 척수로 주행한 후 다시 되돌아오는데, 이것을 반사고리(반사궁)라고 부른다. 이것은 빠른 반응을 가능하게 만든다. 신호가 뇌에 도달하는데 1–2초 밖에 안걸린다. 반사가 일어난 후, 메시지가 뇌에 도달하면 여러분은 그것을 자각하게 될 것이다.

우리는 복잡한 수용기 배열과 근육과 중추신경을 연결하는 반사고리를 가지고 있다. 2가지 신장수용기가 우리에게 매우 친숙하다. 근방추 신장수용기는 근육의 길이 변화와 속도 변화를 감지한다. 기본적으로, 근육이 스트레칭될 때 근방추가 신호를 척수로 보내고, 척수는 다시 신호를 수축할 근육으로 보내 스트레칭에 저항한다. 이것을 "신장반사"라고 부른다.

요점: 탄도적 스트레칭과 같은 빠른 스트레칭은 비효율적이다. 그것은 근방추의 신장수용기를 흥분시켜, 근육 수축을 유발시킬 것이다.

골지힘줄기관(GTO)은 또다른 신장수용기이다. 이것은 근육과 힘줄이 연결된 부위에 위치하며, 근육의 긴장을 감지한다.

이미지 3

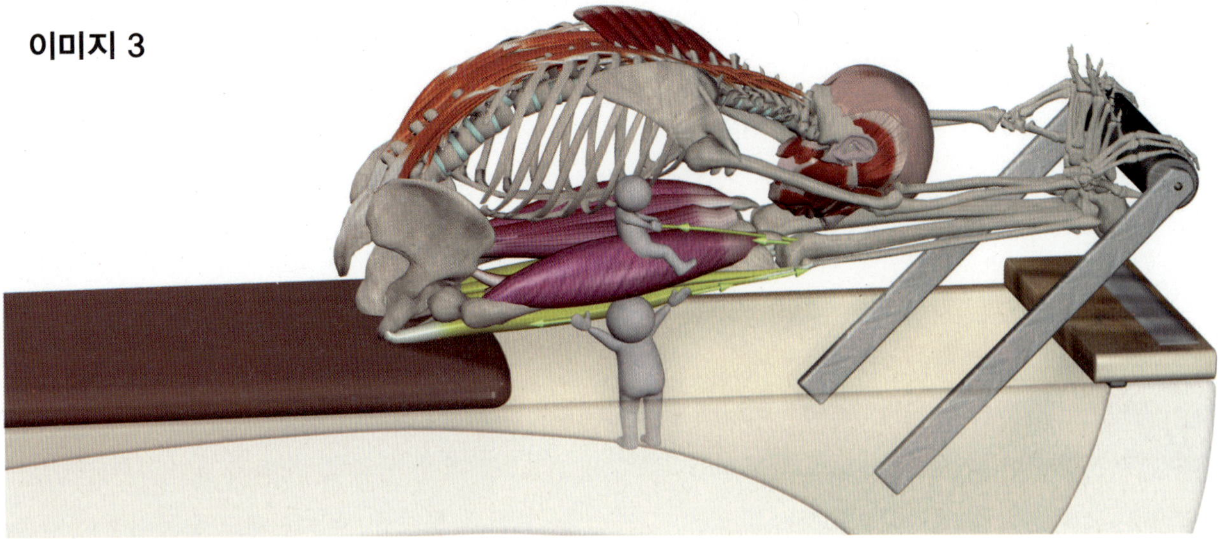

특히 팔 · 다리의 움직임이 없이 긴장이 증가할 때, GTO가 손상을 막기 위해 근육을 이완시키는 신호를 보낸다. GTO는 녹는 것을 막기 위해 히터를 끄는 온도조절장치와 같다.

GTO는 수축/이완(C/R) 기법이라고 불리는 토대를 형성한다; PNF 기법으로 알려져 있으며, 신체에서 발견되는 많은 기법중의 하나이다. 우리는 유연성 과정을 가속시키기 위해 이 책의 전반에 걸쳐 C/R 기법을 사용할 것이다.

이 책의 사용방법

1. 매우 천천히 움직여 가벼운 스트레칭을 시도한다. 우리는 이것을 긴장 지점(POT)이라고 부른다. 빠르게 움직이면 신장반사를 일으킬 수 있다. 1-10점 척도에서, 1점은 스트레칭이 일어나지 않는 것이고, 10점은 완전히 스트레칭 되어서 통증이 일어나는 지점이다. 우리는 스트레칭의 정도를 5-6점으로 제안하고 있다. 5번의 호흡 동안 그 자세를 유지한다.

2. 스트레칭되는 근육을 수축한다. 물론, 우리는 여러분께 큐를 제공할 것이다; 비록 이것이 비직감적인 것처럼 보일지라도, 우리가 권장하는 5초 동안 근육을 수축한다. 최대 수축의 30% 강도로 수축하고, 부드럽게 시작한다.

3. 전반적으로 이완한 후 새로운 지점까지 추가 스트레칭을 시도한다. 기적을 기대하지 않아야 한다. 그러나 여러분은 조금 더 스트레칭될 것을 기대할 수 있다. 15번의 호흡 동안 새로운 긴장 지점을 유지한다.

뒤쪽 스트레칭의 수축/이완

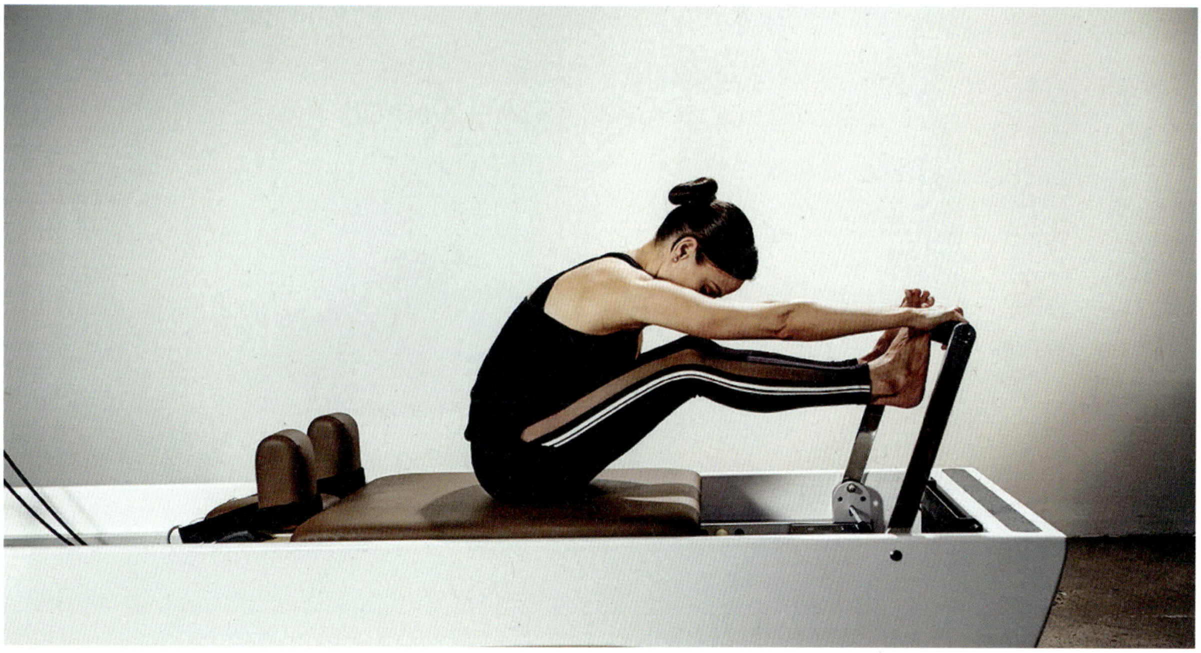

1. 캐리지를 움직여 긴장 지점에서 멀어진다. 5번의 호흡 동안 그 자세를 유지한다.

2. 스트레칭되는 근육을 수축한다. 본 사례에서는 뒤넙다리근이다. 풋바에 있는 양쪽 발을 아래쪽으로 눌러줌으로써 5초 동안 수축한다. 최대 수축의 30% 힘을 사용한다. 골지힘줄기관은 감각신경을 통해 증가된 긴장 신호를 척수로 전달한다. 이완 신호가 근육으로 전달되어, 추가 스트레칭을 촉진시킬 것이다.

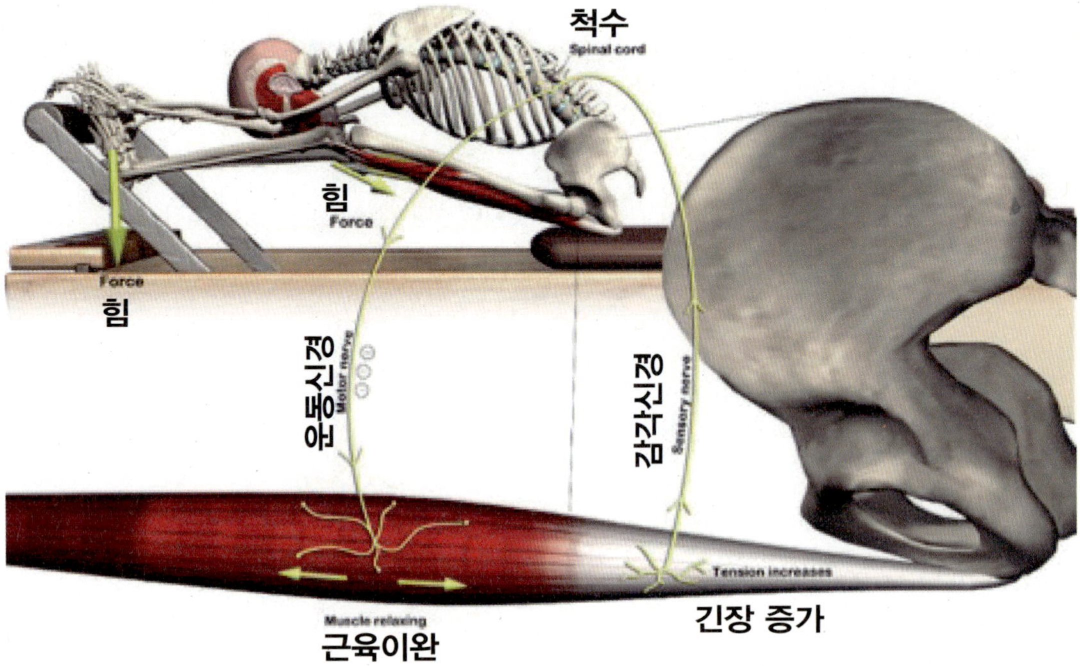

3. 이완한 후, 새로운 긴장 지점까지 추가 스트레칭한다. 15번의 호흡 동안 자세를 유지한다. 아래 그림을 참고하길 바란다.

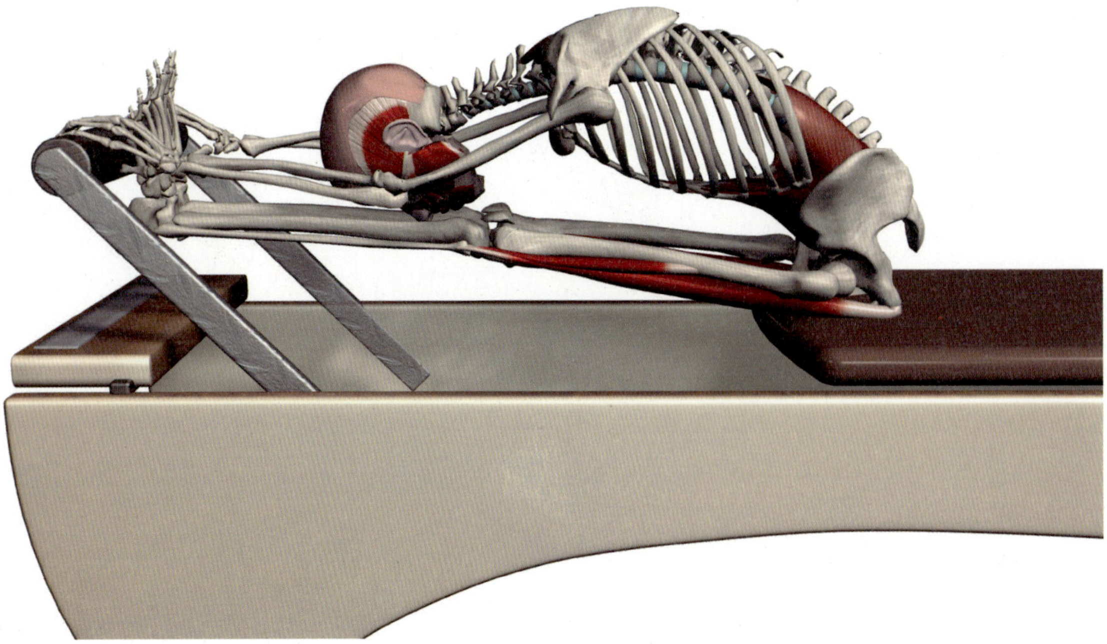

시작하기 전에 해야 할 것

"당신이 어떤 일을 하는 방식이 바로 모든 일을 하는 방식이다."

나는 최근에 이런 기민한 의견을 들었고, 그것을 좋아한다. 그것이 무슨 의미인가? 그것은 우리가 무엇을 하고 있는지를 의미한다고 나는 생각한다(스트레칭하고, 그림을 그리고, 글을 쓰고, 정원가꾸고, 요리를 하고, 독서를 하고). 이것은 우리는 모든 것들을 수행하는 것 방법대로 스트레칭을 수행하는 경향이 있다는 것을 의미한다. 너무 서두르지 않는가? 당신은 자기비판적인가, 조급한가, 완벽주의가, 느긋한가?

종종 삶은 이들 질문에 답을 알지 못할 만큼 너무 바쁘다. 스트레칭은 여러분께 살펴 볼 시간을 제공할 것이다. 그것을 시도해 보자. 유연성이 좋아지면, 최소한 통찰력도 좋아질 것이다. 여러분이 특징을 확인했다면, 그런 관찰을 나머지 삶에 적용해 본다.

그의 방법의 목적은 Pilates가 말한 것을 다시 인용해 본다: **"현대 삶의 모든 복잡한 문제점을 성공적으로 충족시킬 수 있는 능력".** 작은 자가 인식도 이런 추구에 상처를 주지 않을 것이다.

이 장에서 알아야 할 것

유연성의 수행을 돕고 저항하는 요소들은 다양하게 많다. 만약 우리가 자각을 통해 천천히 스트레칭을 수행한다면, 스트레칭을 긍정적으로 사용할 수 있고, 스트레칭의 느낌을 배울 수 있고, 제한 장벽을 이해하고 받아들일 수 있을 것이다. 이것은 평화롭고 생산적인 수행을 발달시킬 것이다.

Chapter 1

장딴지와 종아리 부위

The Calves and lower leg compartments

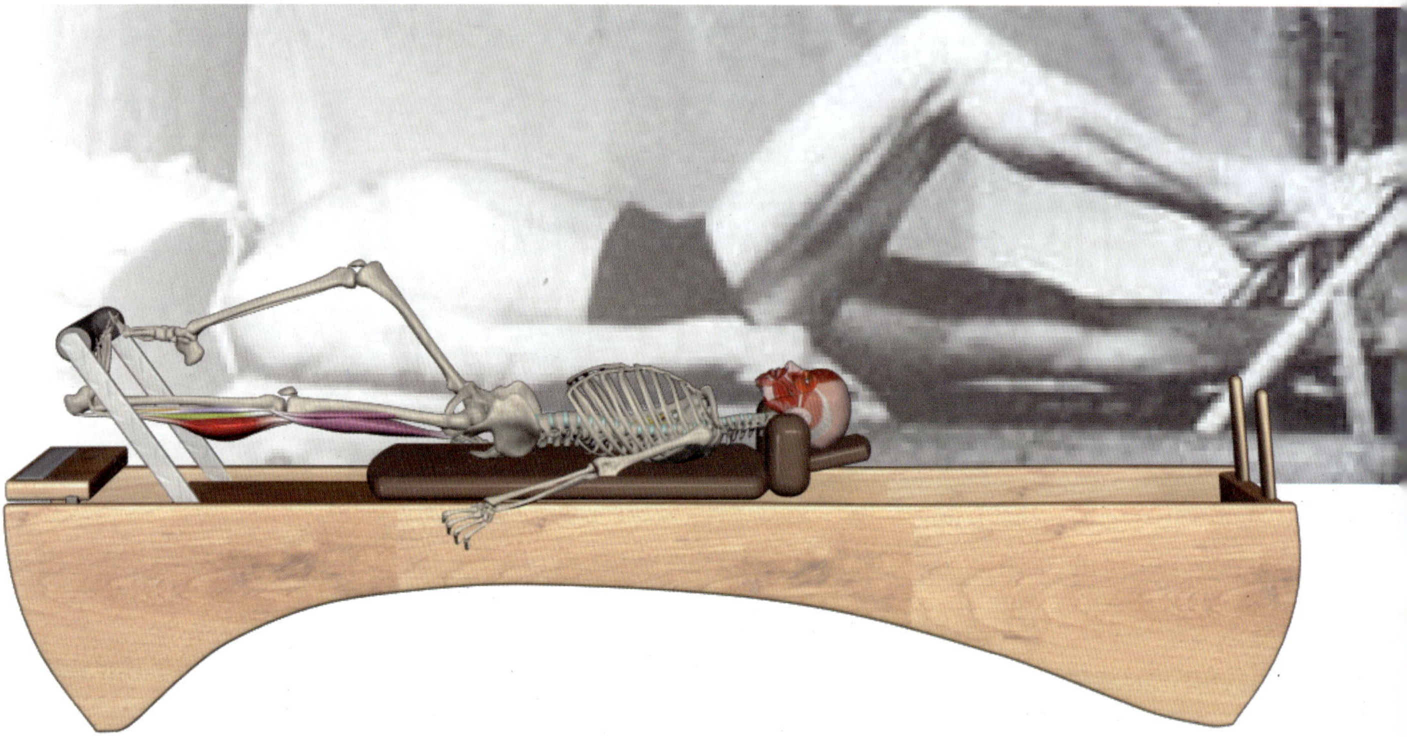

장딴지 근육-누운 자세 (The Lying Calves)

- **기준:** 누구나
- **스프링 장력:** 중간 – 강함
- **강조 근육:** 전체 장딴지 근육군

A: 스트레칭하는 방법

캐리지를 누르고, 한쪽 발꿈치를 긴장 지점까지 천천히 아래쪽으로 내린다. 스트레칭 다리의 넙다리네갈래근을 타이트하게 만든다.

A: 수축하는 방법

마치 가속 페달을 밟듯이 발 언덕부위로 풋바를 압박한다.

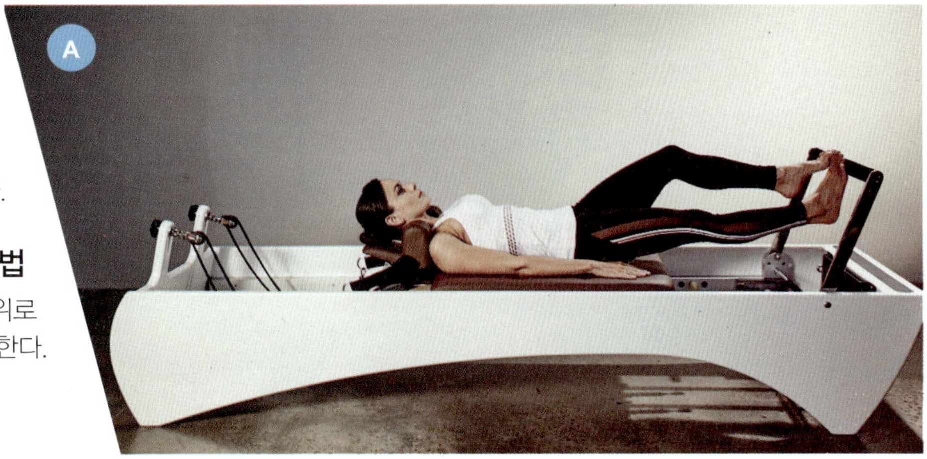

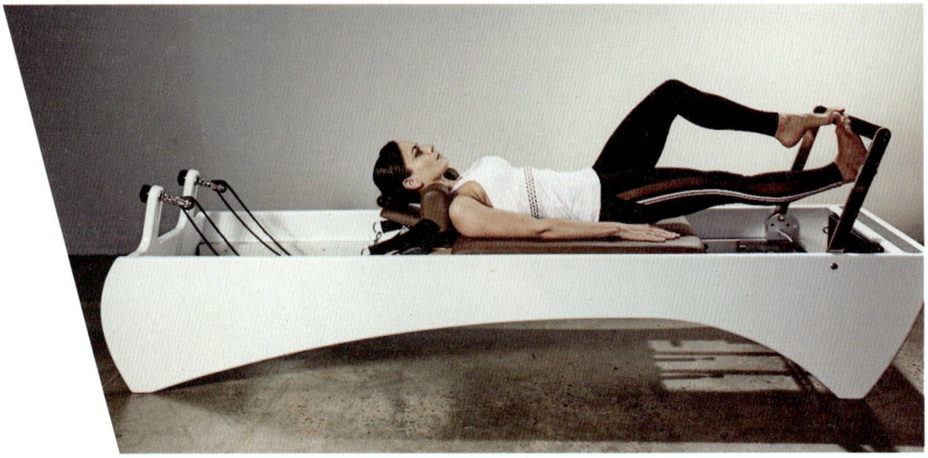

B & C: 추가 스트레칭하는 방법

풋바 밑으로 발꿈치를 천천히 내린다.

조심해야 할 것

- 발가락으로 잡는 것
- 너무 빠르게 스트레칭하거나 바운싱하는 것
- 무릎을 굽힘하는 것

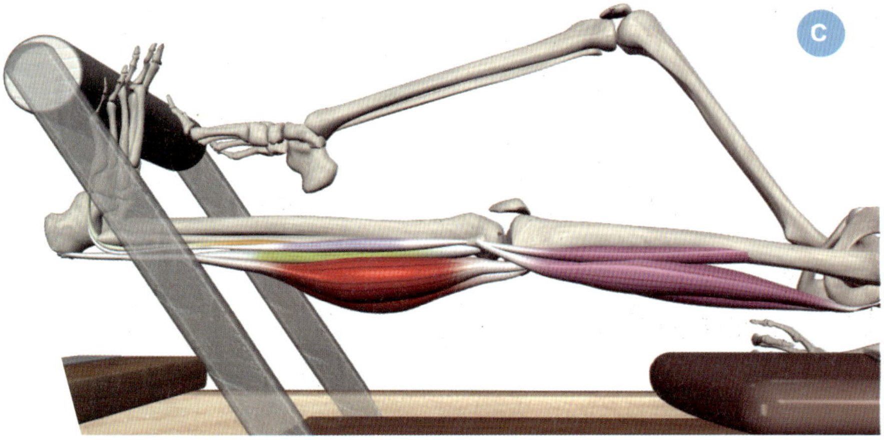

파트너는 풋바 밑에서
여러분의 발꿈치를 견고하게 잡고 당김으로써,
특히 장딴지근에서 이런 스트레칭을 강화할 수 있다.

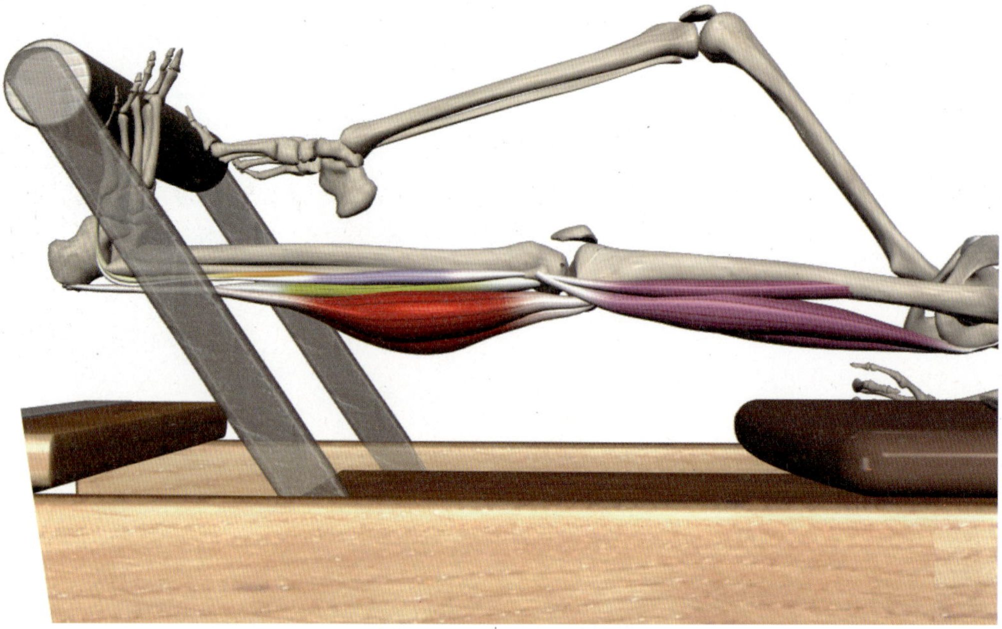

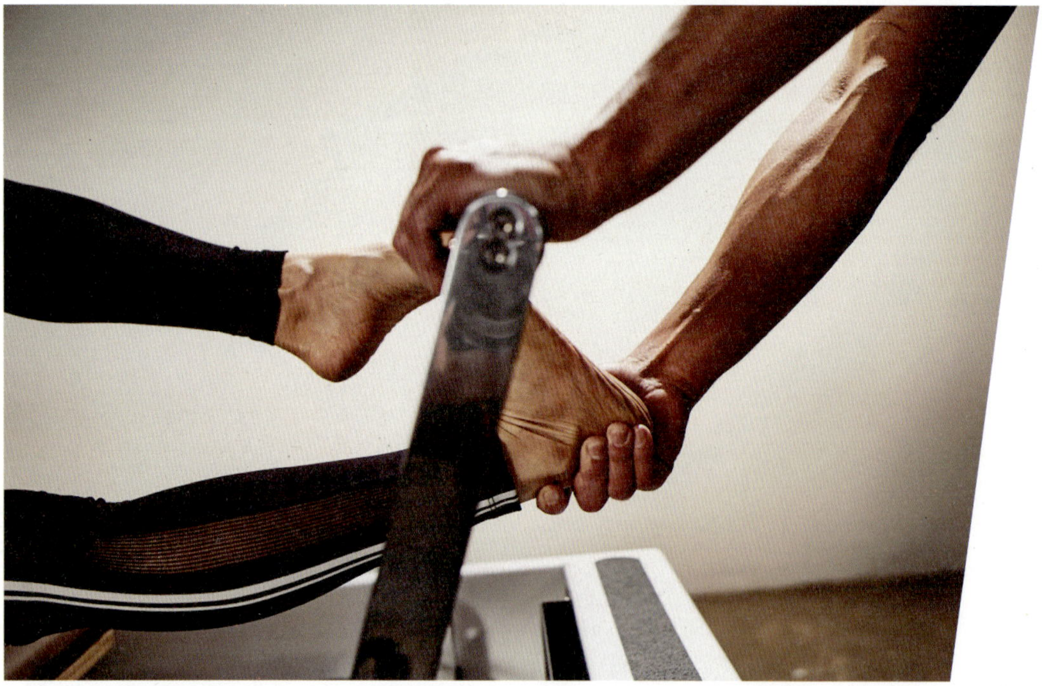

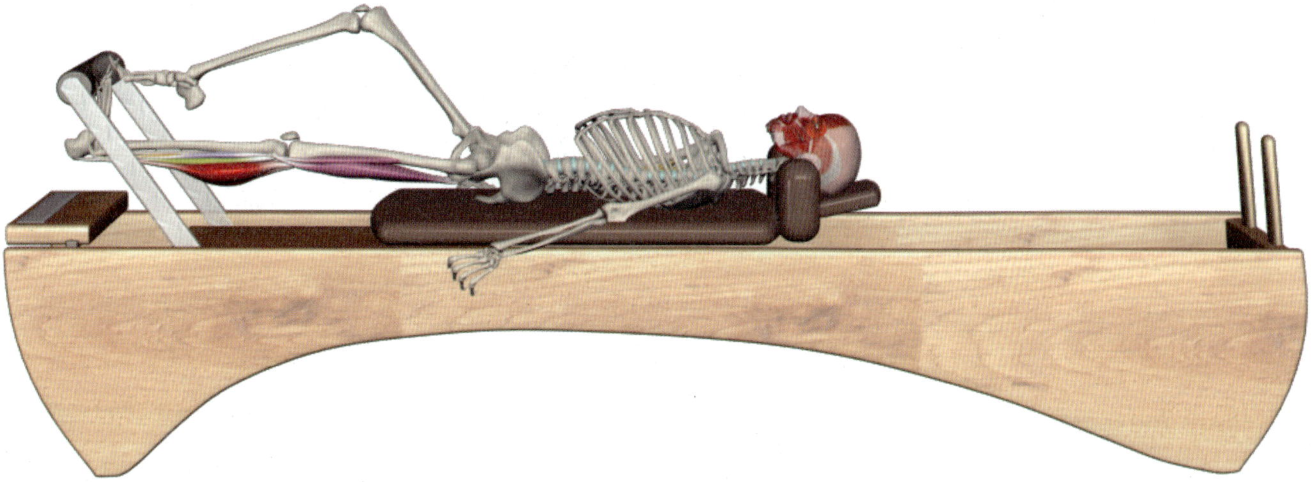

장딴지근 밑에는 가자미근이 위치한다.
가자미근 밑에는 발가락 굽힘근
(긴발가락굽힘근, 긴엄지굽힘근과 뒤정강근)들이 있다.

장딴지 근육 – 선 자세 (The Standing Calves)

- **기준:** 초급자–중급자
- **스프링 장력:** 중간
- **강조 근육:** 전체 장딴지 근육군, 뒤넙다리근(타이트하다면)

A: 스트레칭하는 방법

발꿈치를 어깨 받침대에 배치한다. 발활을 들어올린다. 엉덩이 높이를 수평으로 유지한다. 캐리지를 긴장 지점에 도달할 때까지 이동시킨다. 엉덩이를 스프링 앞쪽으로 기울인다. 어깨/팔이 가슴과 90°가 되도록 시도한다.

A: 수축하는 방법

발 언덕 부위로 캐리지를 아래쪽으로 압박한다.

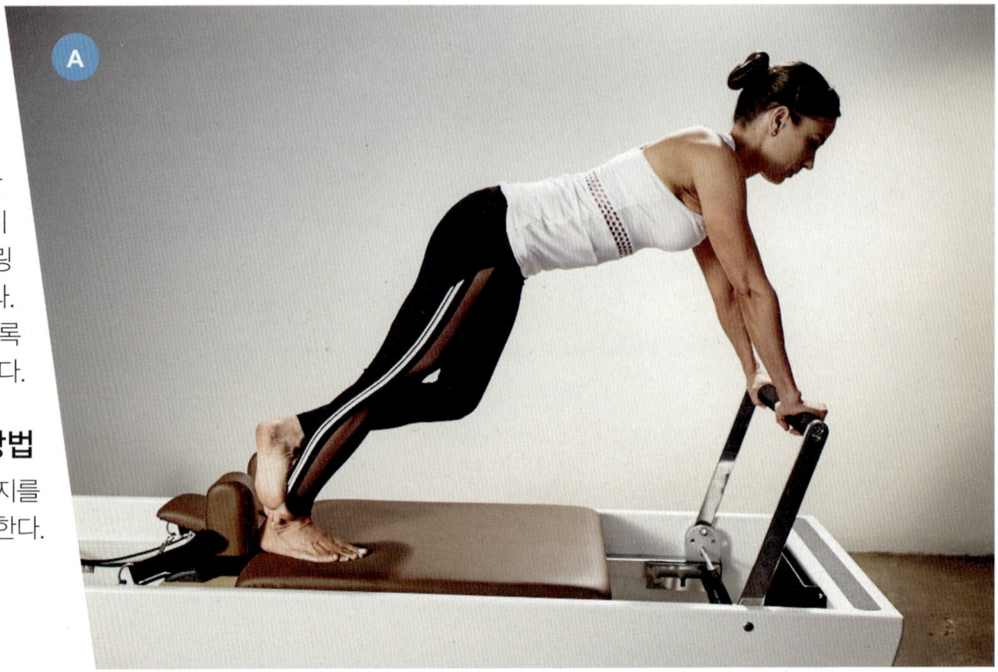

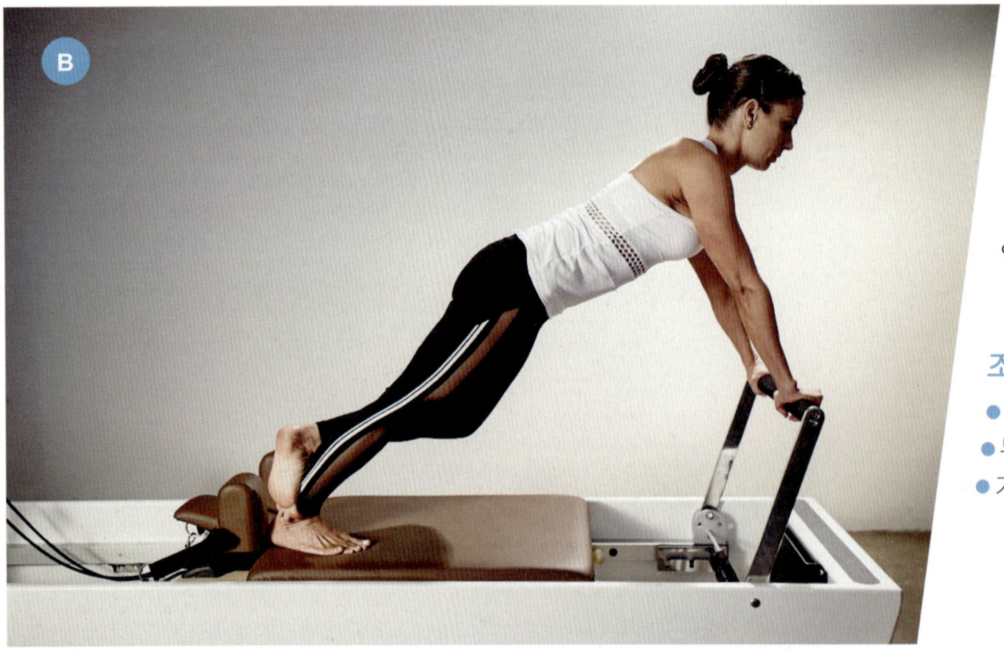

B: 추가 스트레칭하는 방법

캐리지를 조금 더 누르고, 엉덩이를 풋바 쪽으로 기울인다.
어깨, 엉덩이 및 발목을 일직선되게 만든다.

조심해야 할 것

- 발활의 붕괴
- 무릎 굽힘
- 가로면에서의 엉덩관절 돌림

장딴지 근육 2.0 – 선 자세 (The Standing Calves 2.0)

• **기준:** 초급자–중급자 • **스프링 장력:** 중간 – 강함

• **강조 근육:** 전체 장딴지 근육군, 뒤넙다리근, 큰모음근, 큰볼기근

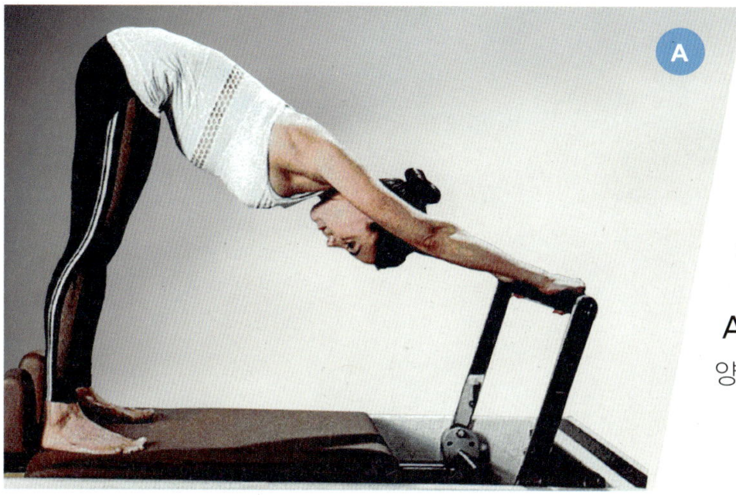

A: 스트레칭하는 방법

사진처럼, 긴장 지점에 도달할 때까지 캐리지를 약간 더 이동시킨다.
이때 양쪽 발꿈치는 어깨 받침대에 밀착시킨다.
가슴을 가능하면 팔과 일직선되게 내린다.
궁둥뼈가 천장을 향하도록 골반을 앞쪽돌림한다.
척추를 곧게 펴기 위해 가슴을 들어올린다.

A: 수축하는 방법

양쪽 발의 언덕 부위로 캐리지를 아래쪽으로 압박한다.

B & C: 추가 스트레칭하는 방법

한쪽 무릎을 굽힘한다.
풋바 쪽으로 캐리지를 활주시킨다; 즉, 엉덩관절을 조금 더 굽힘한다.
가슴을 내린다.
척추를 뒤쪽으로 휘어지게 한다; 즉, 척추를 곧게 편다.

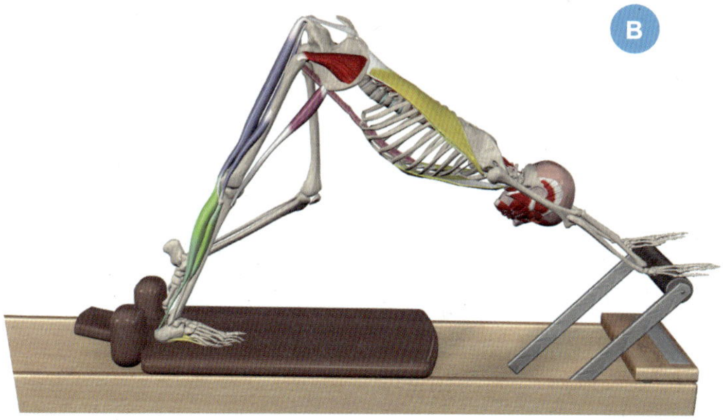

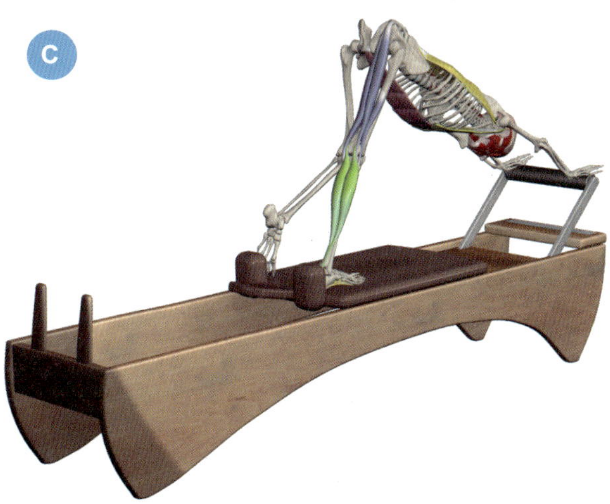

조심해야 할 것

- 발활의 붕괴
- 스트레칭된 무릎과 굽힘된 무릎
- 골반의 뒤쪽돌림
- 척추의 라운딩/굽힘
- 양쪽 다리를 반드시 스트레칭한다.

장딴지근이 뒤넙다리근과 함께 스트레칭될 때,

넓은등근과 배곧은근이 강하게 작용하여 팔, 어깨 및 몸통을

안정시키고 지지한다.

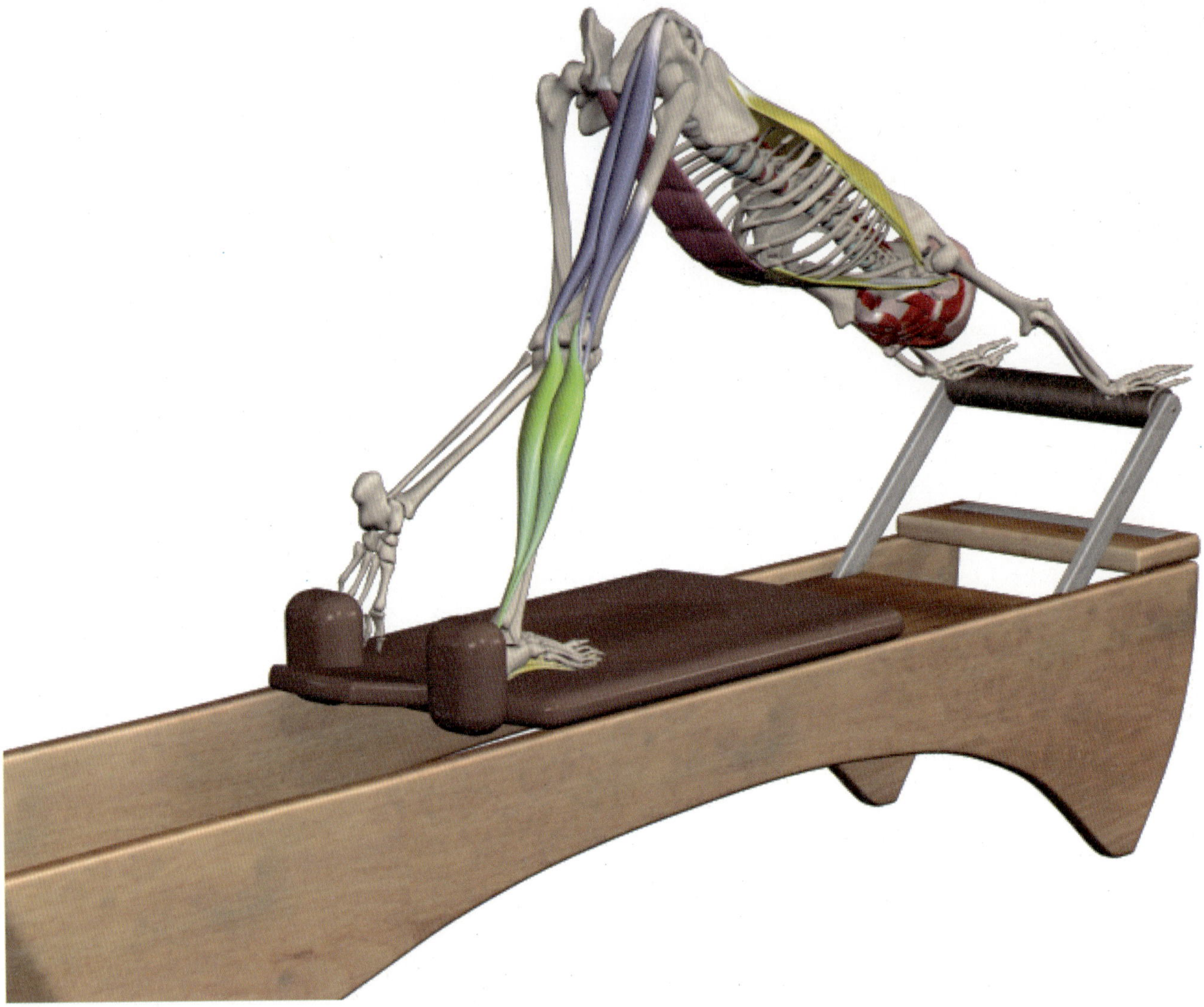

척추를 안정시키고 지지할 때 일어나는 배근육과 넓은등근의 작용을 알고 싶으면, 온라인 워크샵의 타이틀 "Lengthening and Safeguarding in the Spine in Forward Bending" 을 참고하기 바란다.

변형(Variations)

안쪽뒤넙다리근과 모음근, 올라간 엉덩이 쪽의 허리네모근과 배빗근에 영향을 주기 위해, 비체중부하 쪽 엉덩이를 들어올린다.

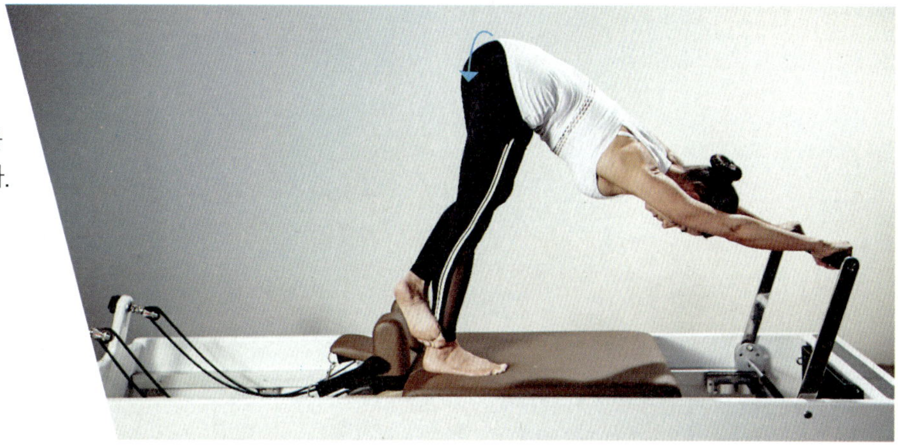

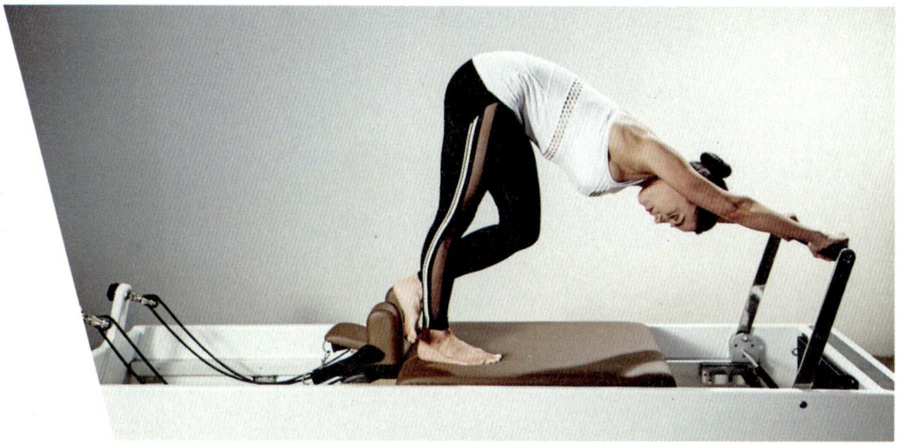

☆

이 운동 동안 발활에 대해 자세히 알고 싶거나, 큐를 주는 요령이 어떠한지, 근불균형을 어떻게 찾아내는지, 발 주위 근육의 균형을 어떻게 발달시키는지에 대해 알고 싶으면, 온라인 워크샵의 타이틀 "The Flat Footed Elephant"를 참고하기 바란다.

엉덩관절 벌림근, 궁둥구멍근, 장딴지근 가쪽갈래, 넙다리두갈래근과 종아리근에 영향을 주기 위해 비체중부하 쪽 엉덩이를 내린다.

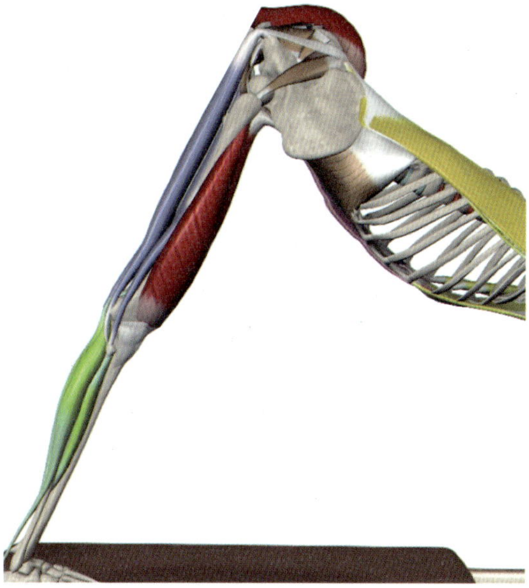

장딴지 근육 3.0 – 선 자세 (The Standing Calves 3.0)

- **기준:** 중급자 – 고급자
- **스프링 장력:** 중간
- **강조 근육:** 전체 장딴지 근육, 뒤넙다리근, 큰볼기근, 큰모음근

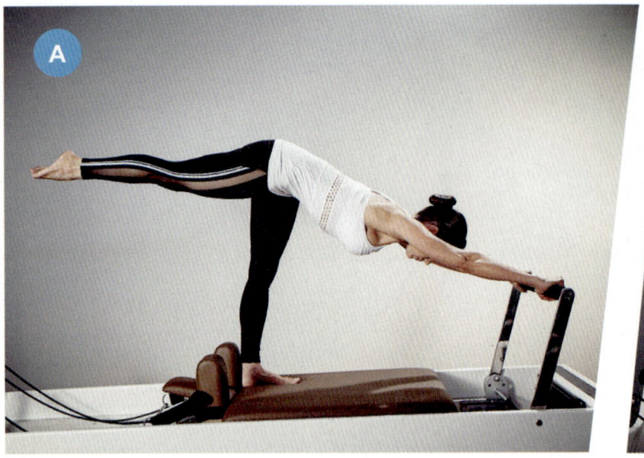

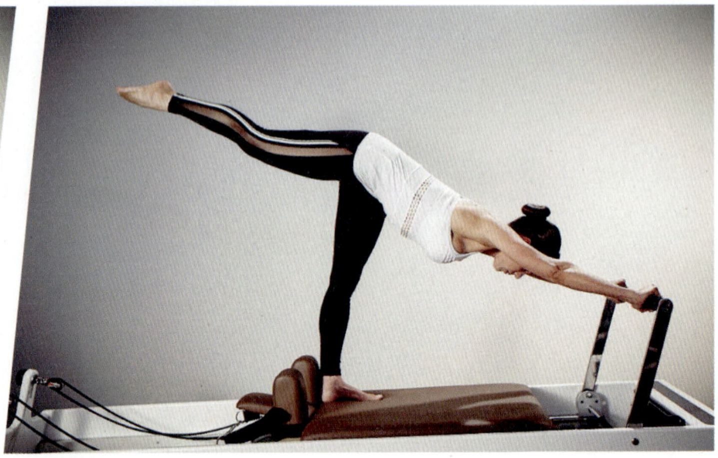

A & B: 스트레칭하는 방법

앞 페이지의 2.0 버전에서처럼, 캐리지를 긴장 지점에 도달할 때까지 약간 이동시킨다. 양쪽 발꿈치를 어깨 받침대에 밀착시킨다. 그런 다음 천천히 가슴을 내린다. 양쪽 엉덩이의 높이를 수평으로 유지한 채, 한쪽 다리를 긴장 지점에 도달할 때까지 들어올리기 시작한다.

A & B: 수축하는 방법

한쪽 발의 언덕 부위로 캐리지를 아래쪽으로 압박한다.

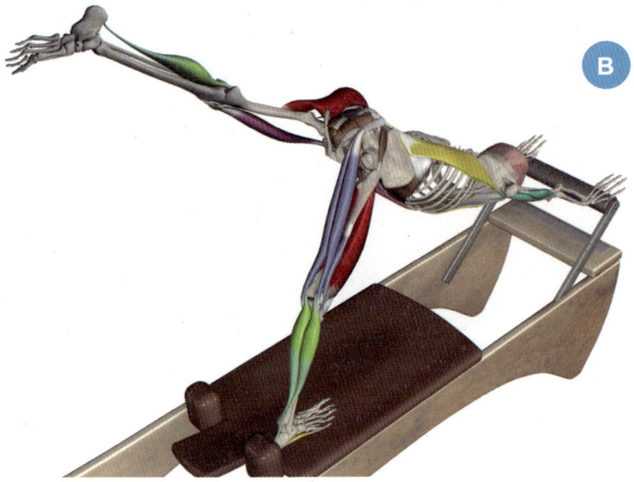

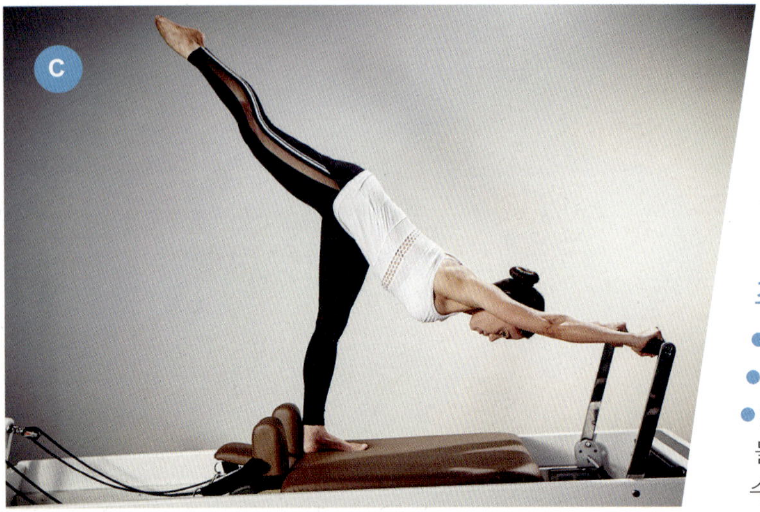

B & C: 추가 스트레칭하는 방법

캐리지를 풋바 쪽으로 활주시킨다; 즉, 엉덩관절을 조금 더 굽힌다. 가슴을 내린다. 뒤쪽 다리를 조금 더 들어올린다. 다리, 척추 및 팔이 일직선되도록 한다.

조심해야 할 것

- 발활의 붕괴
- 스트레칭된 무릎과 굽힘된 무릎
- 들어올려진 다리 쪽의 엉덩이가 들어올려지고/돌림되는 것 – 이때 양쪽 엉덩이의 높이는 수평을 이루어야 한다.

다리를 들어올린 후, 그 자세를 유지하기 위해서는 큰볼기근과 큰모음근이 매우 강하게 작용해야 한다.

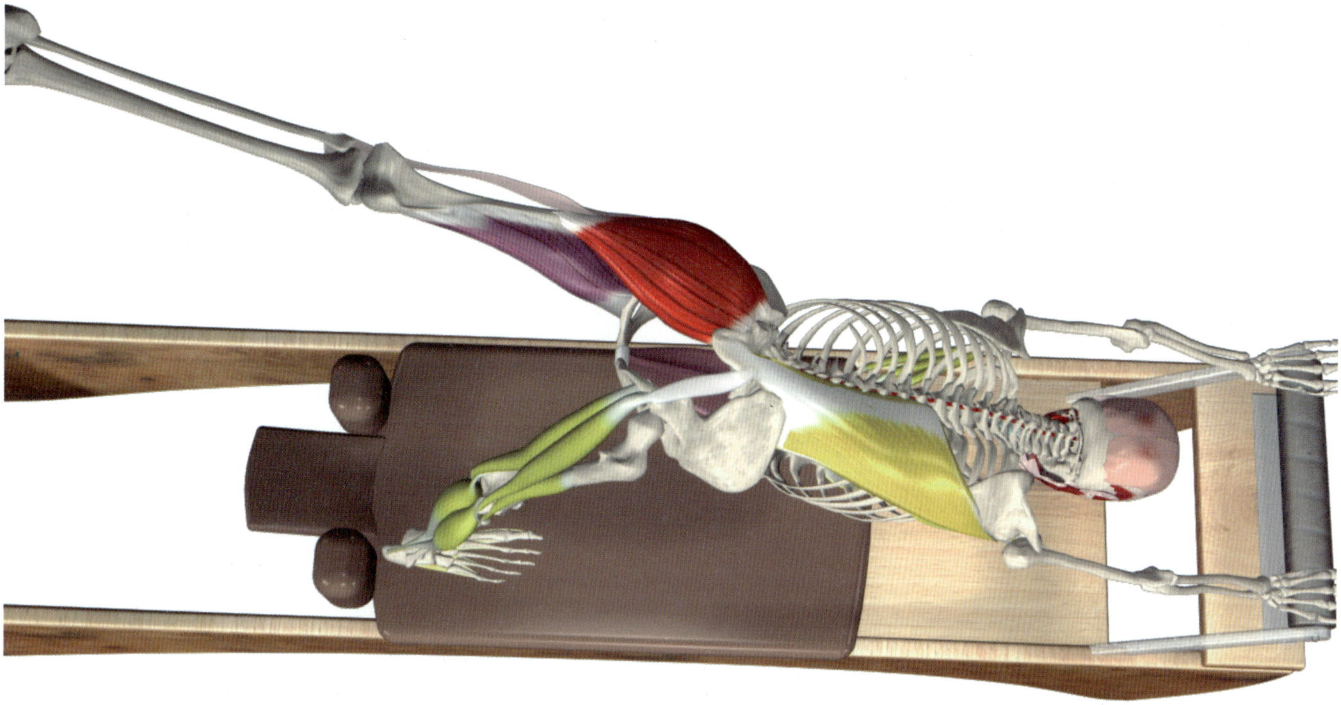

위쪽에서 봤을 때, 여러분은
등허리근막, 엉치결절인대, 뒤넙다리근, 장딴지근 및
발바닥근막이 스트레칭된 뒤쪽 사슬을 볼 수 있을 것이다.

스트레칭을 하는 동안에도 많은 다른 근육들이 그 자세를 유지하기 위해 강하게 작용하고 있다.

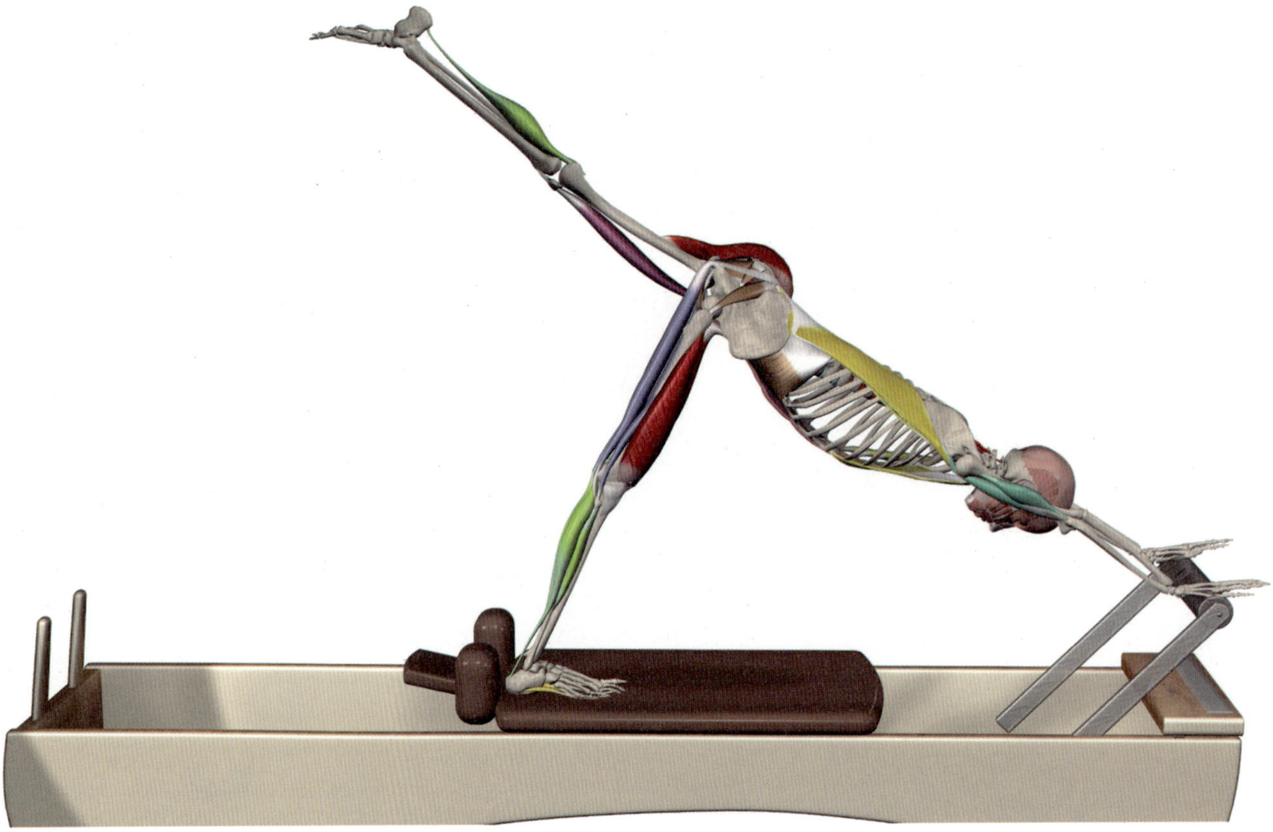

▲

궁둥구멍근이 엉덩이를 가쪽으로 고정하고 있는지, 위팔세갈래근이 어깨와 팔꿉관절을 고정하고 있는지, 큰볼기근이 엉덩관절을 펴하고 있는지, 그리고 가쪽넓은근이 무릎관절을 지지하고 있는지를 확인해 본다.

가슴을 앞쪽에서 관찰하면, 여러분은 큰가슴근과 배곧은근을 볼 수 있다. 가장 깊은 배근육인 배가로근은 넓은등근과 함께, 등허리 근막에 붙어 있다.

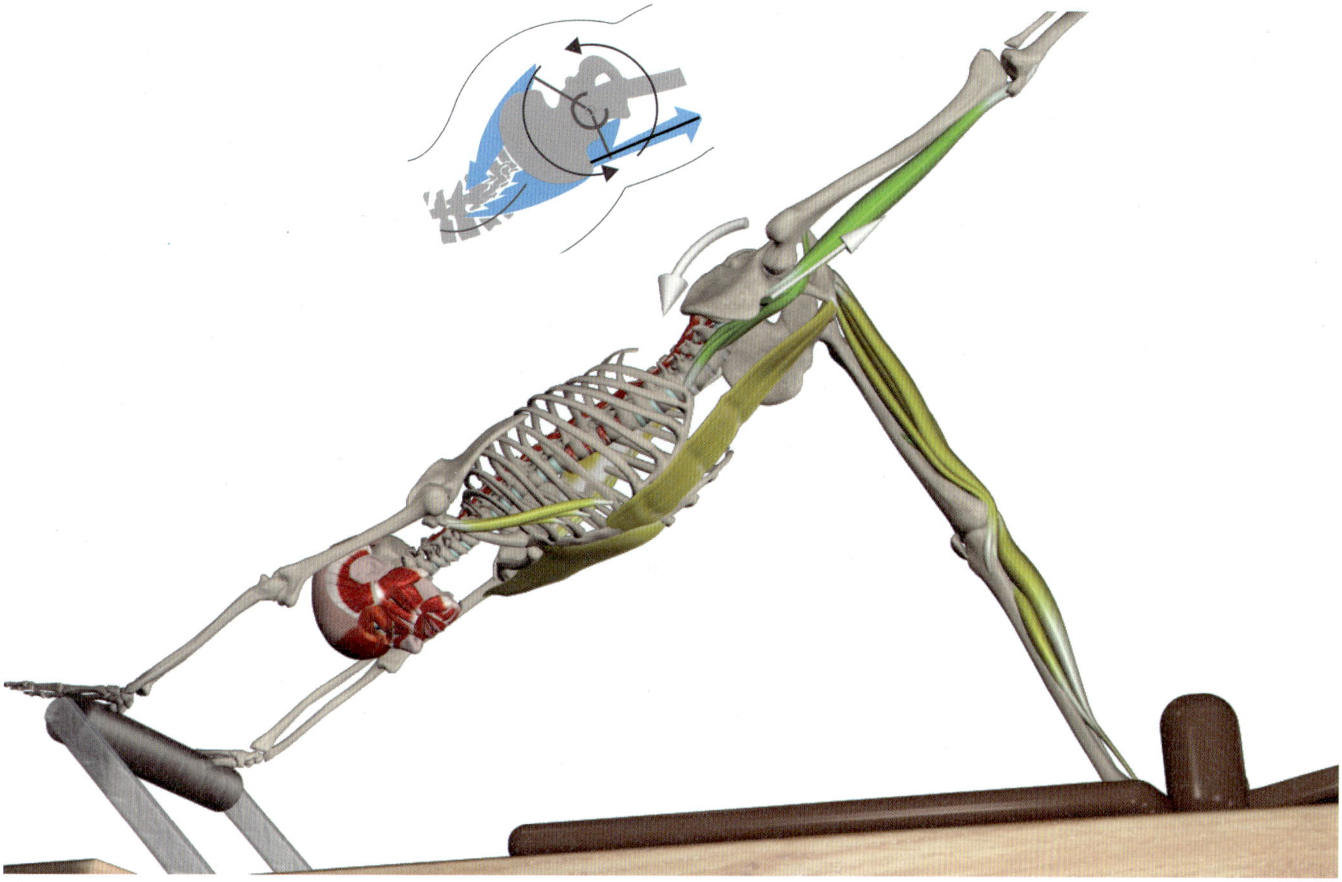

다리를 들어올릴 때, 넙다리곧은근과 엉덩허리근이 점차적으로 스트레칭된다. 골반 앞쪽에 붙은 그것들의 부착점 때문에, 당김은 앞쪽 방향으로 일어난다 (화살표 참고).

결과적으로, 스트레칭은 체중부하쪽 다리에서 더 강하게 일어난다.

변형(Variations)

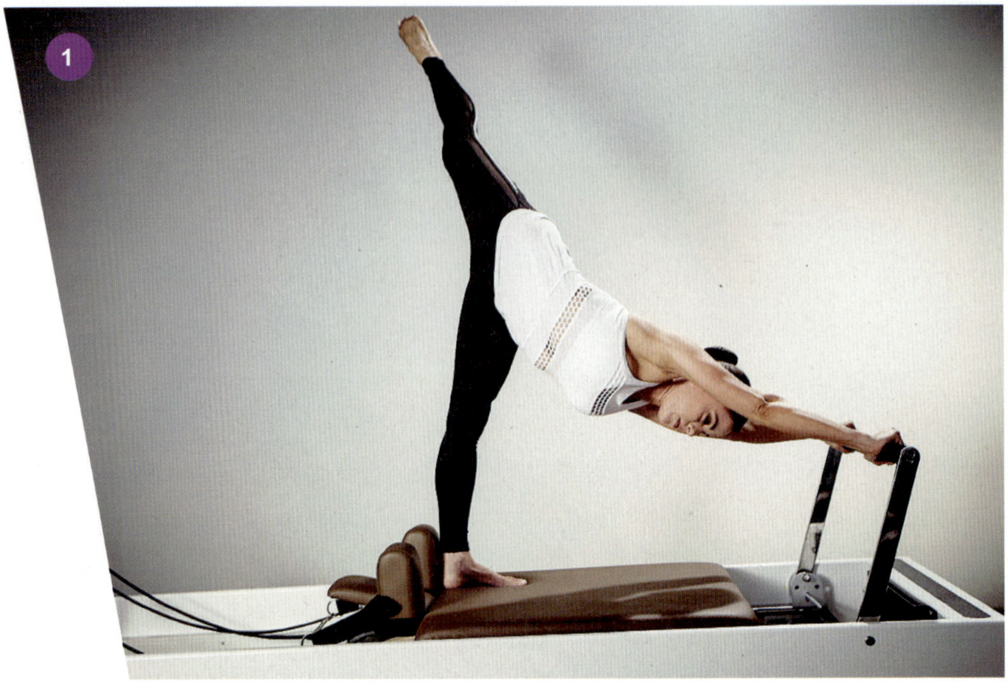

이런 창조적인 변형을 시도해 보자. 다리를 들어올리고 엉덩이를 벌림할 때, 여러분은 모음근 스트레칭을 경험할 것이다(5장 참고). 또 여러분은 복부에서도 스트레칭이 발생되는 것을 느낄 것이다. 특히, 배를 팽창하면서 강하게 호흡을 할 때 더욱 그러하다.

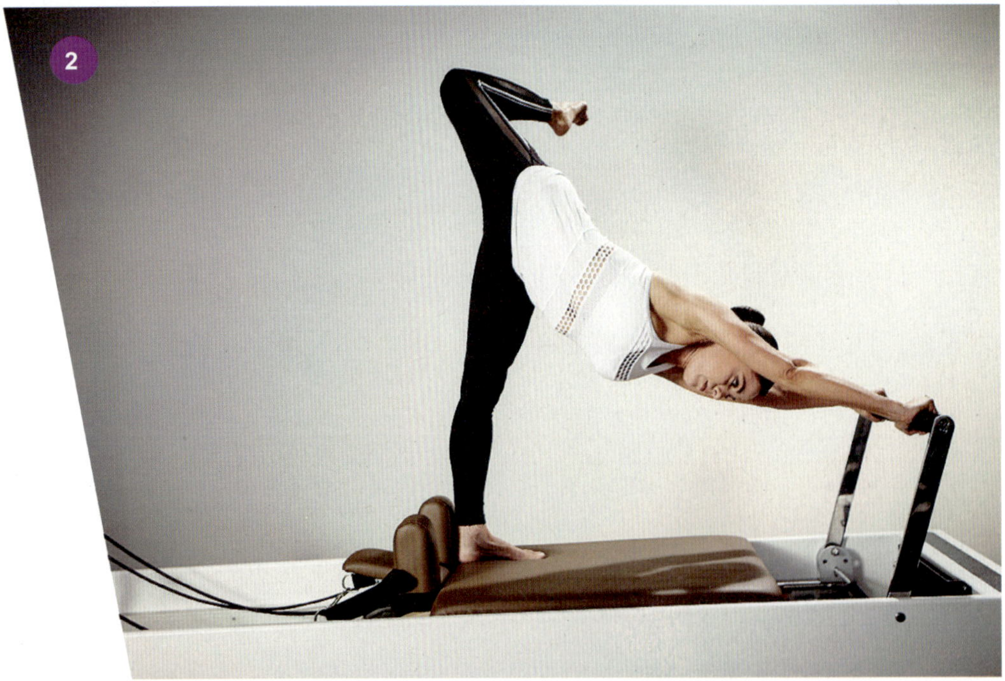

들어올린 다리의 무릎을 굽힘할 때, 여러분은 그쪽 다리의 넙다리네갈래근과 엉덩관절 굽힘근에서 강한 스트레칭 감각을 느낄 것이다.

장딴지 근육 4.0 - 선 자세 (The Standing Calves 4.0)

- **기준:** 고급자 • **스프링 장력:** 중간
- **강조 근육:** 들어올려진 다리쪽의 전체 장딴지 근육, 뒤넙다리근, 큰볼기근, 엉덩관절 굽힘근과 넙다리네갈래근

A: 스트레칭하는 방법

3.0 버전의 마지막 동작으로 다리를 가져간다. 파트너는 무릎을 굽힘시키고 허벅지를 들어올린다. 파트너는 여러분의 발을 긴장지점에 도달할 때까지 아래쪽으로 가져간다.

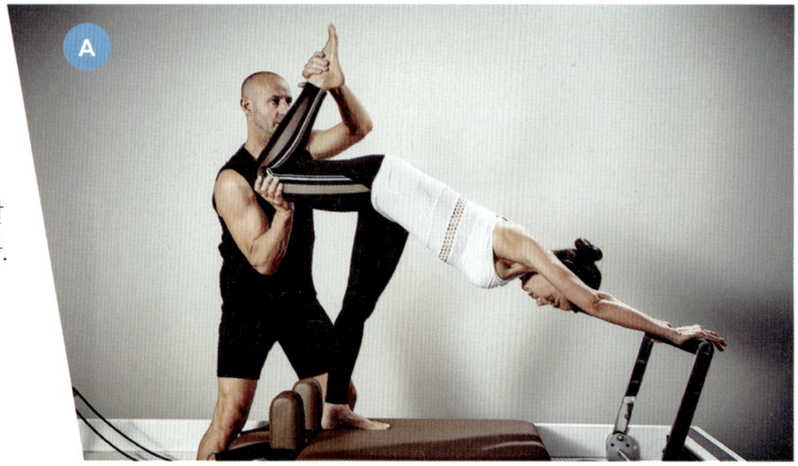

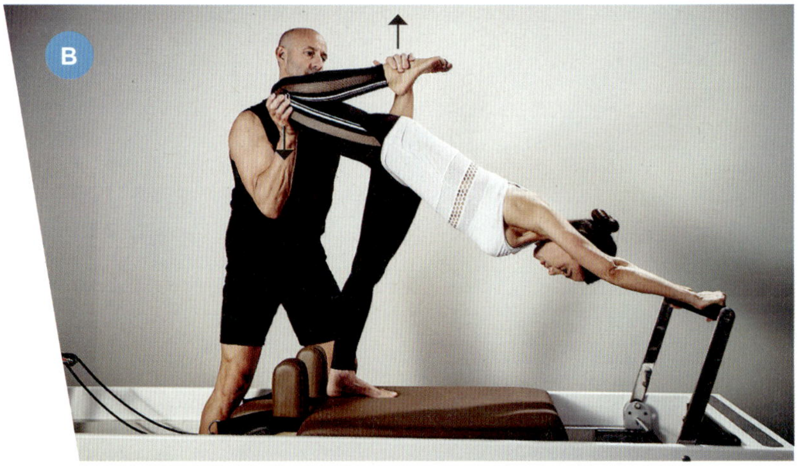

B: 수축하는 방법

여러분의 허벅지를 파트너 쪽인 아래쪽으로 내리고, 발을 파트너 쪽인 위쪽으로 들어올린다.

C: 추가 스트레칭하는 방법

파트너는 허벅지를 조금 더 올리고, 발을 조금 더 아래쪽으로 가져간다.

조심해야 할 것

- 들어올려진 다리 쪽의 엉덩이가 들어올려지고/돌림되는 것 – 이때 양쪽 엉덩이의 높이는 수평을 이루어야 한다.

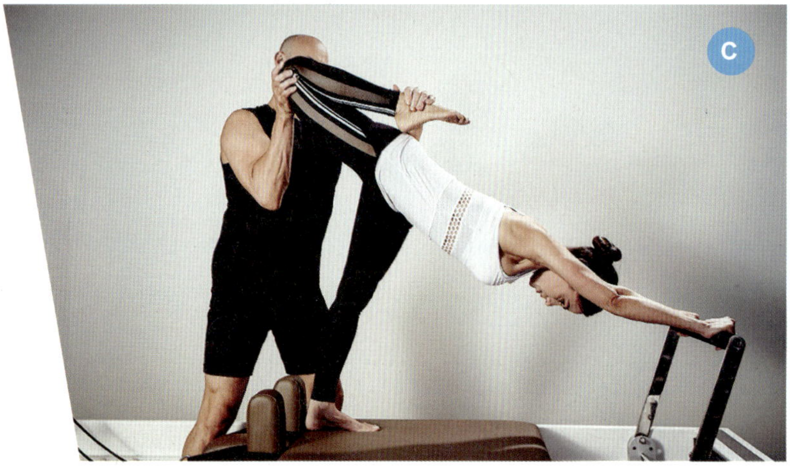

여러분이 무릎을 굽힐 때, 넙다리곧은근이 점차적으로 스트레칭된다. 넙다리곧은근이 골반에 부착되어 있기 때문에, 넙다리곧은근이 골반을 앞쪽 방향으로 당김한다.

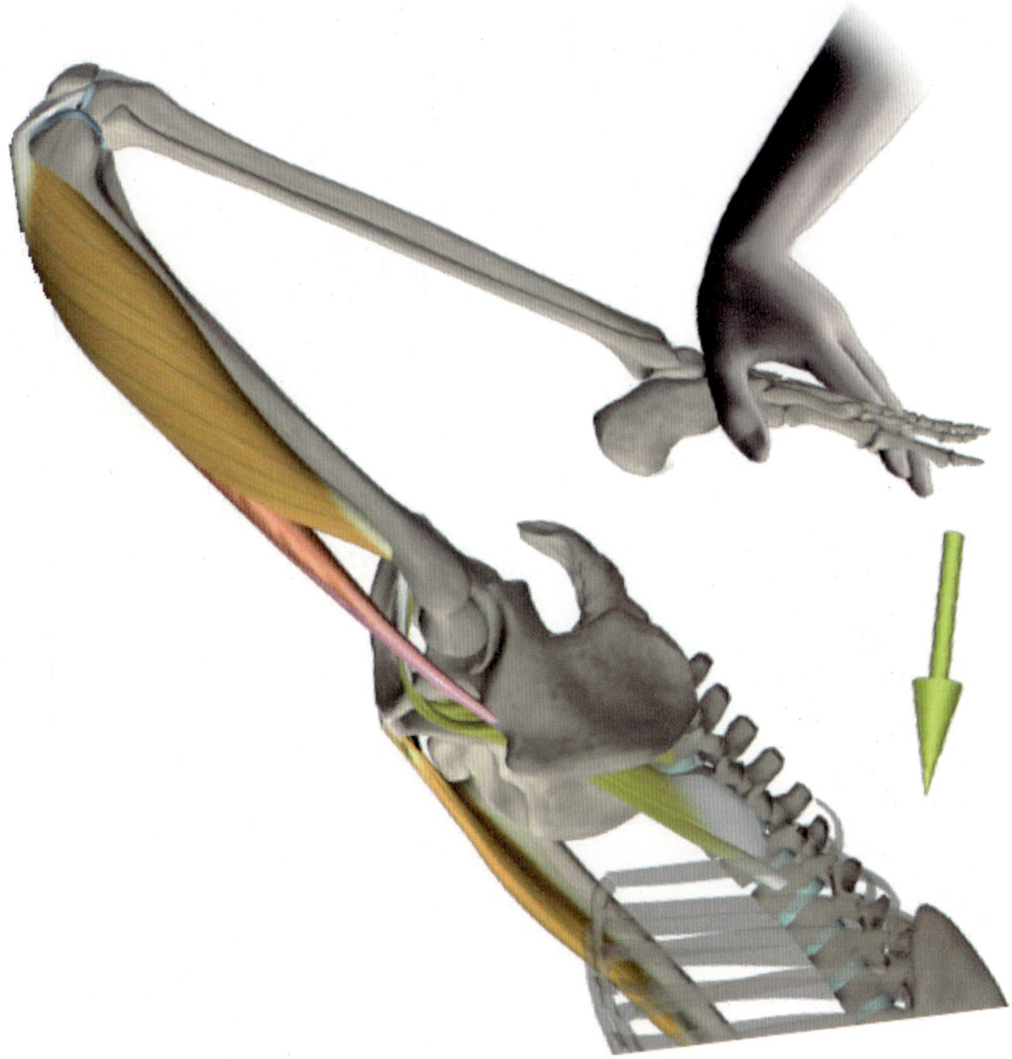

결과적으로, 스트레칭은 체중부하된 다리에서 더 강하게 일어난다.
부가적으로, 무릎을 조금 더 굽힘하면, 넙다리네갈래근의 스트레칭이 더 강하게 발생한다.

장딴지 근육 - 무릎꿇은 자세 (The Kneeling Calves)

- **기준:** 고급자 • **스프링 장력:** 중간
- **강조 근육:** 전체 장딴지 근육, 뒤넙다리근, 큰볼기근

A & B:
스트레칭하는 방법

캐리지 위에 한쪽 다리로 무릎 꿇기를 하고, 반대쪽 다리를 앞쪽으로 쭉 뻗는다. 무릎꿇은 다리로 캐리지를 뒤쪽으로 이동시킨다.
풋바에 놓인 발의 발꿈치를 내린다.
양 손으로 풋바를 잡는다.
가능하면 척추를 곧게 펴하기 위해 가슴을 들어올린다.

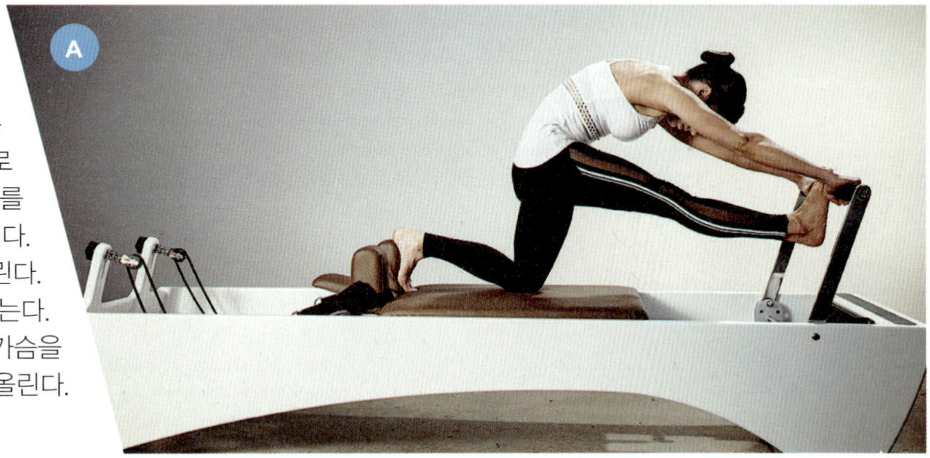

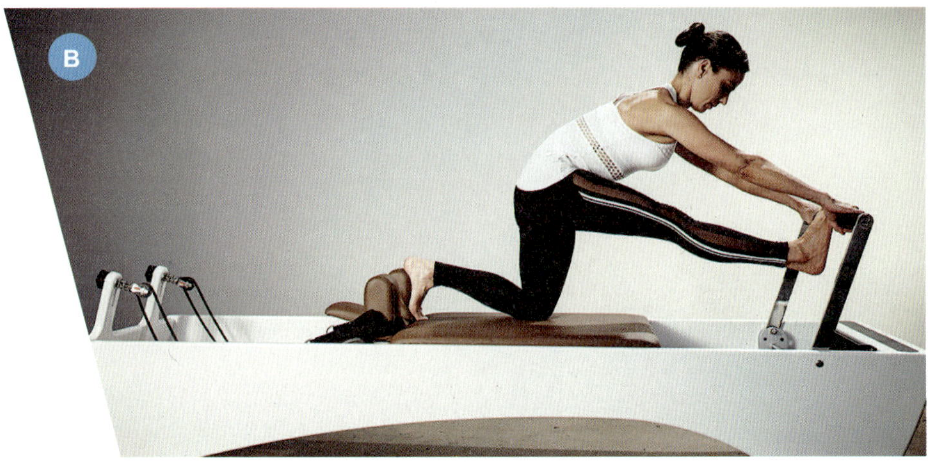

B: 수축하는 방법

허벅지를 아래쪽으로 누르면서, 발 언덕 부위로 풋바를 압박한다.

B & C:
추가 스트레칭 하는 방법

가슴을 들어올린다.
다리 쪽으로 가슴을 가져가기 위해 팔꿈치를 굽힌다. 그리고 가능하면 풋바 밑으로 발꿈치를 조금 더 내린다.

조심해야 할 것

- 스트레칭 다리의 굽힘
- 척추의 라운딩/굽힘

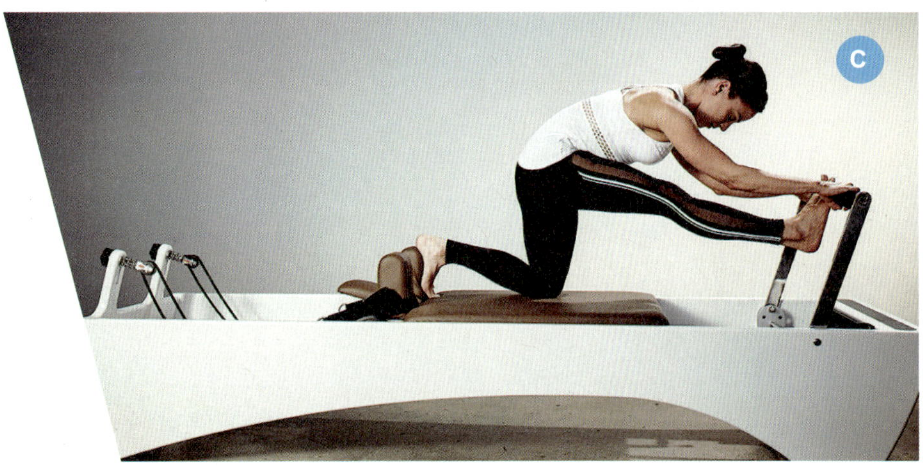

종아리근 - 누운 자세 (The Lying Peroneals)

- **기준:** 누구나
- **스프링 장력:** 약함 – 중간
- **강조 근육:** 종아리 근육군

A & B:
스트레칭하는 방법

로프가 약간 느슨해지도록 캐리지를 이동시킨다.
사진처럼 한쪽 다리를 들어올리고, 그 발에 스트랩을 배치한다.
발목을 안쪽번짐시킨다.
스트랩을 부드럽게 아래쪽으로 잡아당긴다.

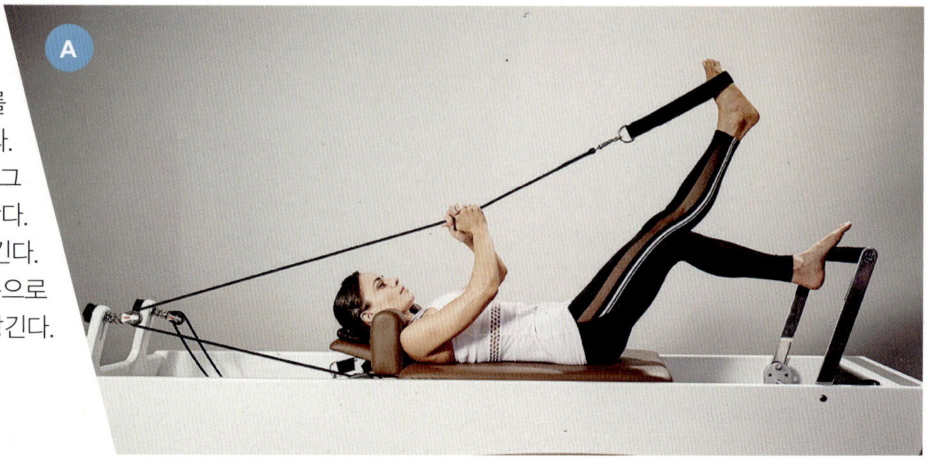

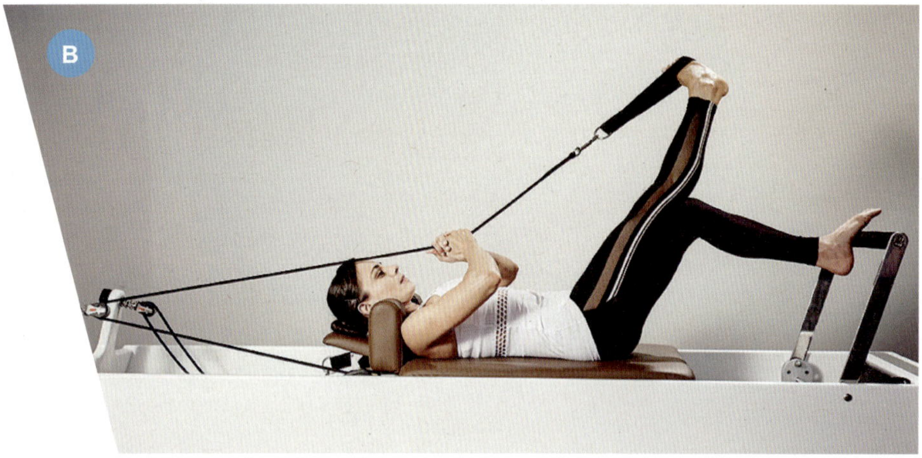

B: 수축하는 방법

중립위 쪽으로 발을 다시 압박한다.

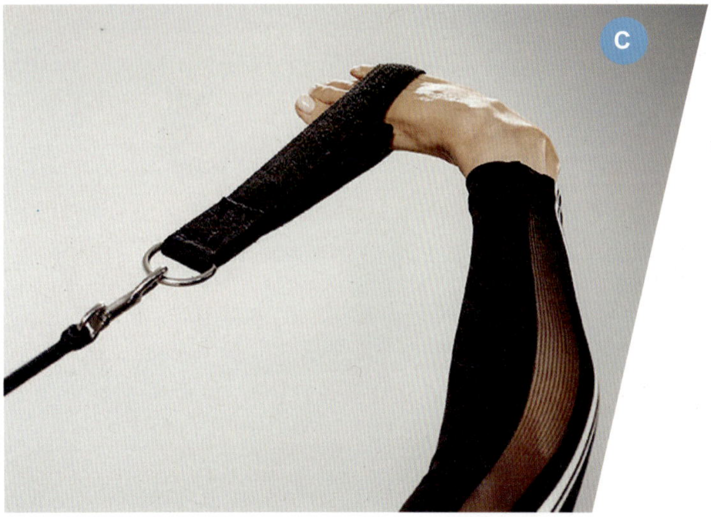

B & C:
추가 스트레칭하는 방법

스트랩을 아래쪽으로 조금 더 당긴다.
몸을 가로질러 다리를 가져간다.

가자미근 - 선 자세 (The Standing Soleus)

- **기준:** 누구나
- **강조 근육:** 가자미근, 뒤정강근

A: 스트레칭하는 방법

한쪽 발의 언덕 부위를 풋바에 배치한다. 발꿈치를 내린다. 가슴이 허벅지에 닿도록 허벅지 위로 몸을 숙인다. 허벅지 쪽으로 가슴을 강하게 당기기 위해 양 팔을 이용한다; 이것은 발꿈치를 내리고, 발목을 발등굽힘시키는 역할을 한다.

A: 수축하는 방법

가속 페달을 밟듯이, 발 언덕 부위로 풋바를 압박한다.

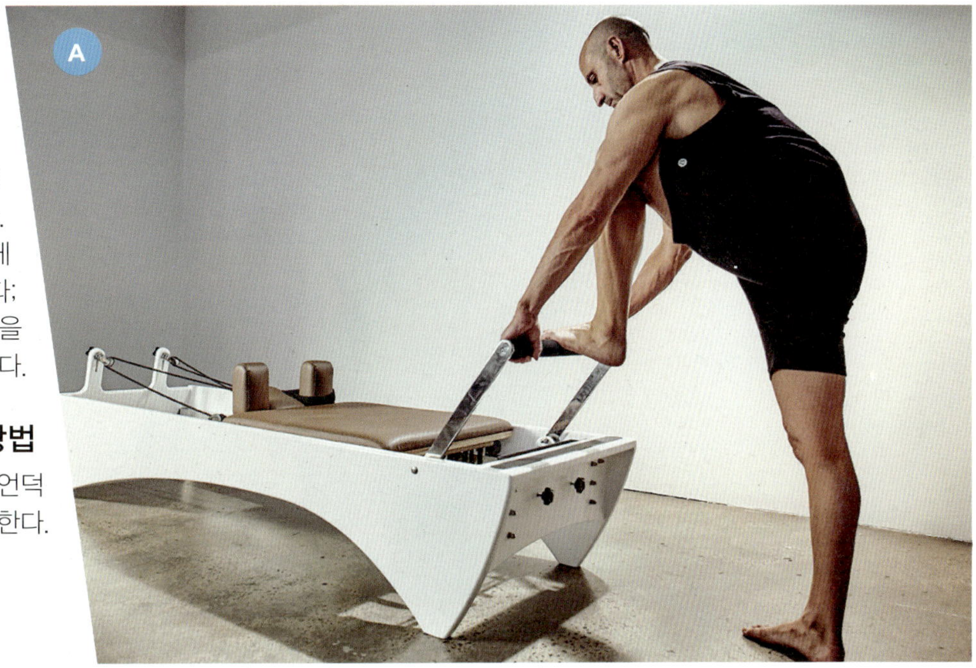

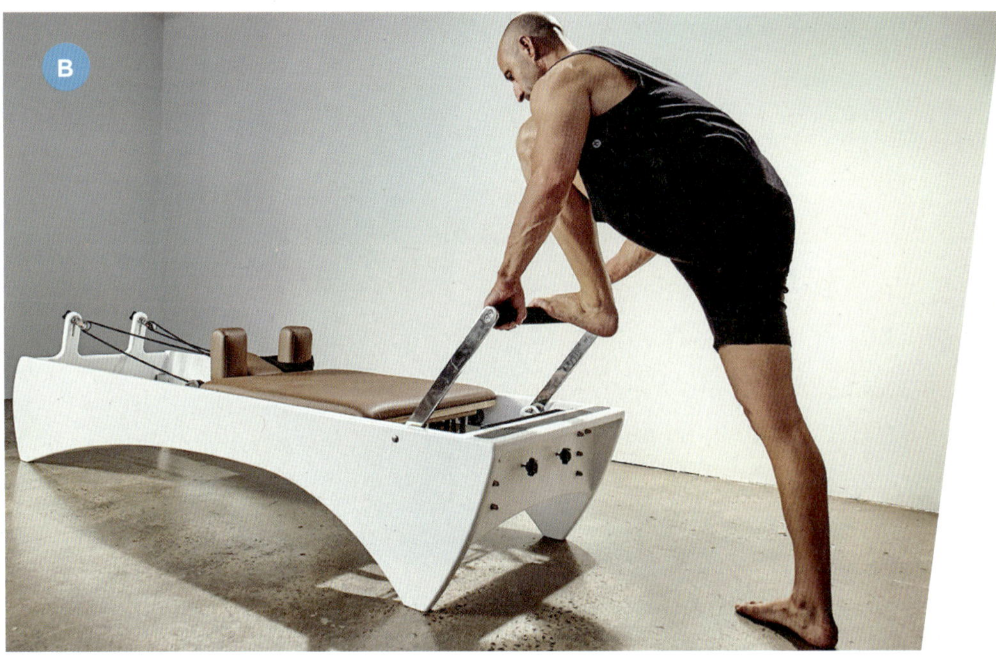

B: 추가 스트레칭 하는 방법

조금 더 큰 힘을 사용하기 위해 팔꿉관절을 굽힘하여 다리 쪽으로 가슴을 당긴다.
가능하면 발꿈치를 더 많이 내린다.

변형(Variations)

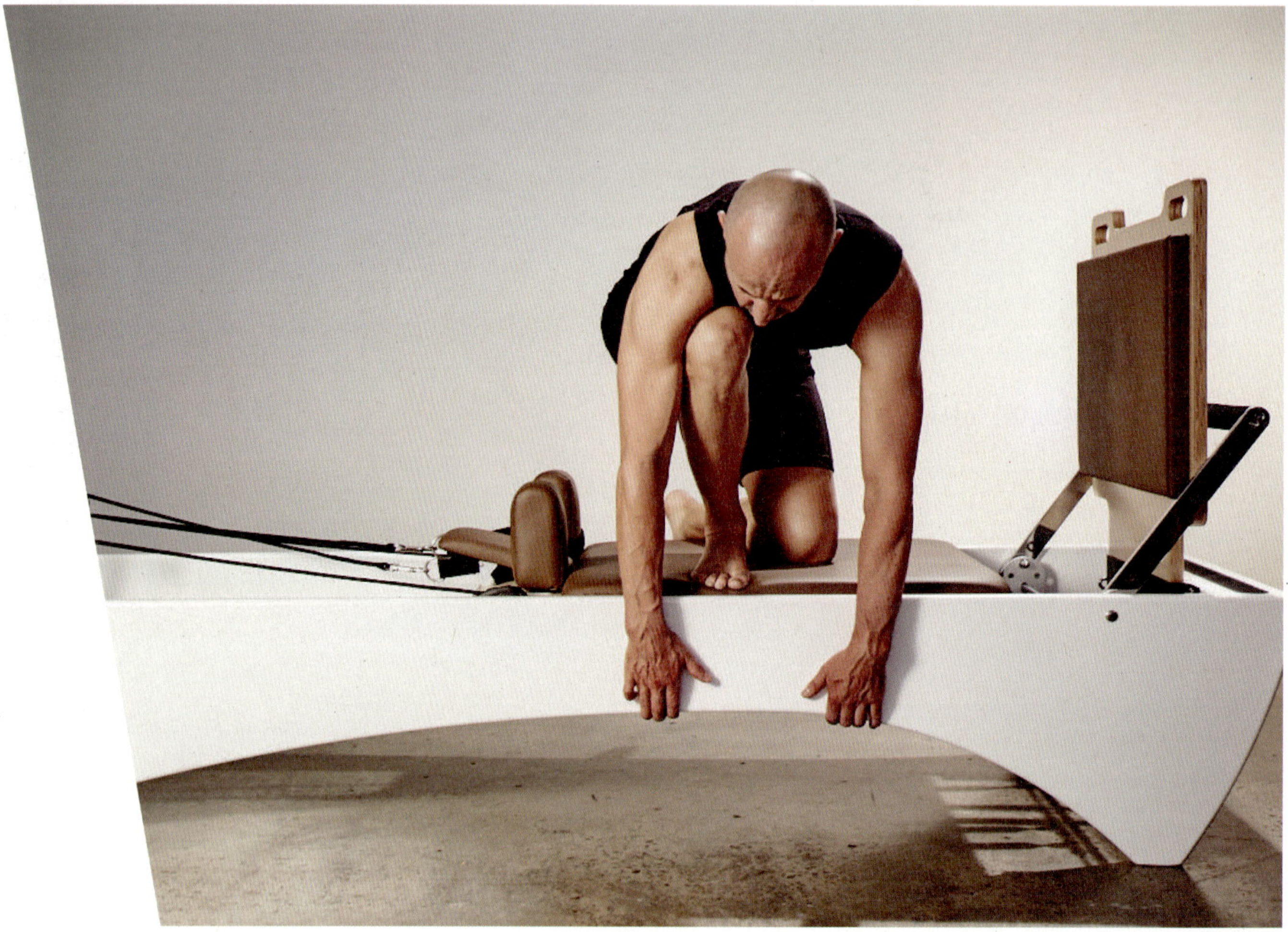

무릎꿇기 버전은 캐리지 프레임 밑을 잡고 가슴을 당기는 것 말고는 모두 동일하다.

종아리근 2.0 – 누운 자세 (The Lying Peroneals 2.0)

- **기준:** 누구나
- **스프링 장력:** 중간 – 강함
- **강조 근육:** 전체 가쪽/종아리 부위

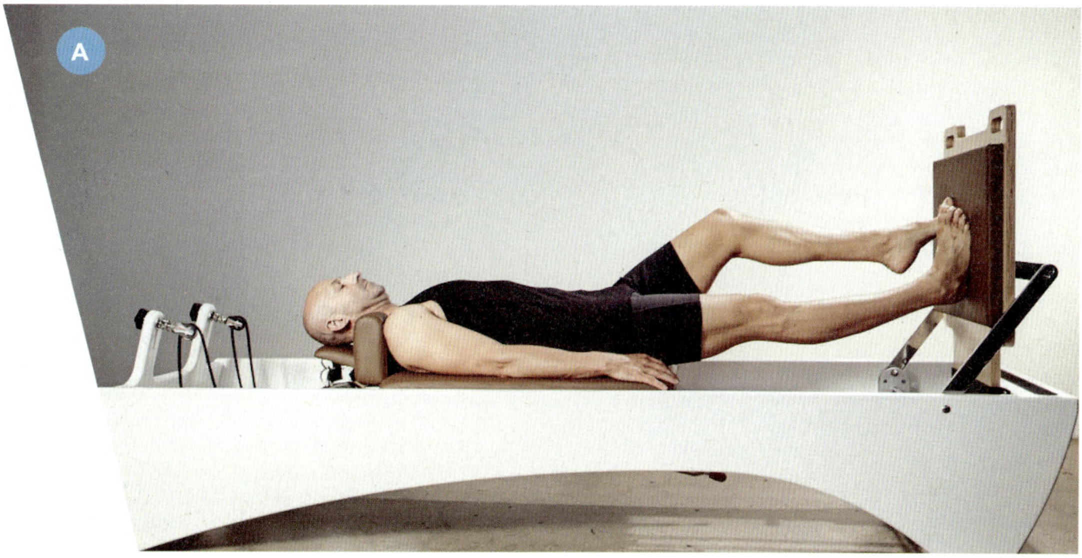

A: 스트레칭하는 방법 캐리지를 이동시키고, 점프 보드 위에 한쪽 발의 가쪽면을 배치한다. 다른 쪽 무릎을 천천히 굽힘하면서, 캐리지의 움직임을 조절한다. 캐리지가 활주할 때, 발이 안쪽번짐되도록/발목이 안쪽으로 롤링하도록 허용한다.

A: 수축하는 방법 중립위 쪽으로 발을 다시 가져간다; 즉, 발을 가쪽번짐한다.

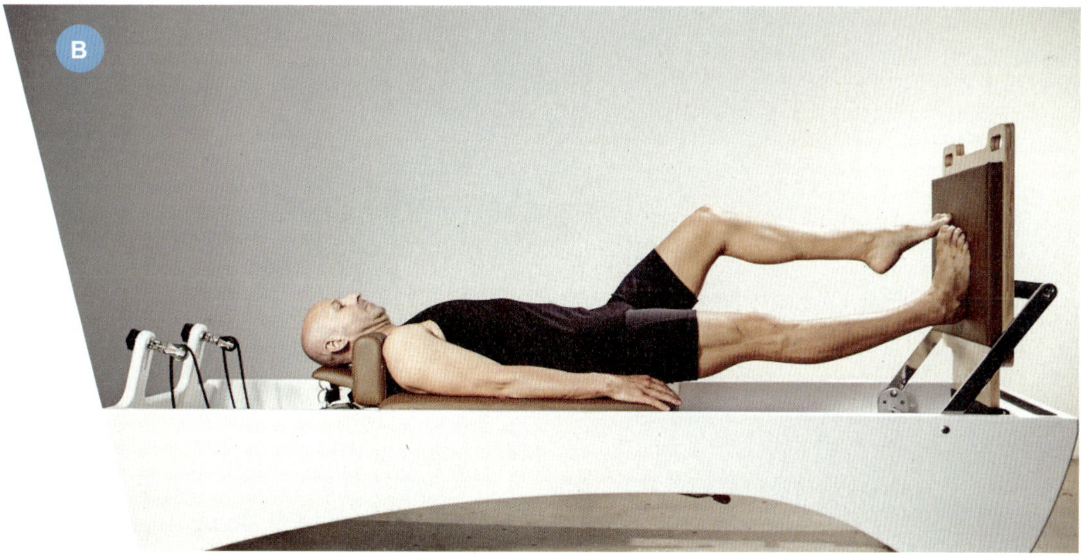

B: 추가 스트레칭하는 방법 지지하고 있는 다리를 조금 더 굽힘하고, 캐리지를 조금 더 활주시킨다. 발을 조금 더 안쪽번짐한다.

조심해야 할 것

- 캐리지 움직임을 잘못 조절하는 것 – 너무 빠르게 스트레칭하는 것, "바운싱"

앞정강근 – 누운 자세 (The Lying Tib Ant)

- **기준:** 고급자 • **스프링 장력:** 중간 – 강함
- **강조 근육:** 앞정강근, 엄지폄근, 긴발가락폄근 및 짧은발가락폄근을 포함한 전체 앞쪽 부위

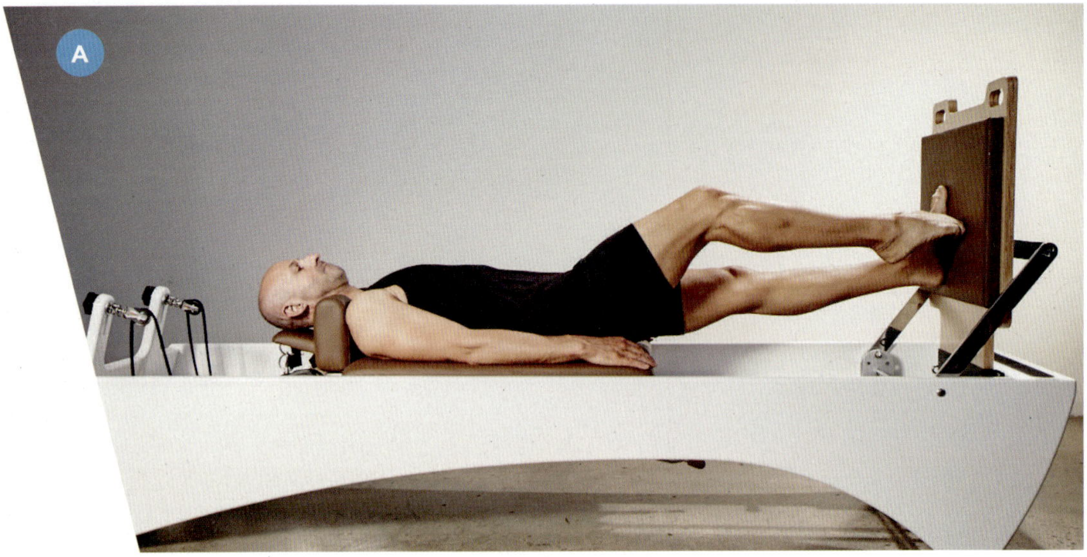

A: 스트레칭하는 방법 캐리지를 이동시키고, 점프 보드 위에 한쪽 발의 꼭대기(top)를 배치한다. 다른 쪽 무릎을 천천히 굽힘하면서, 캐리지 움직임을 조절한다. 캐리지가 활주할 때, 발과 발가락이 발바닥굽힘되도록 허용한다.

A: 수축하는 방법 중립위 쪽으로 발을 가져가면서 점프 보드를 압박한다; 즉, 발등굽힘한다.

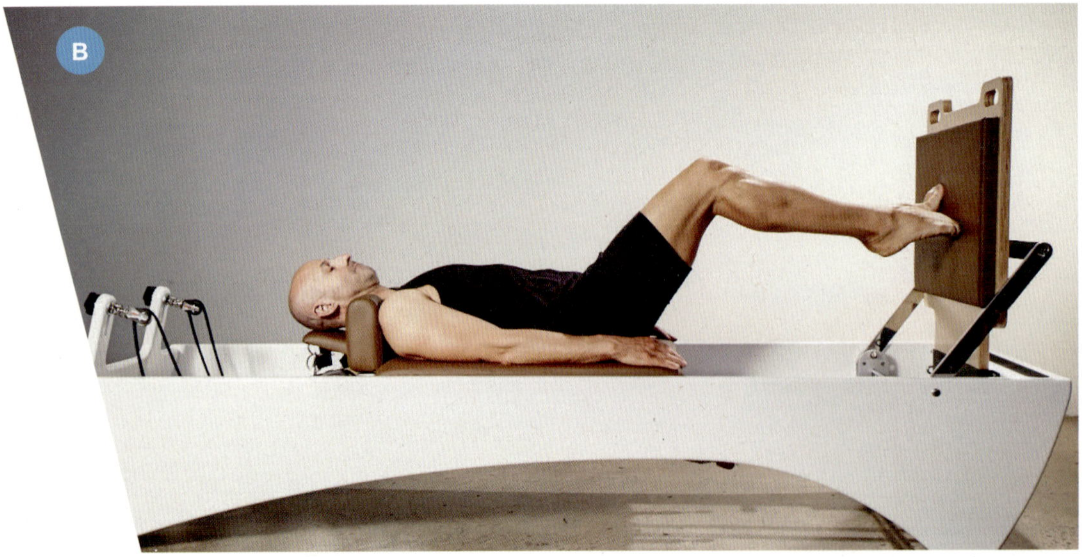

B: 추가 스트레칭하는 방법 다리를 조금 더 굽힘하고, 캐리지를 조금 더 활주시킨다. 발을 조금 더 발바닥굽힘한다.

조심해야 할 것
- 캐리지 움직임을 잘못 조절하는 것
- 너무 빠르게 스트레칭하는 것, "바운싱"

가자미근 (The Soleus)

- **기준:** 누구나 • **스프링 장력:** 중간 – 강함
- **강조 근육:** 장딴지근을 제외하고, 뒤정강근, 엄지굽힘근, 긴발가락굽힘근을 포함한 전체 뒤쪽 부위

A: 스트레칭하는 방법

캐리지를 이동시키고, 점프 보드 위에 한쪽 발을 배치한다. 무릎을 천천히 굽힘하면서, 팔과 다리로 캐리지의 움직임을 조절한다.

캐리지가 활주할 때, 발목/무릎이 긴장 지점에 도달할 때까지 조금 더 굽힘되도록 허용한다.

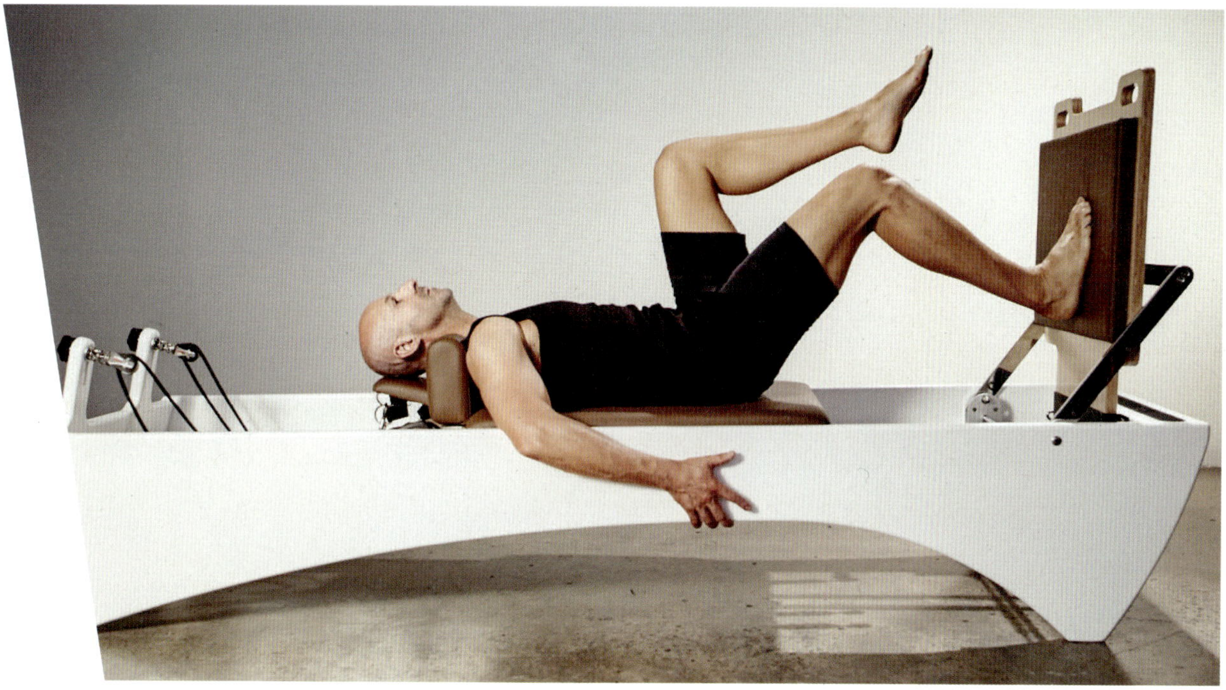

A: 수축하는 방법

발로 점프 보드를 압박한다;
즉, 발바닥굽힘한다.

B: 추가 스트레칭하는 방법

다리를 조금 더 굽힘하고, 캐리지를 조금 더 활주시킨다.
발을 조금 더 발등굽힘한다.
부가적인 스트레칭이 요구된다면, 캐리지를 당기기 위해 양 손을 사용한다.

조심해야 할 것

- 캐리지 움직임을 잘못 조절하는 것
- 너무 빠르게 스트레칭하는 것, "바운싱"
- 발활의 붕괴로 평발이 되는 것

Chapter 2

뒤넙다리근과 기타 엉덩관절 폄근

Hamstrings and other hip extensors

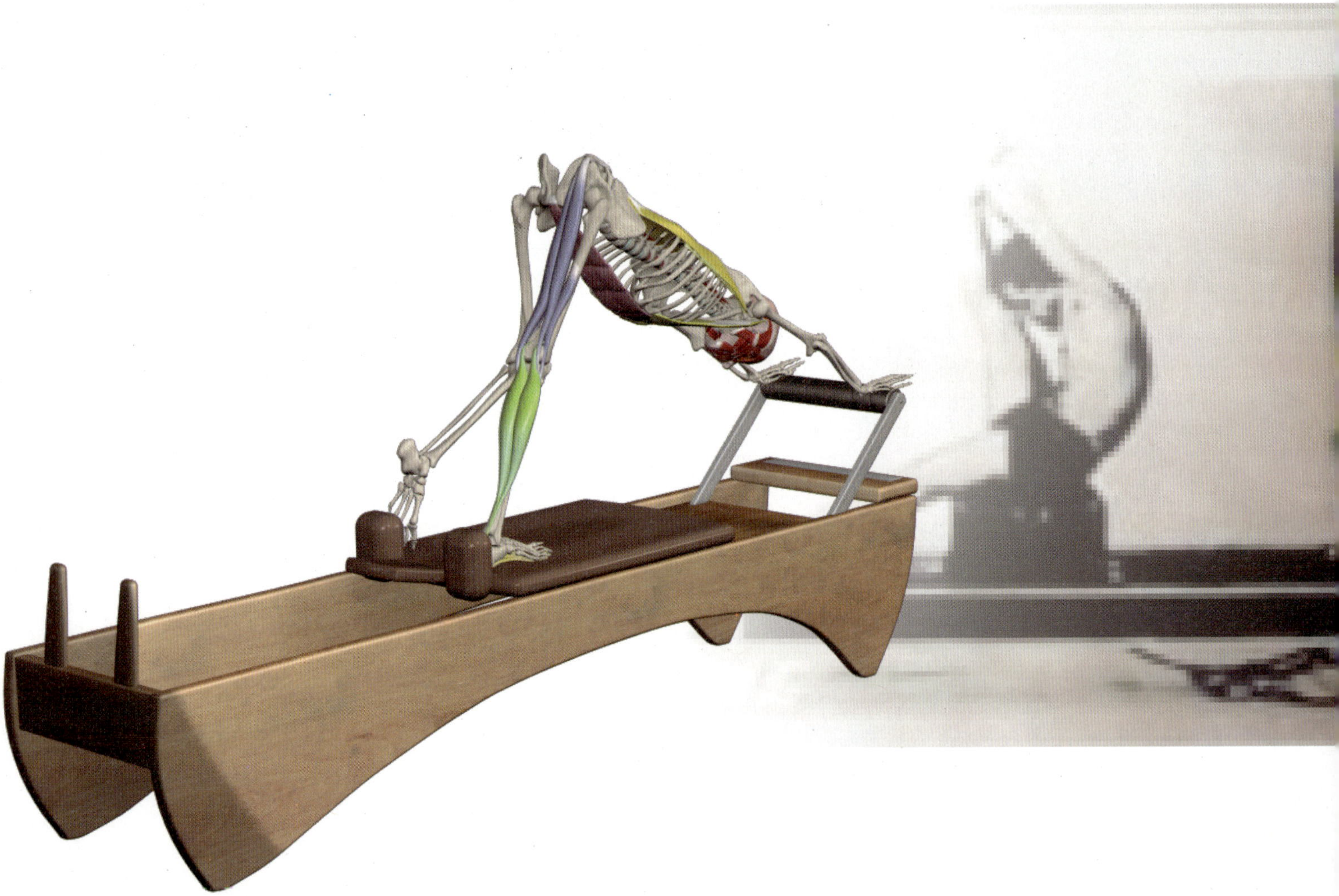

이 장에 대하여

이 장에는 스트레칭을 여러 그룹으로 분류할 수 있는 방법이 많다. 나는 해부학적으로나 경험적으로 이해할 수 있는 것을 선택해 왔다. 중요한 것은 여러분이 뒤넙다리근과 엉덩관절 폄근을 스트레칭할 수 있다는 것이다. 다양한 프로그램이 스트레칭의 달성을 보장하는데 도움을 줄 것이다.

다리를 뻗은 상태와 다리를 굽힌 상태에서 엉덩관절 폄근과 무릎관절 굽힘근(뒤넙다리근, 장딴지근, 큰볼기근, 큰모음근)을 스트레칭하는 경험은 질적으로 다를 것이다. 우리는 해부학적 그림을 통해 그 이유를 알 수 있을 것이다. 다리 굽힘 상태의 스트레칭은 뒤넙다리근을 스트레칭하기 보다는, 큰볼기근과 큰모음근을 스트레칭한다. 반대로, 다리 폄 상태의 스트레칭은 뒤넙다리근과 장딴지근의 스트레칭에 초점을 맞춘 것인데, 그 이유는 이 근육들이 해부학적으로 무릎관절을 통과하기 때문이다. 이와 같은 양쪽 방법은 유연성 프로그램 안에 모두 포함되어야 한다. 나는 이것을 유념하면서, 그것들을 다른 그룹으로 분류해 왔고, 그래서 여러분은 표적 근육이 무엇인지 그리고 수행 시 양쪽 그룹으로부터 선택할 수 있는 근육이 무엇인지를 알아야 한다.

부가적으로, 몸을 가로지르는 스트레칭인 가쪽 스트레칭(lateral stretching)도 있는데, 이것은 앞의 두 그룹에 대한 변형 스트레칭이지만, 해부학적이나 경험적으로 다른 차이점을 가지고 있다. 다리를 모음하거나 몸을 가로질러 움직이는 가쪽 스트레칭은 넙다리두갈래근(뒤넙다리근에 포함되는)의 짧은갈래와 긴갈래에 초점을 맞추고 있다. 부가적으로 여러분은 가쪽 스트레칭으로써 장딴지근의 가쪽갈래와 종아리근, 궁둥구멍근을 스트레칭할 수 있다. 이 근육들의 스트레칭은 다리 뒤쪽 유연성 훈련 프로그램의 일부가 된다.

다리 뻗은 상태의 스트레칭, 다리 굽힘 상태의 스트레칭과 가쪽 스트레칭은 표준 스트레칭 안에 분류된다. 위에 언급된 것처럼 프로그램을 고안할 때, 나는 각 그룹으로부터 적어도 한 개의 스트레칭을 강력하게 추천할 것이다. 여러분은 한 그룹 내에서는 초급자 버전을 수행할 수 있고, 다음 그룹 내에서는 보다 진보된 스트레칭을 수행할 수 있음을 알게 될 것이다. 이것에 놀라지 않는다: 그것은 전반적으로 정상인데, 그 이유는 근육 그룹 내에서 조차도 모두 비대칭이기 때문이다.

만약 여러분이 하나의 스트레칭만 계속 수행하거나 그룹 중에서 한 근육만 계속 스트레칭한다면, 이런 진실을 결코 찾아낼 수 없을 것이다.
여전히 악화되어 있고, 기존의 근불균형을 지속시킬 것이다.

다리 뻗은 상태

Straight Leg Versions

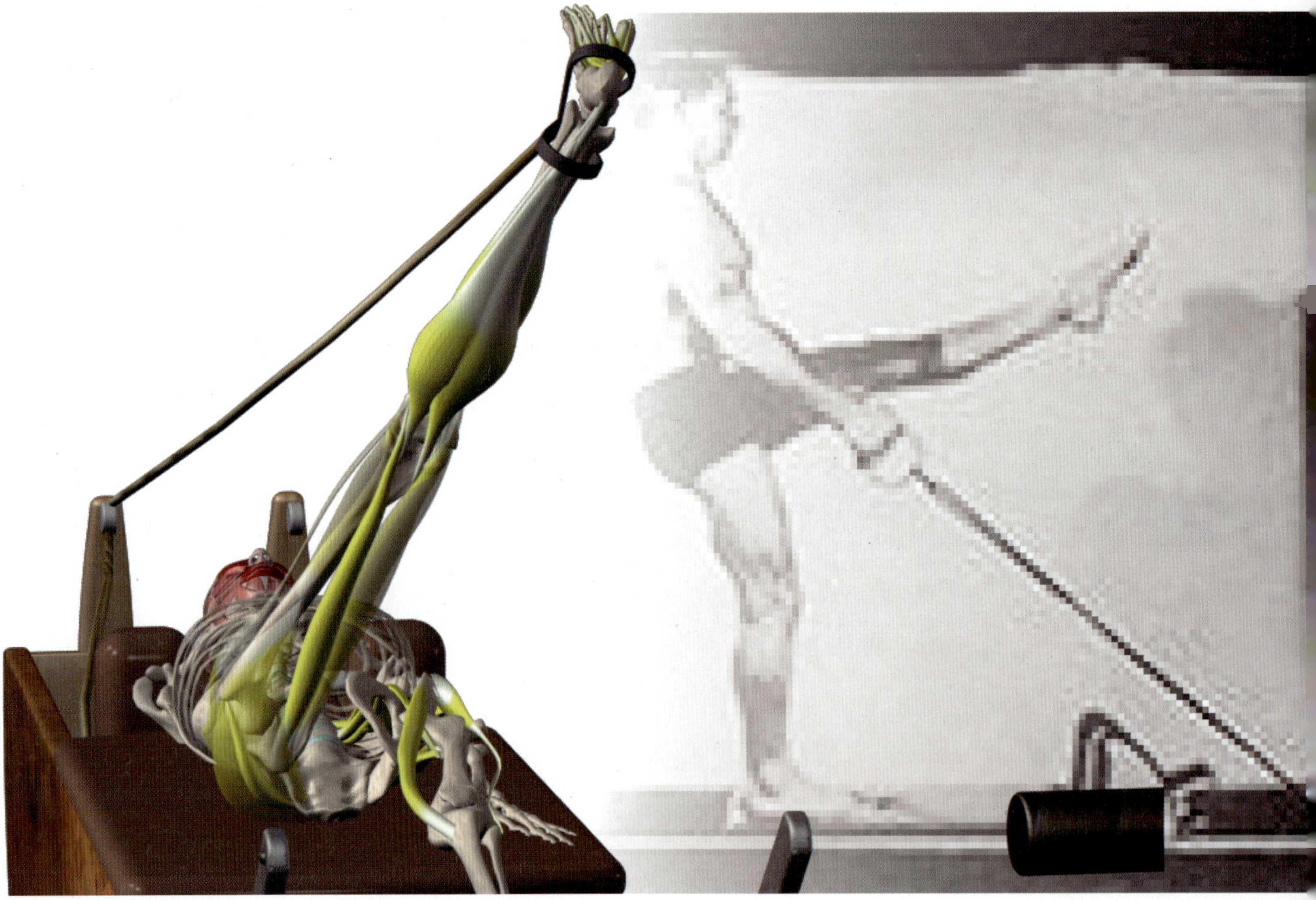

다리 뻗은 상태: 뒤넙다리근 - 누운 자세

- **기준:** 초급자와 중급자
- **스프링 장력:** 중간
- **강조 근육:** 뒤넙다리근군, 장딴지근, 큰모음근, 수평 다리 - 엉덩관절 굽힘근

A & B

스트레칭하는 방법

발에 스트랩을 배치한다. 다리를 뻗은 상태로 긴장 지점까지 매우 천천히 다리를 들어올린다. 5회의 호흡 동안 이 자세를 유지한다.

수축하는 방법

다리 전체를 바닥 쪽으로 다시 당긴다. 또는 무릎을 굽힘한다. 5회의 호흡 동안 이 자세를 유지한다.

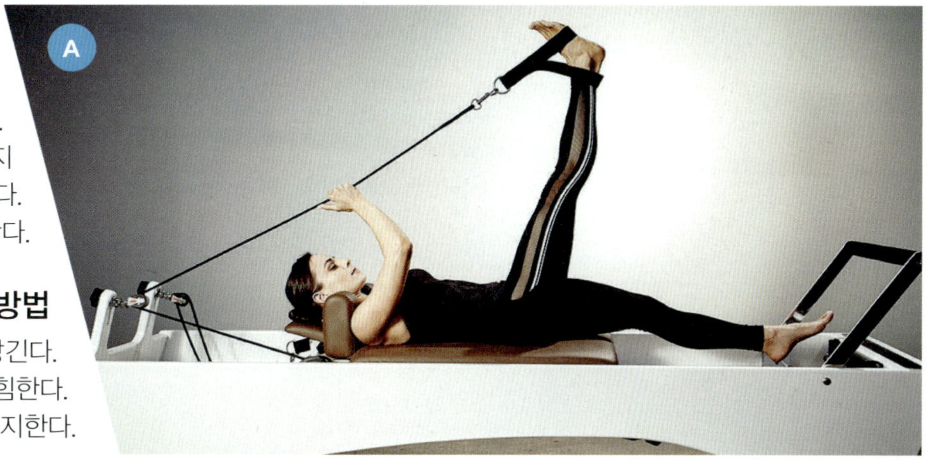

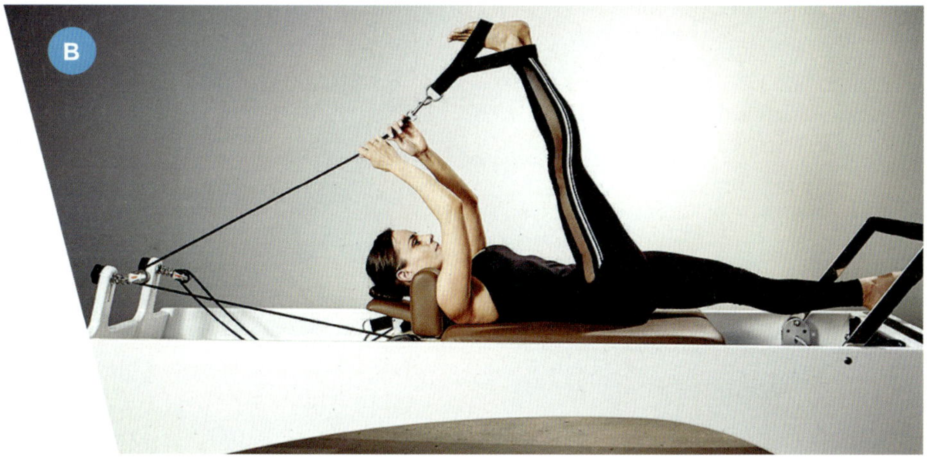

B: 추가 스트레칭 하는 방법

숨을 내쉴 때, 캐리지를 활주시켜 엉덩관절을 조금 더 굽힘한다.

조심해야 할 것

- 양쪽 다리를 평행하게 유지한다.
- 양쪽 엉덩이는 다리/중립위 골반과 수직을 이루고, 정면을 향한다 또는 뒤쪽 돌림이나 가쪽돌림이 일어나서는 안 된다.
- 양쪽 다리를 곧게 편다.
- 바닥쪽 다리를 수평으로 유지한다.

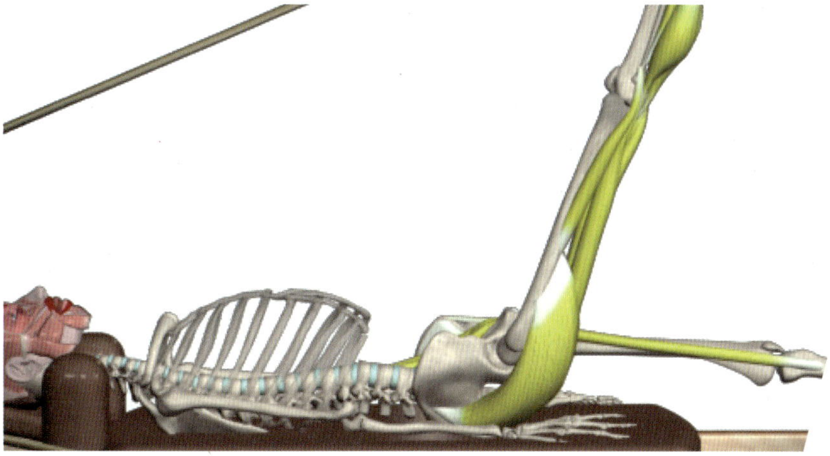

스트레칭되는 다리 근육의 뒤쪽 사슬은

장딴지근, 뒤넙다리근 및

큰볼기근의 폄근 섬유를 포함한다.

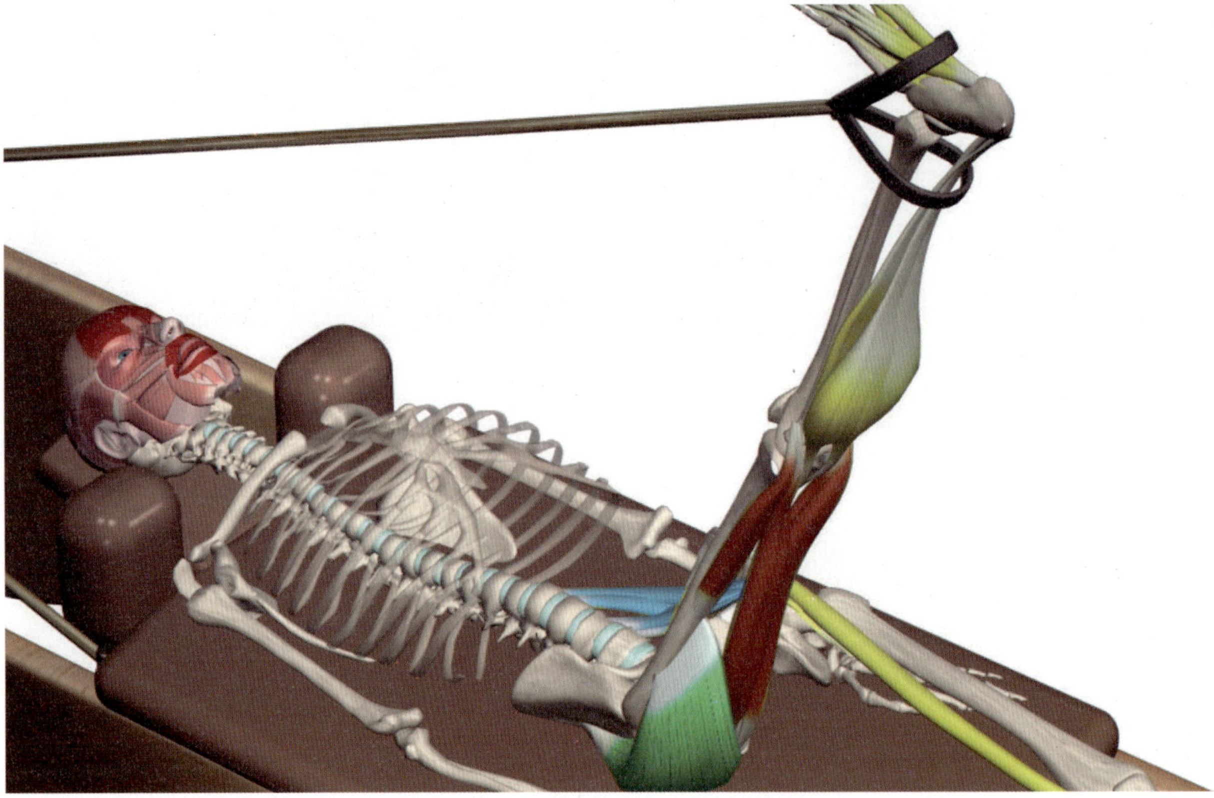

수평 다리에 눈을 맞춘다. 다리를 들어올릴 때, 넙다리빗근, 허리근 및 기타 근육에서 뻣뻣함이 나타날 수 있다.

다리 뻗은 상태: 뒤넙다리근 – 선 자세

- **기준:** 초급자 – 중급자
- **스프링 장력:** 약함 – 중간
- **강조 근육:** 뒤넙다리근, 장딴지근, 앞정강근, 뒤쪽 다리의 엉덩관절 굽힘근

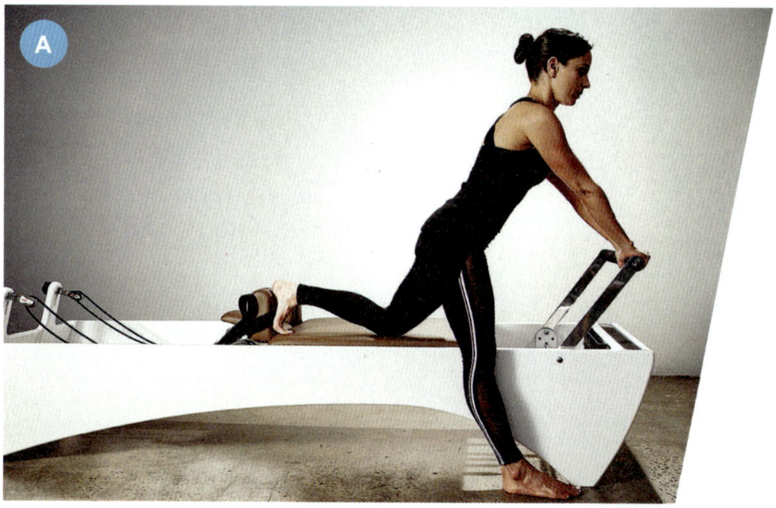

B : 수축하는 방법

앞쪽 발로 바닥을 압박한다.

C: 추가 스트레칭하는 방법

안정 자세에서 캐리지를 조금 더 움직인다.

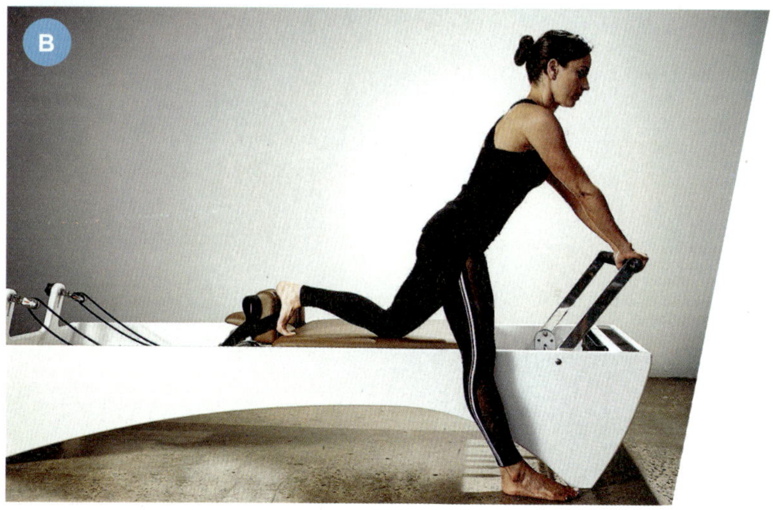

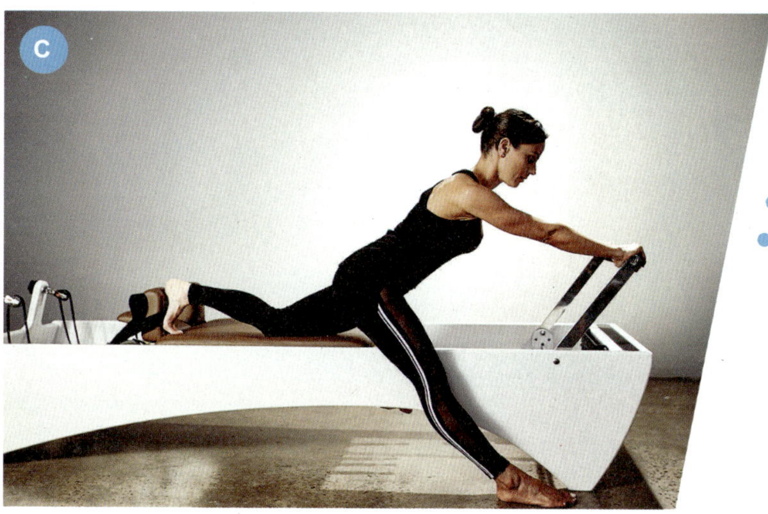

조심해야 할 것

- 척추나 허리가 편평해지거나/라운딩되는 것
- 앞쪽 다리 쪽으로 골반이 가쪽 돌림되는 것
- 앞쪽 무릎이 굽힘되는 것
- 골반은 중립위나 앞쪽경사를 유지해야 한다.
- 양쪽 엉덩이는 다리와 수직을 이루고 정면으로 향한다.

변형(Variations)

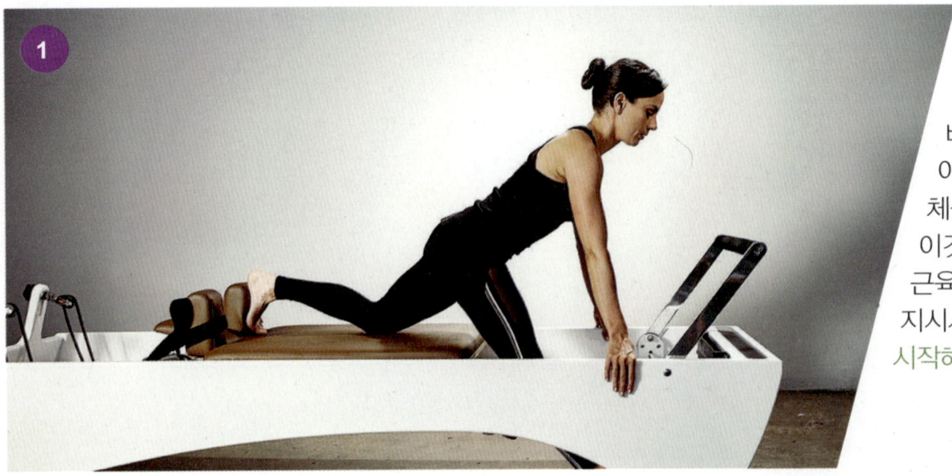

일련의 사진은 다른 자세를 보여주고 있다.
앞쪽 다리를 캐리지 안쪽에 배치한다.
이 자세의 이점은 양쪽 팔로 체중을 더 잘 지지할 수 있다.
이것은 스트레칭되는 다리의 근육을 더 많이 이완한다.
지시사항은 위와 동일하다.
시작해 보자!

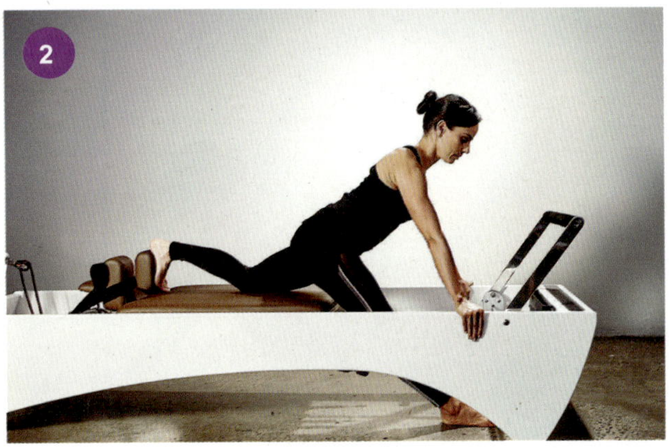

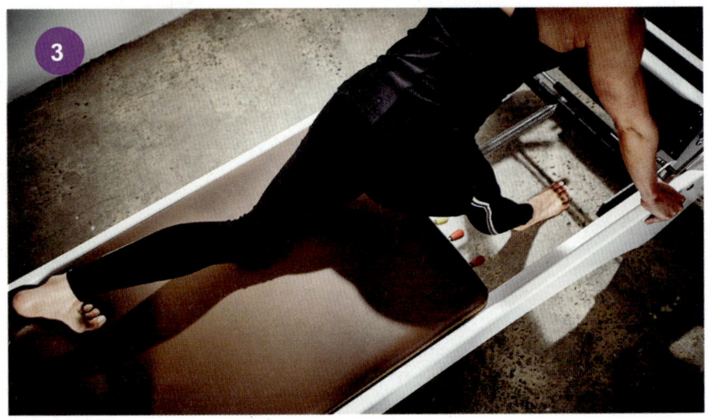

변형 2

양쪽 뒤넙다리근과 엉덩관절 굽힘근에 더 강한 자극을 주기 위해서는, 엉덩이를 들어올리지 않은 채, 뒤쪽 다리를 들어서 곧게 폄한다.

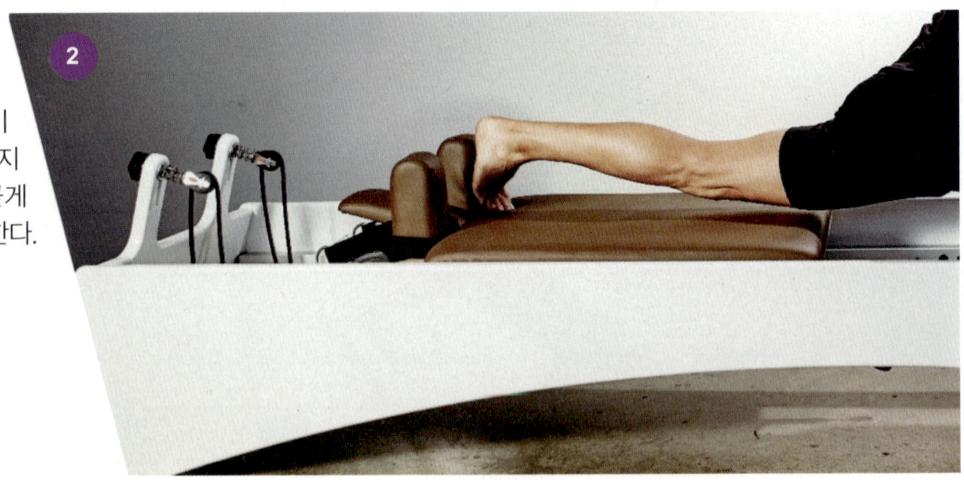

역방향 다리 뻗은 상태-뒤넙다리근 (Reverse Straight Leg Hamstrings)

- **기준:** 중급자와 고급자
- **스프링 장력:** 중간
- **강조 근육:** 큰볼기근, 뒤넙다리근, 장딴지 근육, 앞정강근, 뒤쪽 다리의 엉덩관절 굽힘근

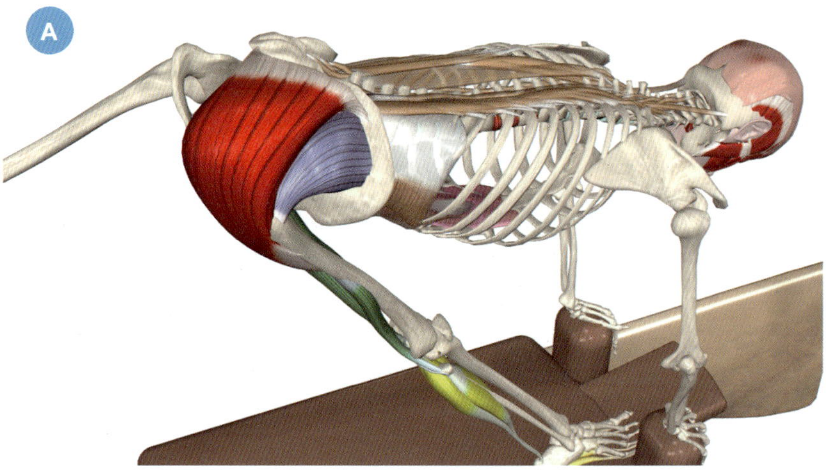

A: 스트레칭하는 방법

발을 어깨 앞쪽에 배치한다.
뒤쪽 발을 풋바에 배치한다.
양쪽 다리를 평행하게 유지한다.
긴장 지점에 도달할 때까지 캐리지를 이동한다.
골반은 중립위나 앞쪽경사를 유지해야 한다.
양쪽 엉덩이는 다리와 수직을 이루고, 정면을 향한다.

B: 수축하는 방법

앞쪽 발로 캐리지를 압박한다.

C: 추가 스트레칭하는 방법

휴식 자세에서 캐리지를 조금 더 움직인다.

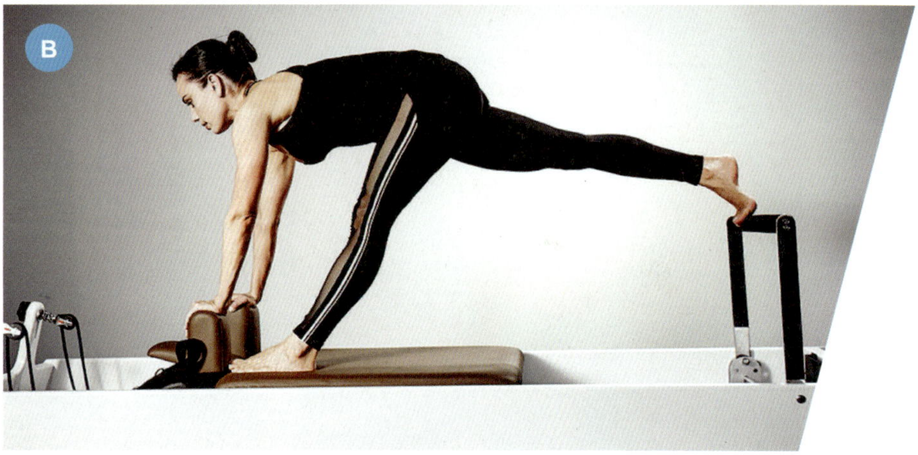

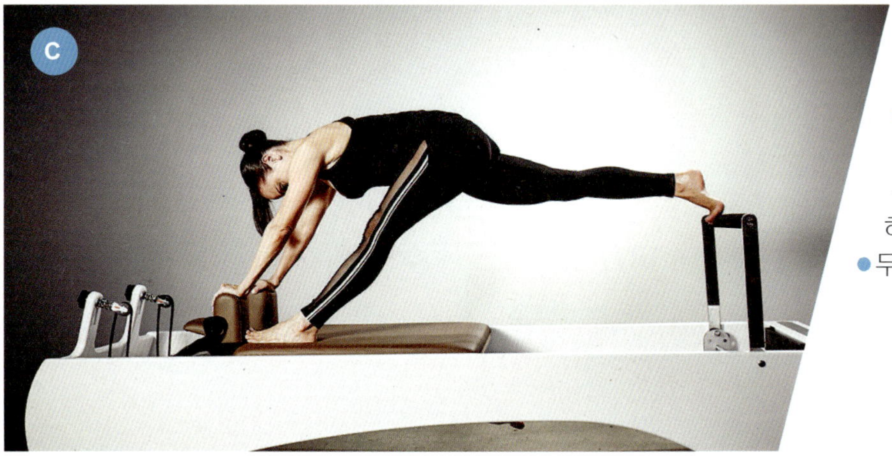

조심해야 할 것

- 척추나 허리의 굽힘: 라운딩
- 앞쪽 다리 쪽으로 골반 가쪽돌림; 즉, 엉덩이가 다리와 수직을 이루지 못하고, 정면을 하지 못한다.
- 무릎 굽힘

큰볼기근의 중간 섬유에서부터 뒤넙다리근과 장딴지근까지의 허벅지 뒤쪽 근육을 확인한다. 만약 "가슴을 들어올리세요"나 "궁둥뼈를 위쪽으로 향하도록 하세요"와 같은 큐를 제공하여 척주세움근을 활성화한다면, 골반이 앞쪽돌림되어 스트레칭이 강화된다.

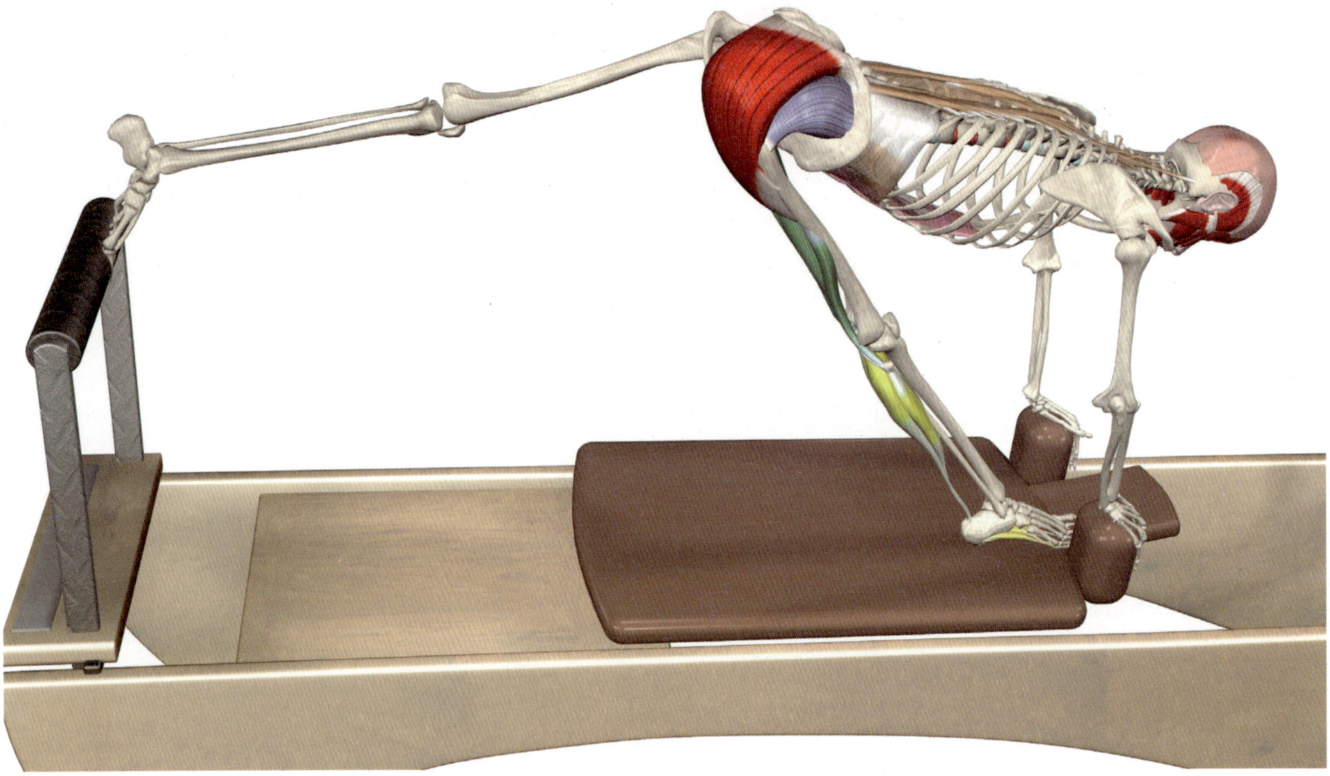

만약 배꼽을 척추 쪽으로 부드럽게 당기면, 배가로근이 허리 관절을 안정 자세로 만들 것이다.

배가로근에 대한 내용을 더 배우고 싶으면, 온라인 워크샵의 타이틀인 "Safeguarding the Spine" 를 참고하기 바란다.

가쪽 스트레칭

Laterals

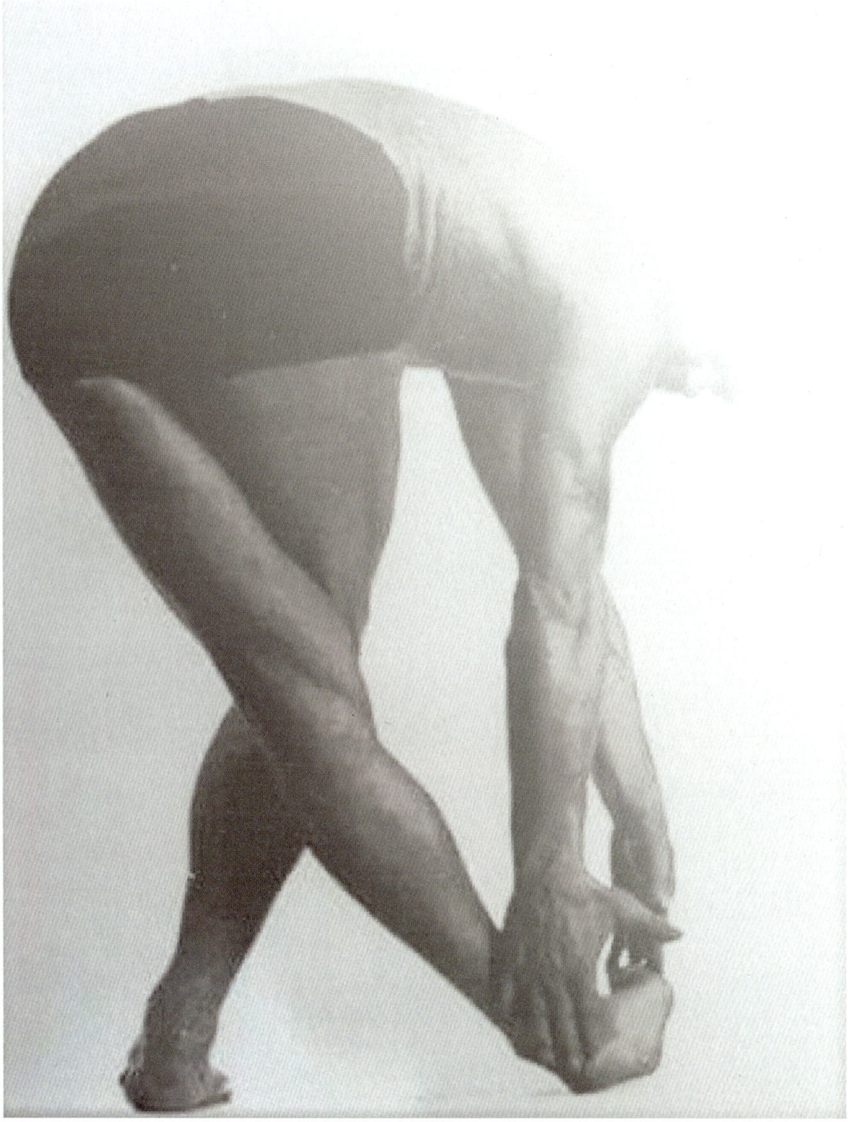

엄지 발가락 – 누운 자세 (Lying Big Toe)

- **기준:** 초급자와 중급자
- **스프링 장력:** 중간
- **강조 근육:** 넙다리두갈래근, 장딴지근의 가쪽갈래, 엉덩관절 가쪽돌림근, 큰볼기근, 중간볼기근, 작은볼기근, 가로 다리의 엉덩관절 굽힘근

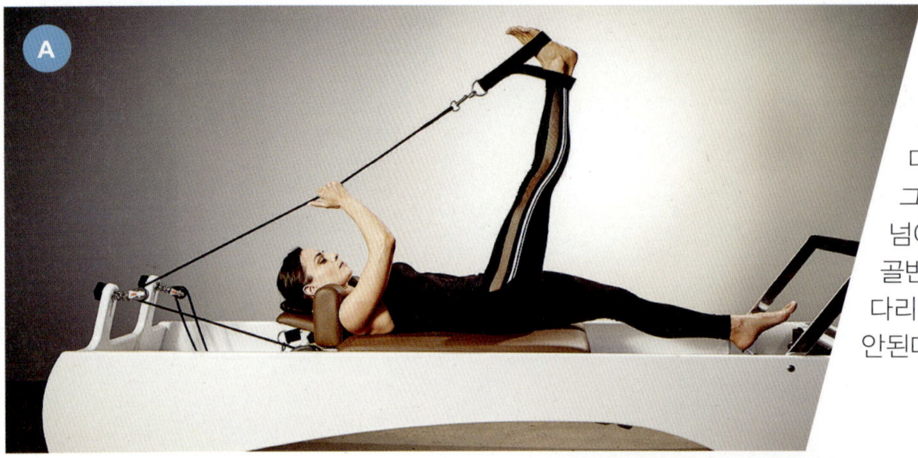

A & B:
스트레칭하는 방법

긴장 지점에 도달할 때까지 다리를 굽힌다. 그런 다음, 그 다리로 몸의 정중선을 넘어간다. 골반을 수평되게 유지한다(올림된 다리의 엉덩이를 들어올려서는 안된다).

B: 수축하는 방법

스트레칭 자세로부터 멀어지도록 다리를 대각선으로 압박한다.

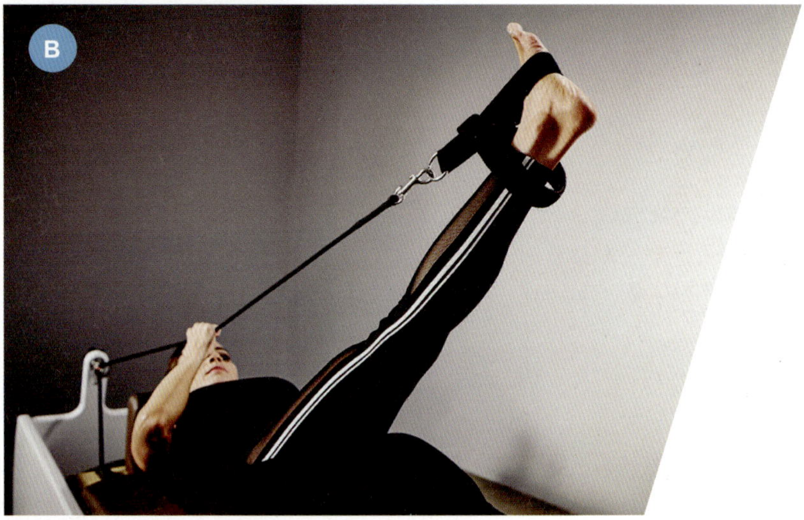

C: 추가 스트레칭하는 방법

다리를 조금 더 굽힘하고, 그 다음 그 다리로 몸의 정중선을 조금 더 넘어간다.

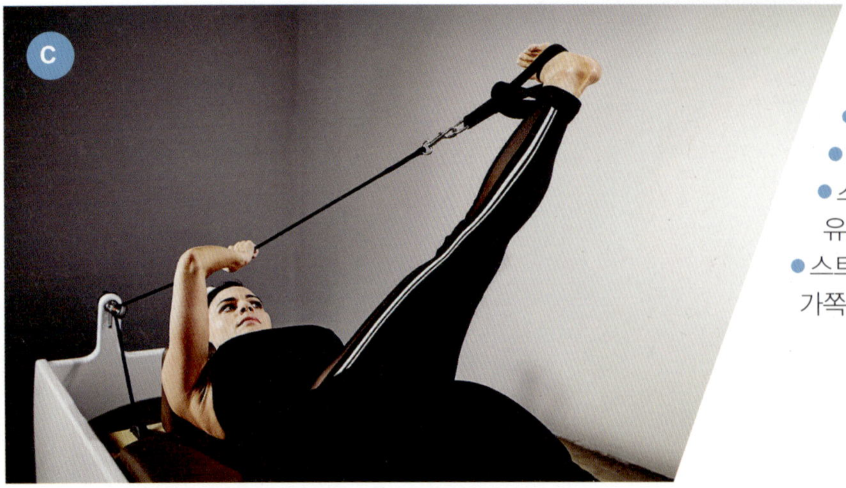

조심해야 할 것

- 양쪽 엉덩이를 캐리지에 붙인다.
- 골반을 중립위로 유지한다.
- 바닥쪽 다리를 수평으로 유지한다.
- 스트레칭 다리 전체를 쭉 뻗은 채로 유지한다.
- 스트레칭 다리를 안쪽돌림하거나 가쪽돌림하지 않는다.

근육의 뒤쪽 사슬이 스트레칭될 것이다. 장딴지근(특히, 장딴지근의 가쪽갈래), 넙다리두갈래근의 짧은갈래와 긴갈래를 포함한 가쪽 뒤넙다리근, 그리고 궁둥구멍근이 스트레칭될 것이다.

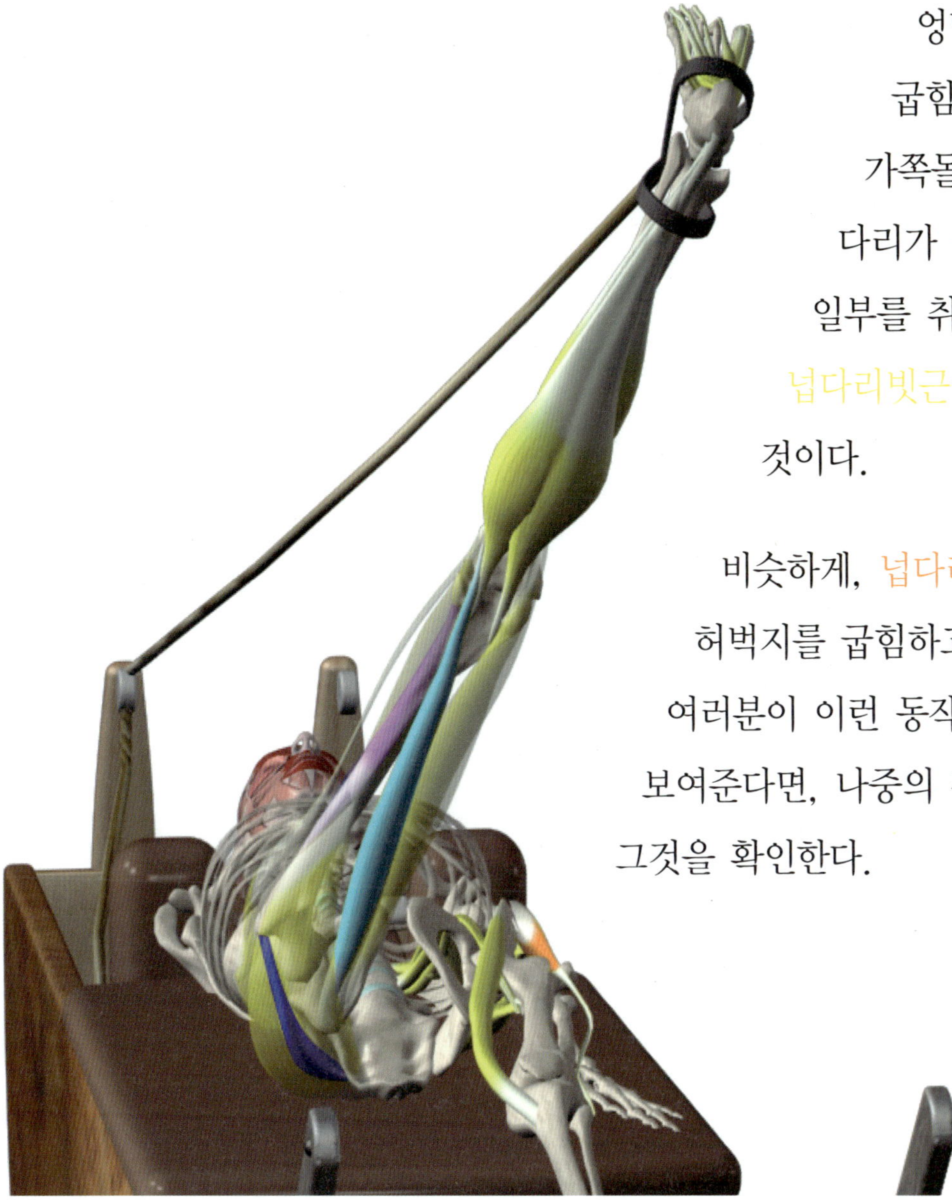

넙다리빗근은 엉덩관절을 굽힘하고, 벌림하고, 가쪽돌림한다. 만약 다리가 이런 자세 중의 일부를 취한다면, 넙다리빗근에 뻣뻣함이 있는 것이다.

비슷하게, 넙다리근막긴장근도 허벅지를 굽힘하고 벌림한다. 만약 여러분이 이런 동작의 징후를 보여준다면, 나중의 점검을 위해 그것을 확인한다.

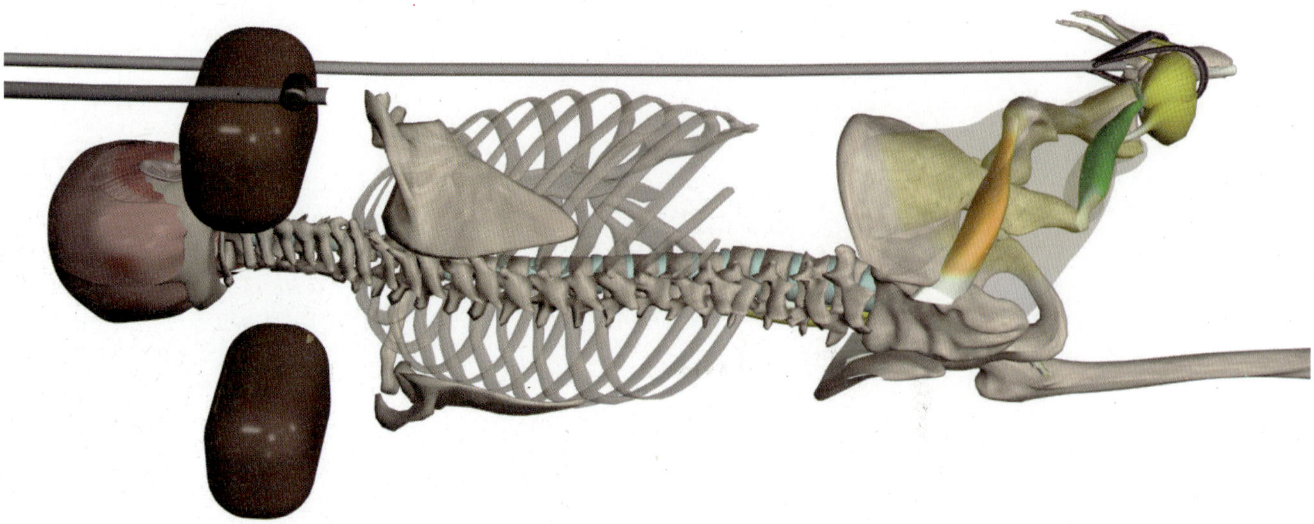

리포머 캐리지 밑에서 바라본 뒤쪽 관찰은 궁둥구멍근과 넙다리두갈래근의 긴갈래를 보여 준다. 다리가 몸통을 가로지를 때 여러분은 이 두 근육들이 스트레칭되는 것을 볼 수 있을 것이다.

뒤넙다리근-선자세: 다리 뻗은 상태로 엉덩관절 이동하기

- **기준:** 초급자와 중급자
- **스프링 장력:** 약함 – 중간
- **강조 근육:** 장딴지근의 가쪽갈래, 넙다리두갈래근, 엉덩관절 가쪽돌림근, 큰볼기근, 중간볼기근, 작은볼기근, 뒤쪽 다리의 엉덩관절 굽힘근

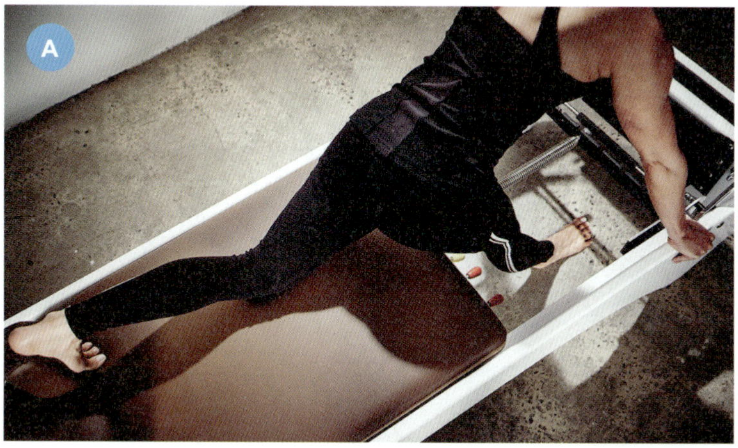

A & B: 스트레칭하는 방법

다리를 바닥에 놓고 모음한 상태로 시작한다; 즉, 신체의 정중선 쪽으로.
긴장 지점에 도달할 때까지 캐리지를 이동시킨다.
골반을 중립위나 앞쪽경사로 유지해야 한다.
리포머로부터 멀어지도록 양쪽 엉덩이를 가쪽으로 이동시킨다.

B: 수축하는 방법

앞쪽 발로 아래쪽으로 압박하고, 앞쪽 발이 리포머로부터 멀어지도록 한다(폄 & 벌림).

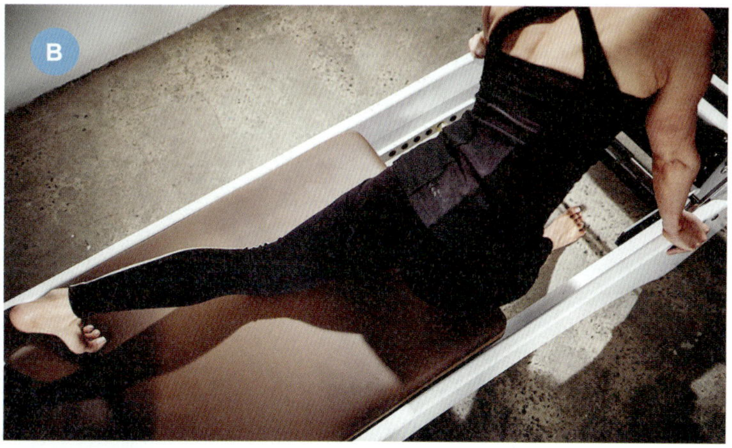

C: 추가 스트레칭하는 방법

안정 자세로부터 캐리지를 조금 더 활주한다.
양쪽 엉덩이를 리포머의 측면으로 조금 더 활주한다.

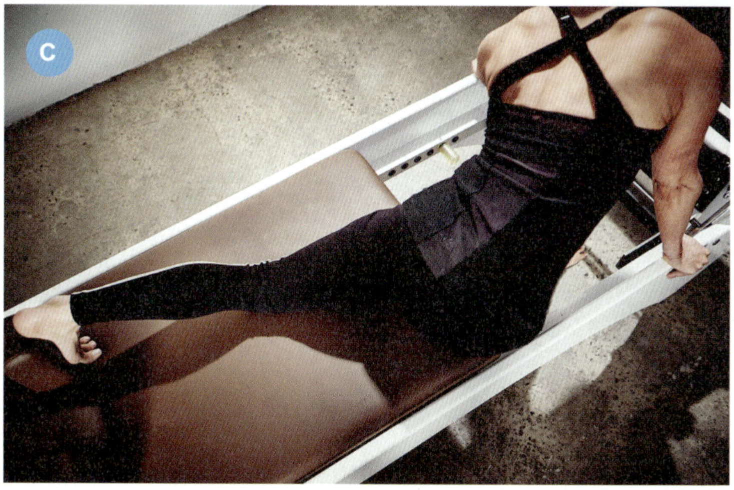

조심해야 할 것

- 가쪽 이동 대신에 골반의 가쪽돌림
- 허리의 편평함/굽힘/라운딩 – 골반 뒤쪽경사
- 앞쪽 무릎의 굽힘

역전 엄지발가락 (Reverse Big Toe)

- **기준:** 중급자와 고급자
- **스프링 장력:** 중간
- **강조 근육:** 가쪽의 장딴지 근육과 뒤넙다리근, 엉덩관절의 가쪽돌림근, 볼기근, 앞정강근, 뒤쪽 다리의 엉덩관절 굽힘근

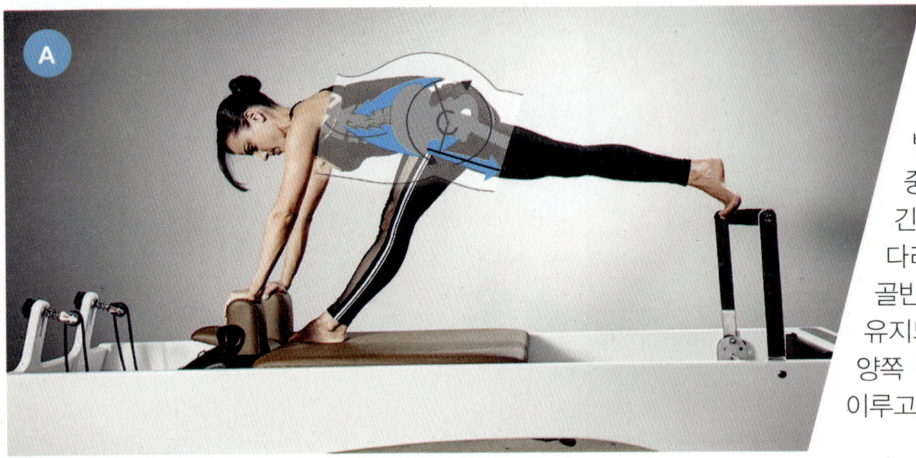

A & B:
스트레칭하는 방법

캐리지 위의 발과 풋바 위에 놓인 발을 일직선으로 배치한다; 즉, 몸의 중심을 가로질러 모음한다.
긴장 지점까지 캐리지 위에 놓인 다리로 캐리지를 이동한다.
골반은 중립위나 앞쪽경사 자세로 유지되어야 한다.
양쪽 엉덩이는 뒤쪽 다리와 수직을 이루고, 정면을 향한다.

B: 수축하는 방법

리포머 위의 발을 아래쪽과 뒤쪽으로 압박한다.

추가 스트레칭하는 방법 (사진이 없음)

안정 자세로부터 캐리지를 조금 더 이동한다.
골반을 앞쪽경사 자세로 유지한다.

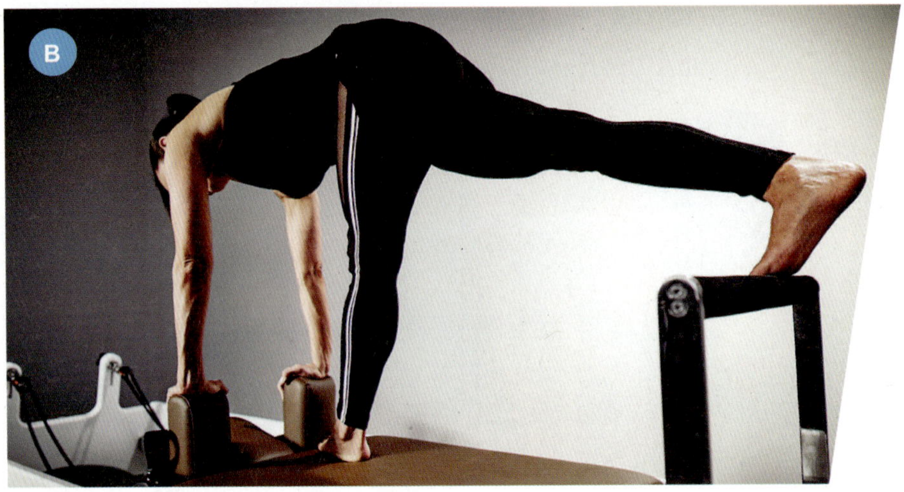

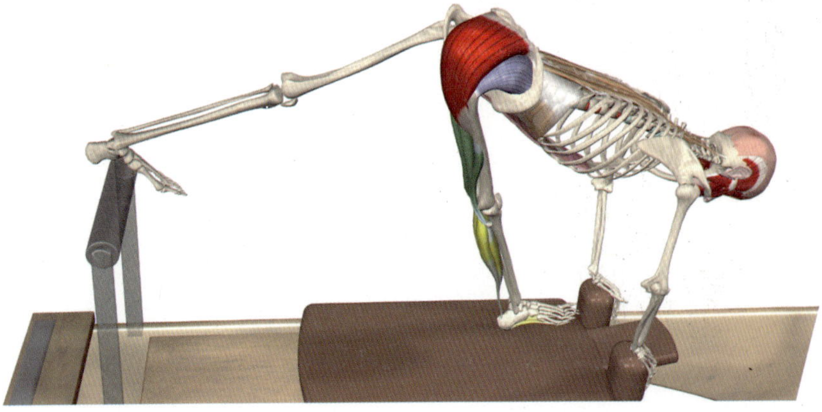

조심해야 할 것

- 캐리지에 놓인 다리 쪽으로의 골반 가쪽돌림
- 척추의 편평함/굽힘/라운딩 – 골반 뒤쪽경사
- 앞쪽 무릎의 굽힘
- 발의 안쪽번짐

다리 굽힘 상태의 스트레칭: 뒤넙다리근

Bent Leg: Hamstrings

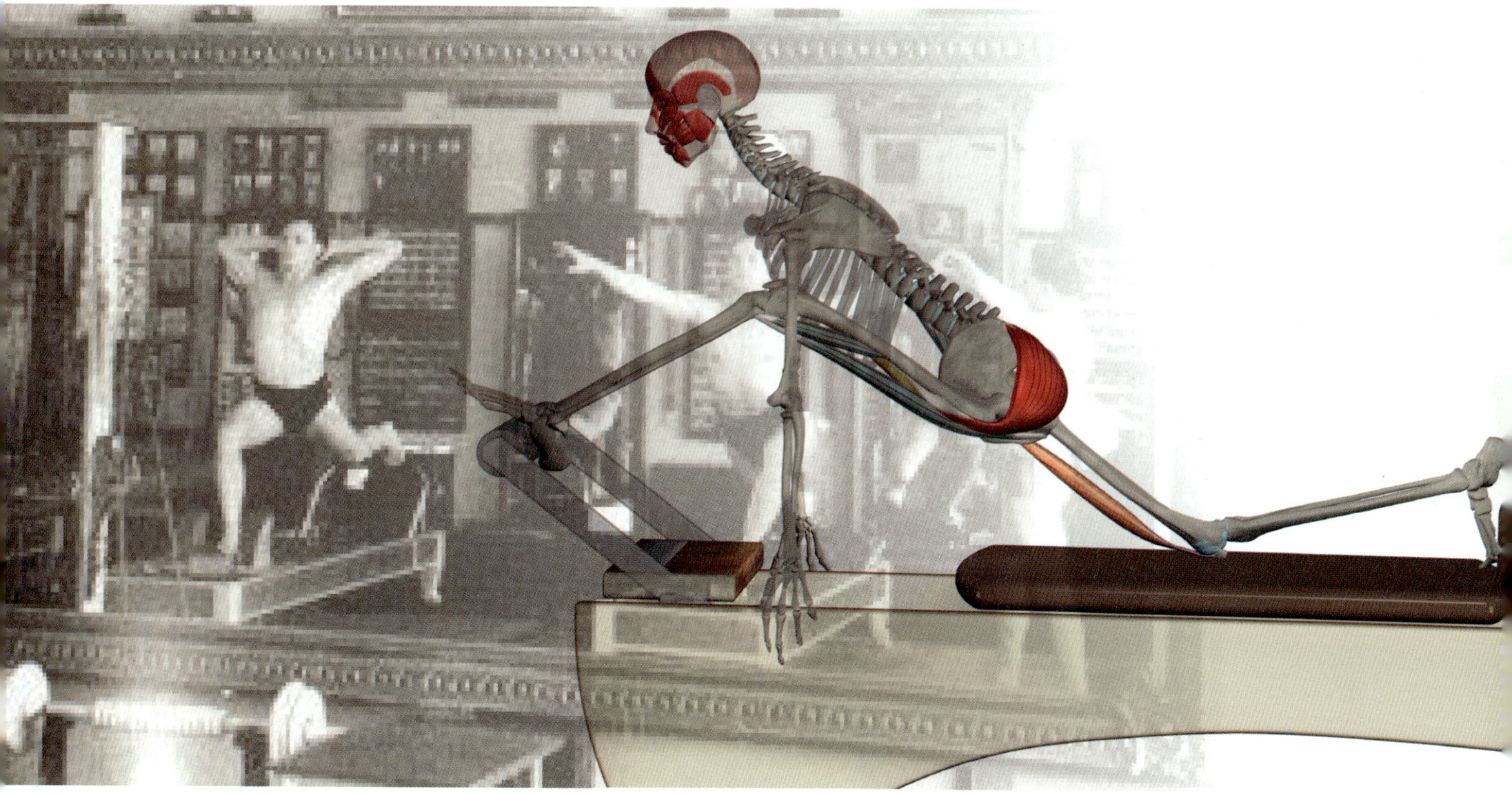

다리 굽힘 상태: 뒤넙다리근 – 선 자세 (Standing HS Bent Leg)

- **기준:** 초급자와 중급자
- **스프링 장력:** 약함 – 중간
- **강조 근육:** 뒤넙다리근군, 큰볼기근의 폄근 섬유, 큰모음근, 뒤쪽 다리의 엉덩관절 굽힘근

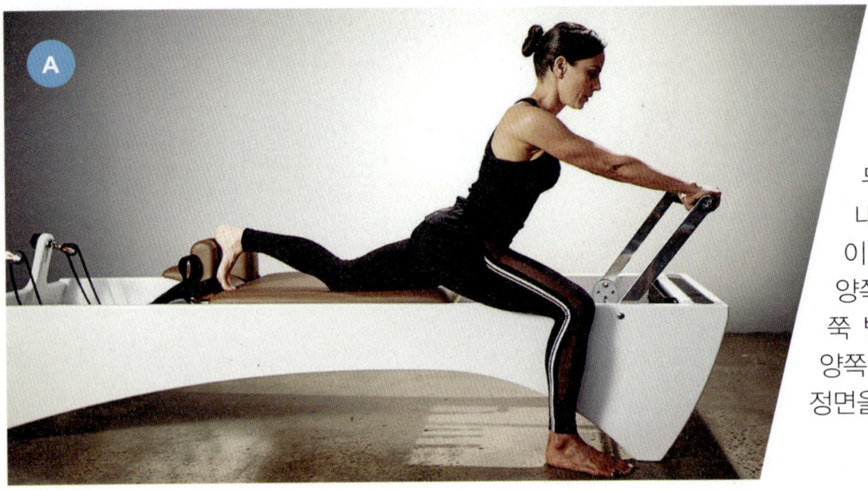

A & B:
스트레칭하는 방법

리포머 앞쪽의 바닥에 발을 배치한다. 뒤쪽 다리로 캐리지를 누르고, 앞쪽 무릎을 굽힘하여 엉덩이를 최대로 내린다.

이 자세에서, 긴장 지점에 도달할 때까지 양쪽 엉덩이를 들지 않고, 앞쪽 다리를 쭉 뻗는다.

양쪽 엉덩이는 뒤쪽 다리와 수직을 이루고, 정면을 향한다.

B: 수축하는 방법

양쪽 발을 아래쪽으로 압박한다.

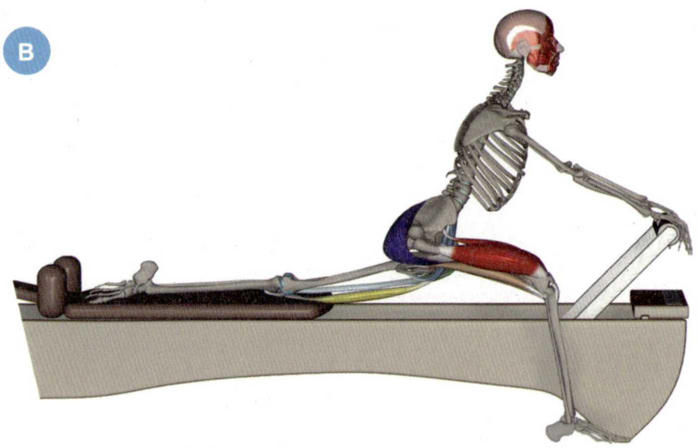

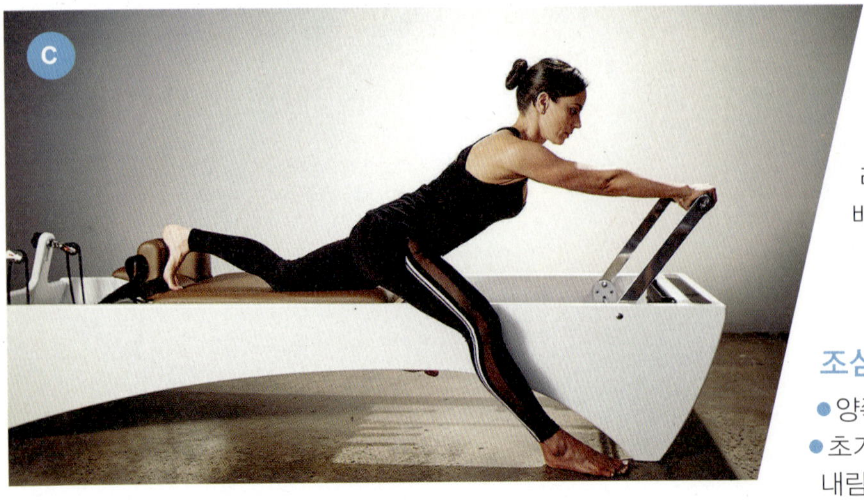

C: 추가 스트레칭하는 방법

앞쪽 다리를 쭉 뻗음으로써 캐리지를 조금 더 활주한다.

리포머의 측면이나 풋바에 양 손을 배치한다.

조심해야 할 것

- 양쪽 엉덩이를 들어올린다.
- 초기 자세에서 양쪽 엉덩이를 최대로 내림하지 않는다.

비디오를 보려면 다음 링크를 사용한다:

Use This Link to See Video: https://www.youtube.com/watch?v=-mlVVwA4vlc

변형(Variations)

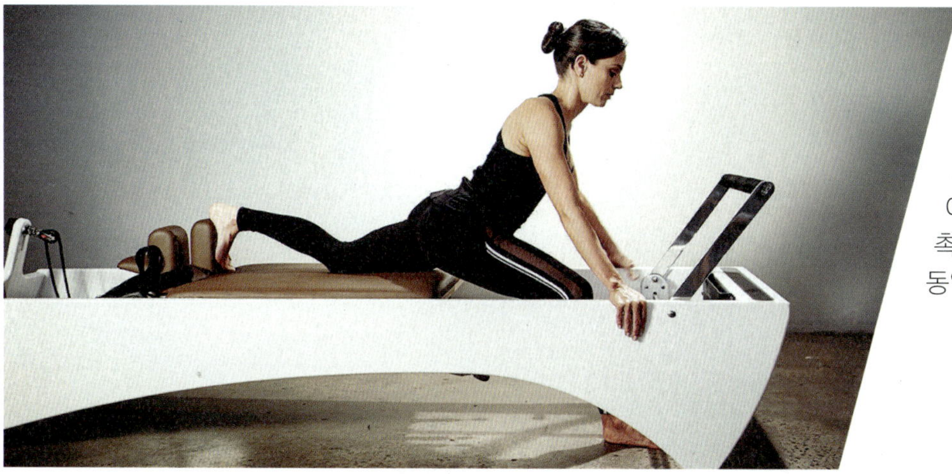

이것은 다른 자세를 보여준다. 캐리지 "홈(well)" 안쪽에서 선 자세를 취하고, 양 손으로 리포머를 잡고 체중을 어느 정도 지지한다. 이것은 다리 근육의 이완을 더욱 촉진할 수 있다. 다른 지시사항은 동일하다.

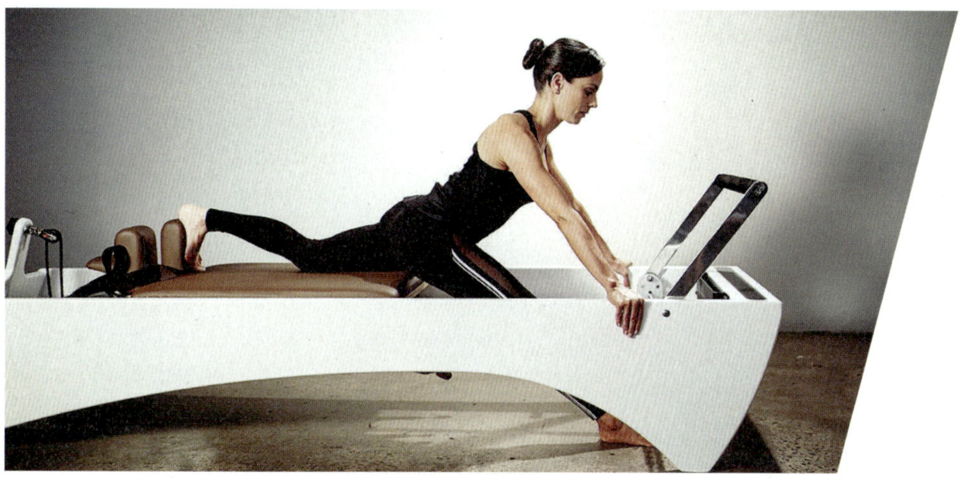

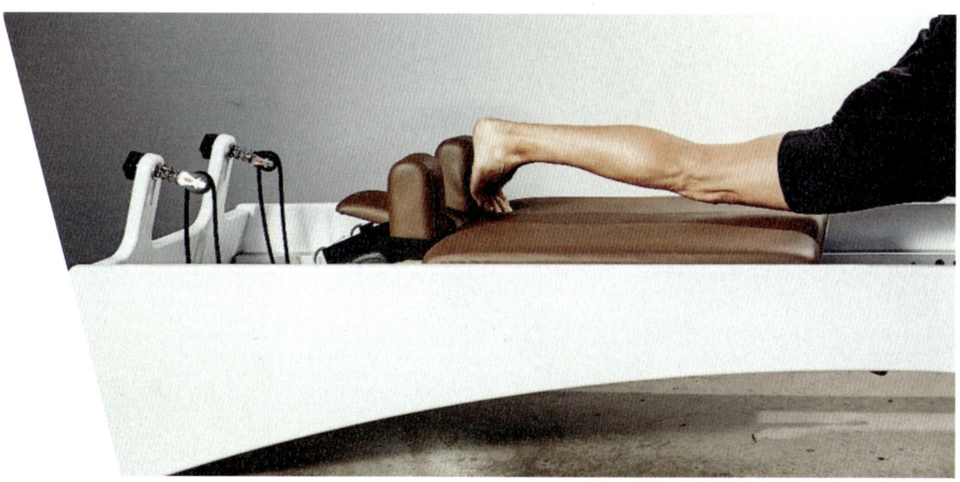

변형 2

스트레칭을 강화하기 위해, 캐리지로부터 뒤쪽 다리의 허벅지를 들지 않고, 넙다리네갈래근을 수축하여 무릎뼈를 들어올린다.

캐리지가 안정 자세로부터 멀어지도록 움직일 때, 무릎관절을 지나가는 뒤넙다리근이 스트레칭될 것이다. 엉덩관절이 스트레칭을 시작하기 위해 어느 정도 굽힘되기 때문에, 큰볼기근, 특히 큰볼기근의 폄근 섬유도 스트레칭될 것이다.

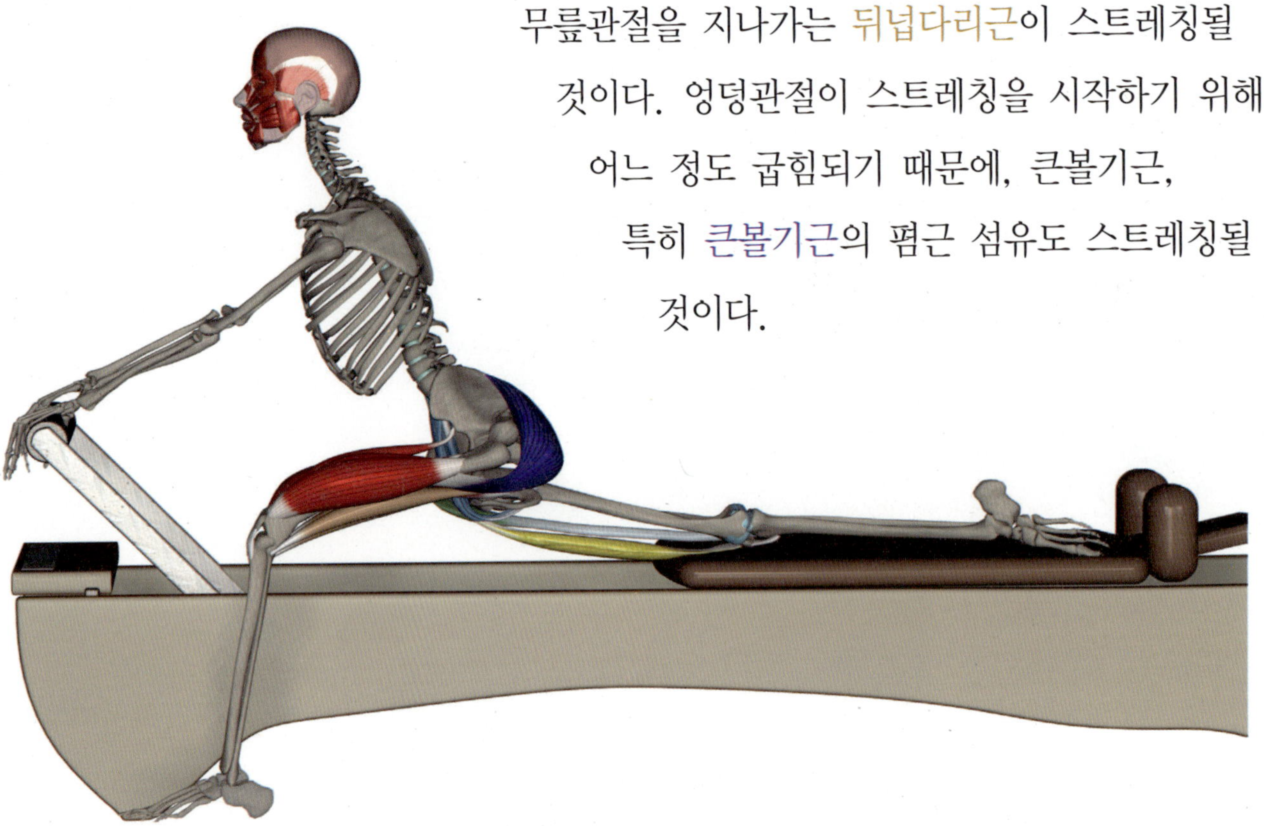

뒤쪽 다리의 허리근과 넙다리곧은근도 스트레칭될 것이다.

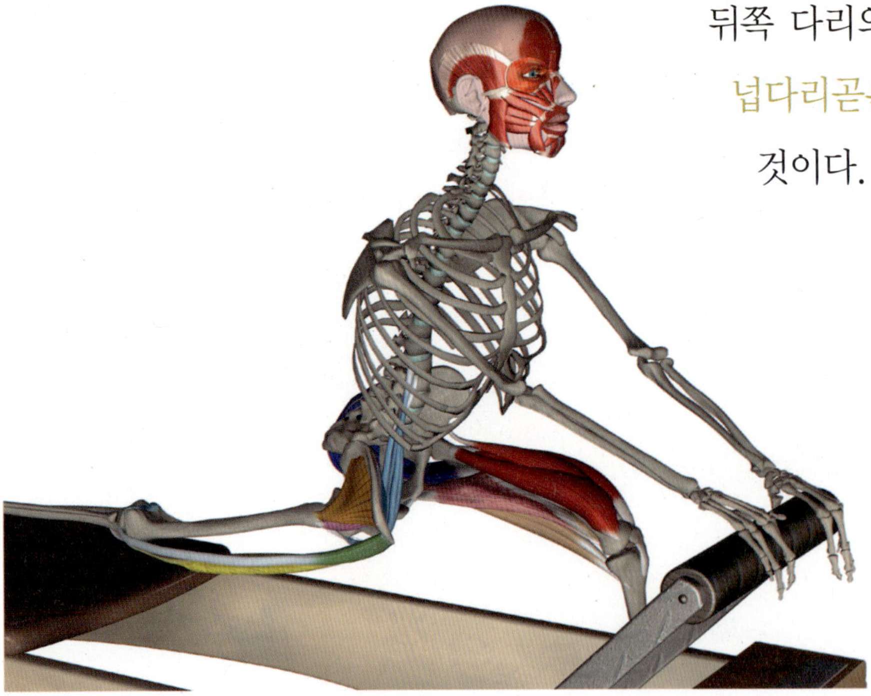

다리 굽힘 상태: 뒤넙다리근 – 무릎꿇은 자세

- **기준:** 중급자와 고급자
- **스프링 장력:** 중간
- **강조 근육:** 뒤넙다리근군, 큰볼기근, 큰모음근, 뒤쪽 다리의 엉덩관절 굽힘근

A & B: 스트레칭하는 방법

궁둥뼈와 일직선 되게 발을 풋바에 배치한다.
뒤쪽 다리로 캐리지를 이동하고, 양쪽 엉덩이를 내린다.
이 자세에서, 가슴을 허벅지에 부착한 채 앞쪽 다리를 쭉 뻗는다.

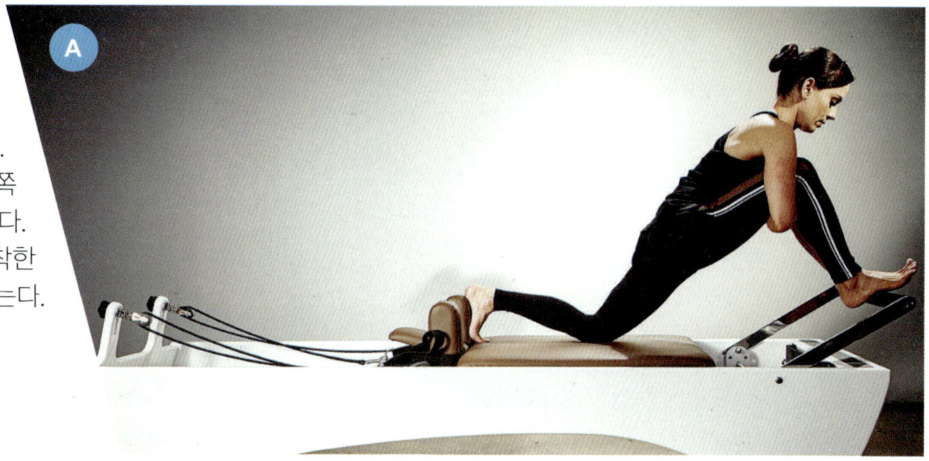

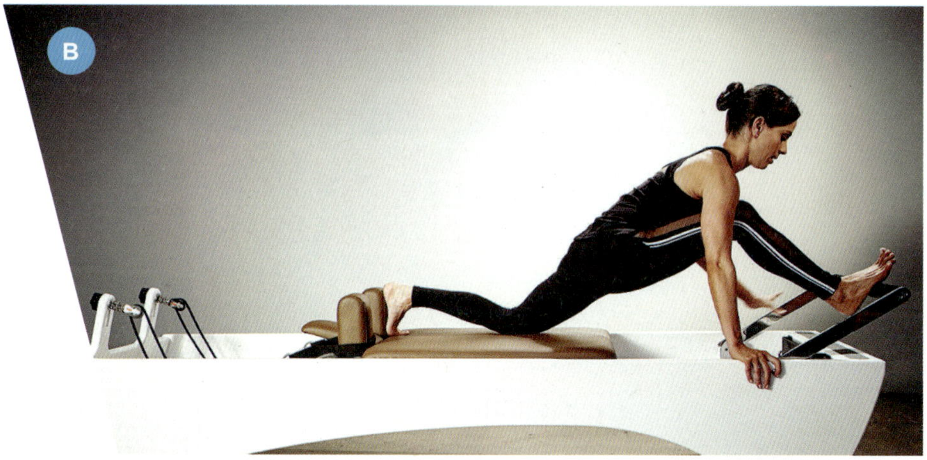

B: 수축하는 방법

양쪽 발을 아래쪽으로 압박한다.

C: 추가 스트레칭 하는 방법

앞쪽 다리를 쭉 뻗음으로써 캐리지를 조금 더 이동시킨다.

조심해야 할 것

- 초기 자세에서 양쪽 엉덩이를 최대로 내림하지 않는다.
- 가슴을 다리로부터 멀어지게 한다.
- 척추의 라운딩/굽힘

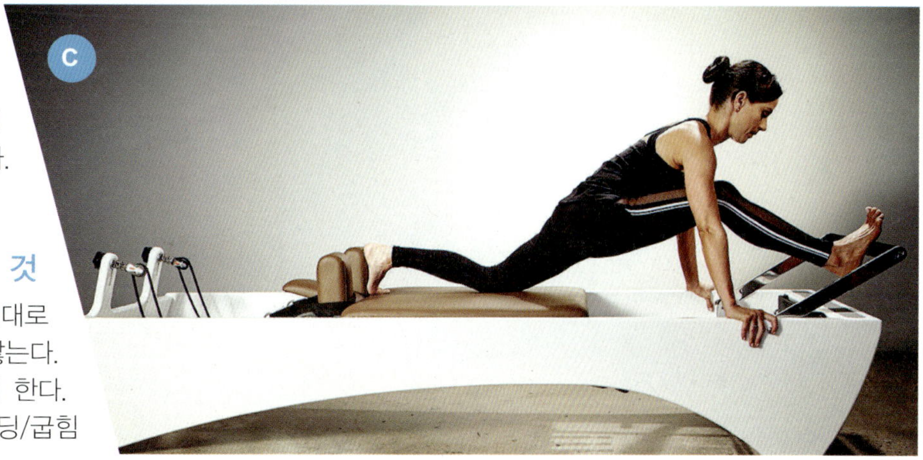

변형(Variations)

이 사진은 심화된 변형을 보여 준다. 관련된 모든 근육의 더 강한 스트레칭을 위해 양쪽 엉덩이를 들어올리지 않고, 뒤쪽 다리를 들어올린다.

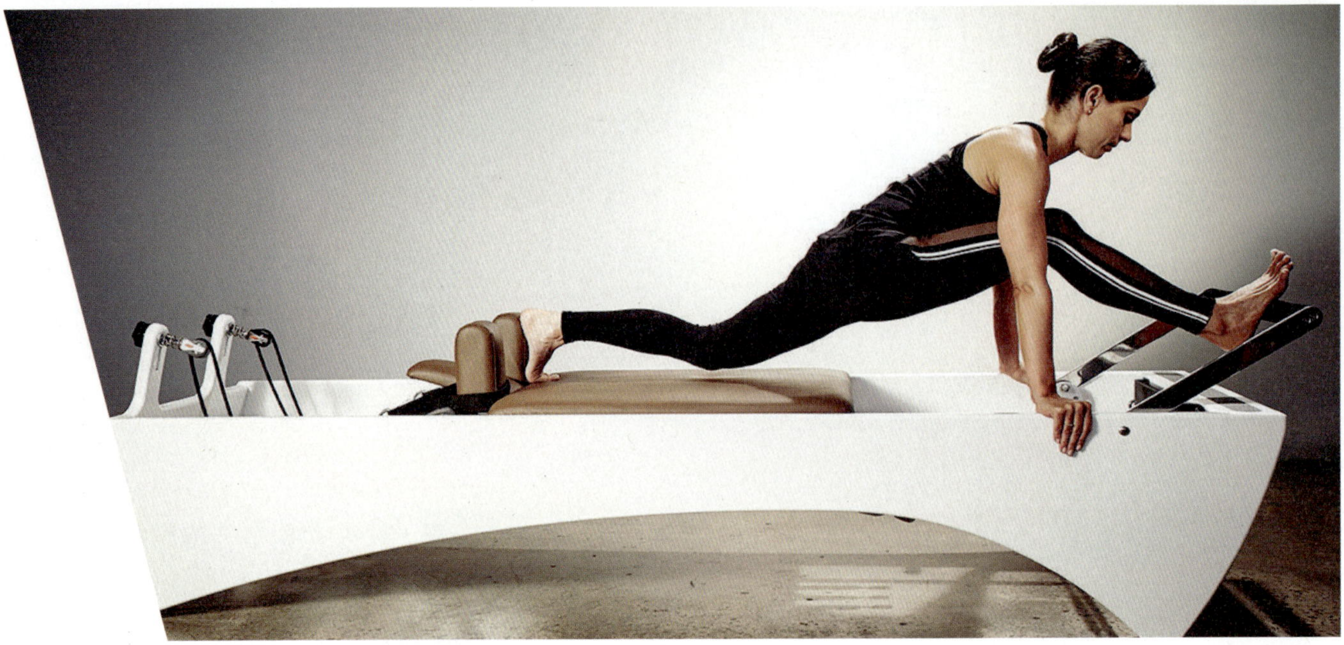

뒤쪽 다리를 들어올릴 때, 넙다리곧은근에서 발생하는 긴장이 골반을 앞쪽으로 돌림시키고, 뒤넙다리근과 큰볼기근의 스트레칭을 증가시킨다.

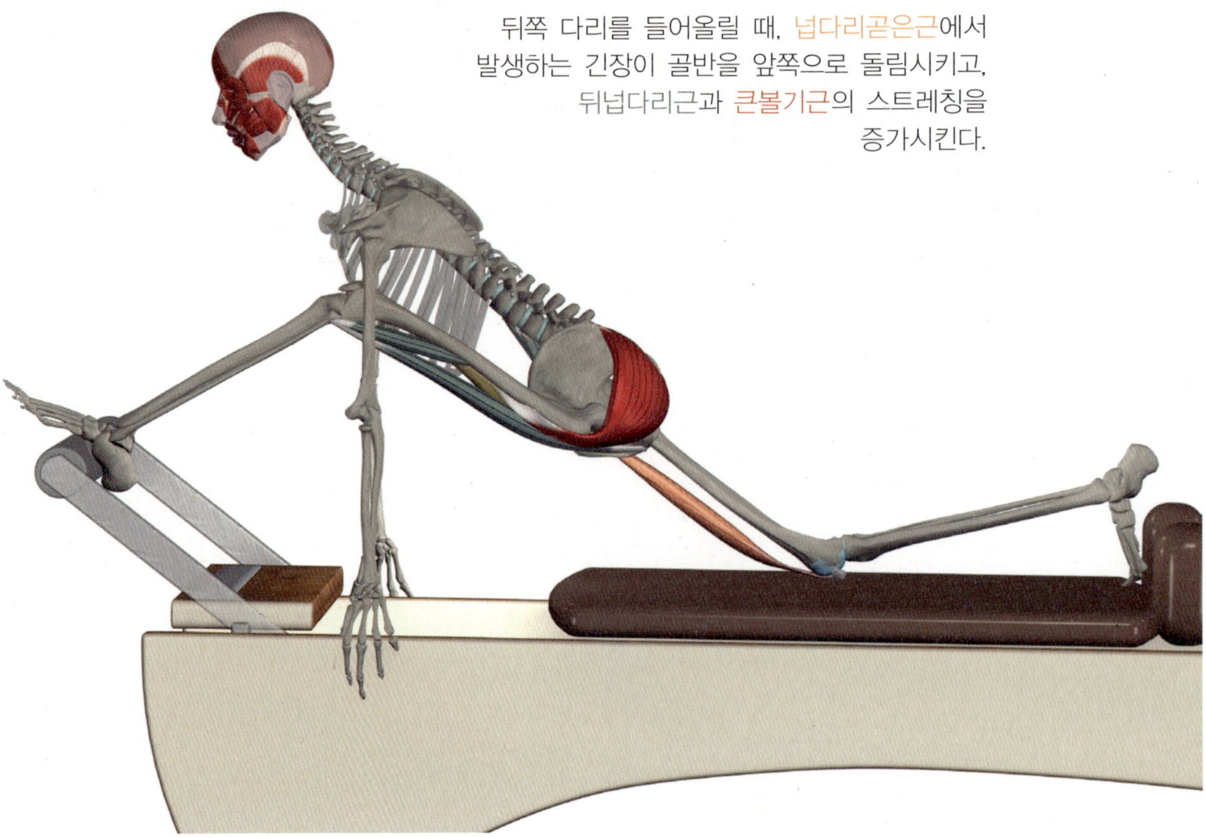

러시안 (The Russian)

- **기준:** 중급자와 고급자
- **스프링 장력:** 중간
- **강조 근육:** 뒤넙다리근, 큰볼기근의 폄근 섬유, 큰모음근, 뒤쪽 다리의 엉덩관절 굽힘근

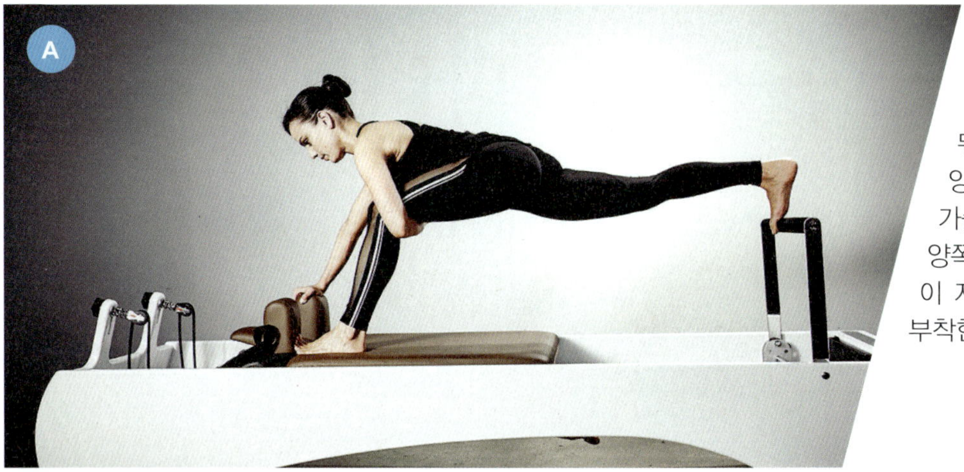

A: 스트레칭하는 방법

궁둥뼈과 일직선 되게 어깨 앞에 발을 배치한다. 뒤쪽 다리로 캐리지를 이동하고, 양쪽 엉덩이를 내린다. 가슴을 허벅지에 붙인다. 양쪽 다리를 평행하게 유지한다. 이 자세에서, 가슴을 허벅지에 부착한 채 앞쪽 다리를 쭉 뻗는다.

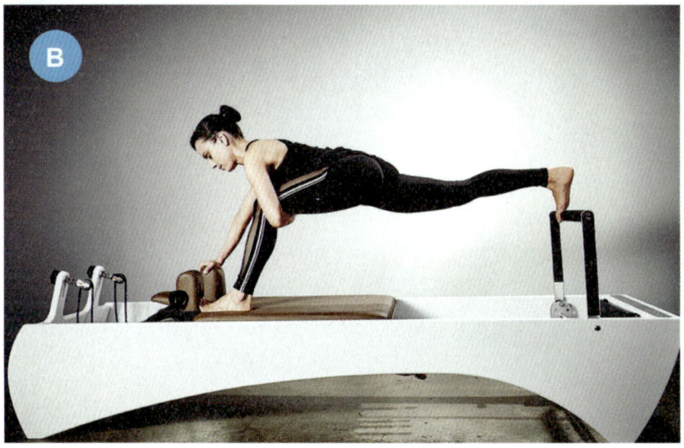

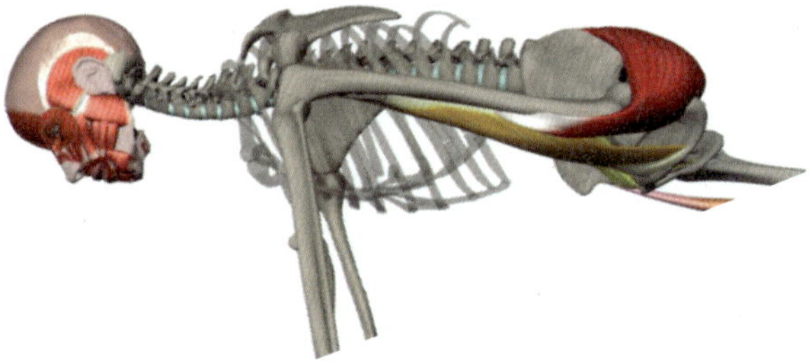

B: 수축하는 방법 마치 무릎을 더 굽힘 하듯이, 앞쪽 발로 캐리지를 아래쪽과 뒤쪽으로 압박한다.

C: 추가 스트레칭 하는 방법

앞쪽 다리를 쭉 뻗음으로써 캐리지를 조금 더 활주한다.

조심해야 할 것

- 초기 자세에서 양쪽 엉덩이를 최대로 내림하지 않는다.
- 가슴을 다리로부터 떨어지게 한다.
- 뒤쪽 다리의 굽힘
- 척추의 라운딩/굽힘
- 앞쪽 발 쪽으로 골반을 가쪽돌림한다.

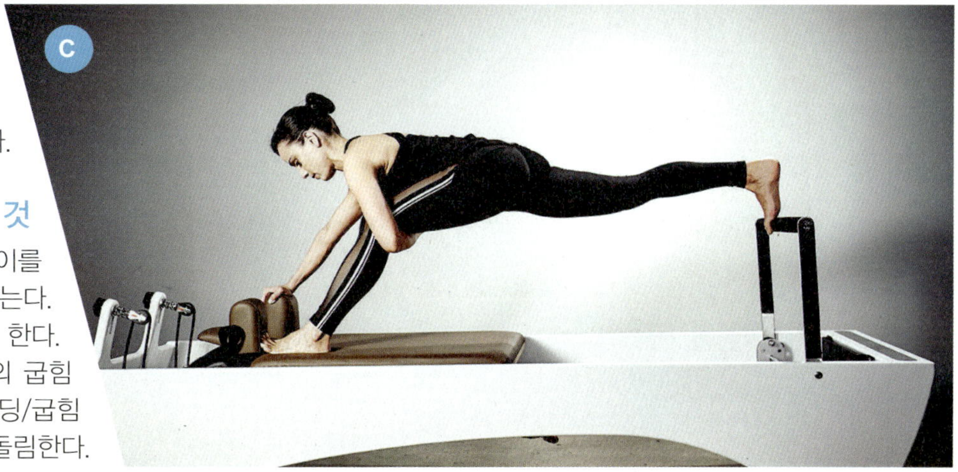

Chapter 3

엉덩관절 굽힘근과 넙다리네갈래근

Hip Flexors & Quadriceps

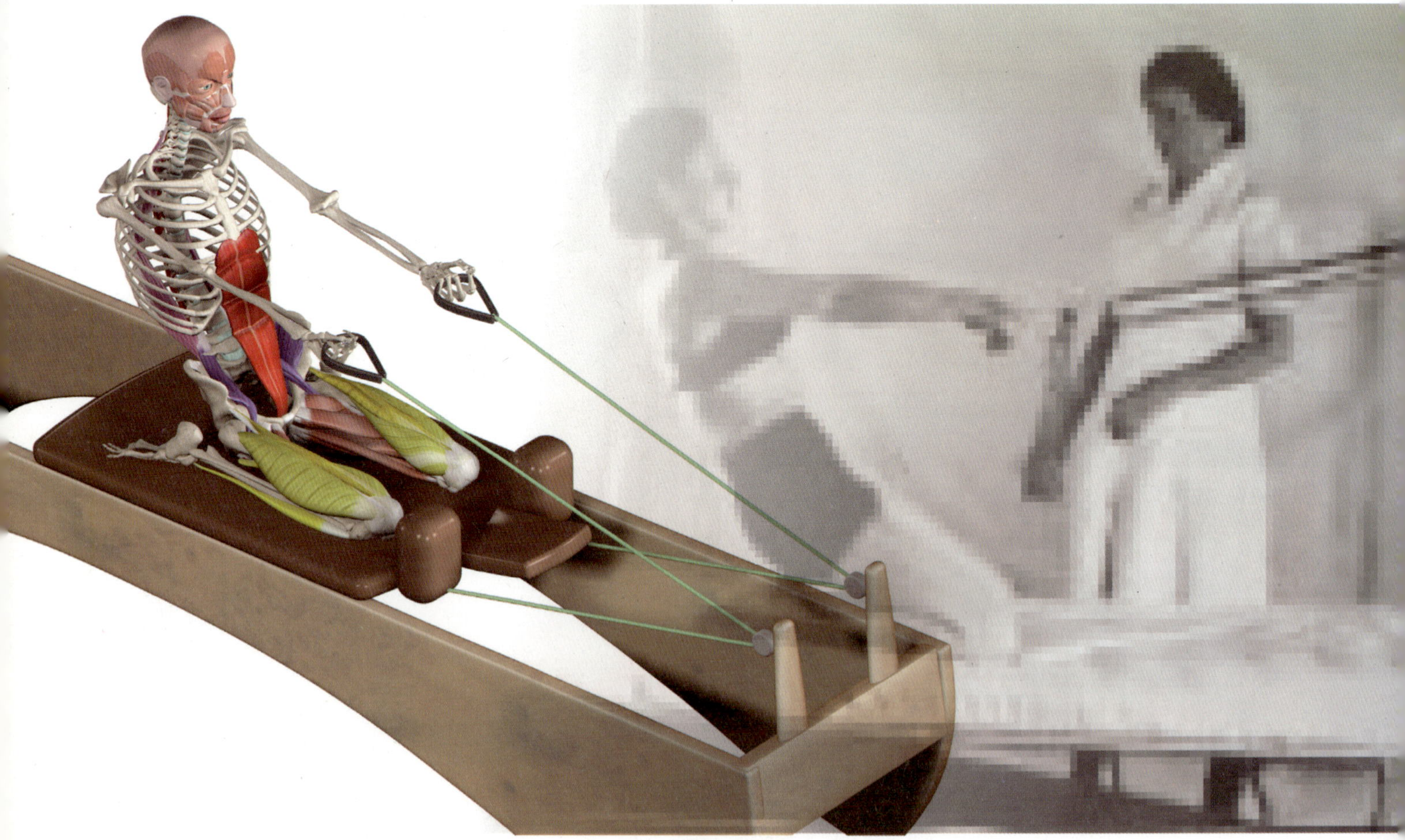

이 장에 대하여

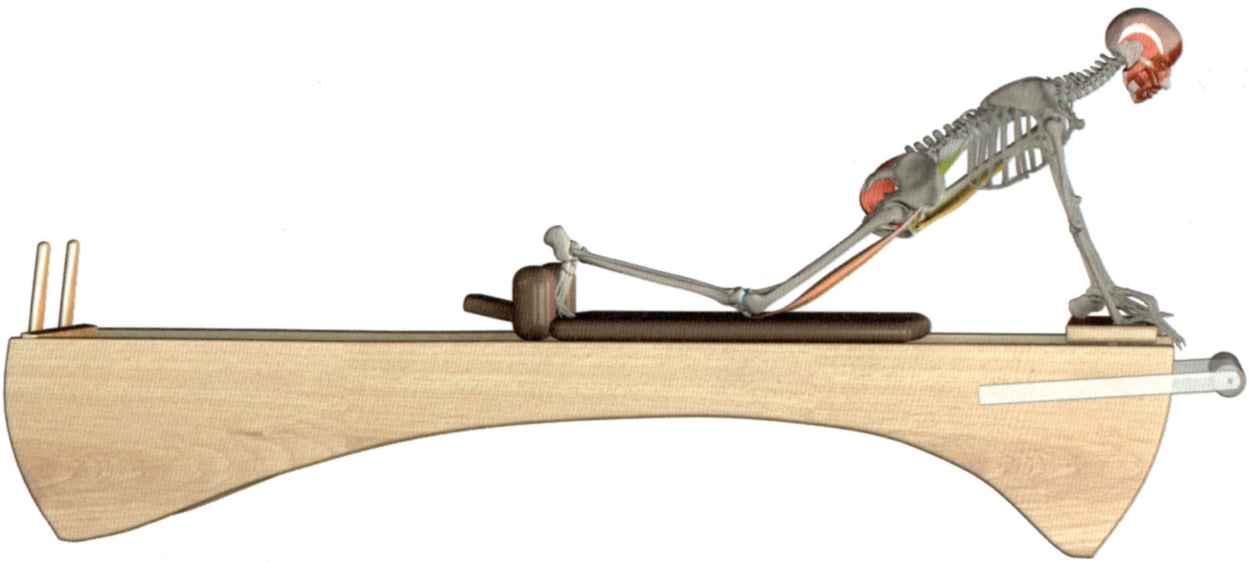

엉덩관절을 굽힘하는데 작용하는 근육은 11개이다. 이 모든 근육들은 다리뼈 또는 넙다리뼈를 약간씩 다른 각도로 당김한다. 결과적으로, 우리는 여러 각도에서 허벅지와 골반을 스트레칭할 필요가 있다. 이 장의 많은 스트레칭이 이런 이유 때문에 변형 버전을 가진다.

우선 그것들 모두 수행한다. 몇몇 스트레칭과 변형은 강한 감각을 만들어내고, 다른 스트레칭과 변형은 그렇지 못함을 여러분은 발견할 수 있을 것이다. 스트레칭은 전적으로 정상이다. 여러분의 신체는 스트레칭의 과거이고, 스트레칭을 어떻게 사용했는지에 대한 정확한 표현이다. 결과적으로, 신체는 영원히 대칭을 이룰 수 없을 것이다.

이 장의 파트 B는 넙다리네갈래근을 포함한다. 기억해야 할 것은 넙다리곧은근이 유일하게 엉덩관절을 통과하는 근육이기 때문에, 파트 A에서 유일하게 스트레칭되는 근육이 넙다리곧은근이다. 무릎을 많이 굽힘하지 않고, 엉덩관절을 폄한다. 파트 B에서 무릎을 굽힘하여 스트레칭을 할 때 다른 넙다리네갈래근도 스트레칭된다.

엉덩관절 굽힘근과 넙다리곧은근은 전체 척주를 통한 영향으로써 골반을 강하게 앞쪽으로 당긴다. 이것에 대해 자세히 알고 싶으면, "Innovations in Pilates, Therapeutic Muscle Stretching on the Pilates Reformer"와 우리의 웹싸이트에 있는 온라인 워크샵을 참고하길 바란다.

Part A

넙다리네갈래근을 제외한 엉덩관절 굽힘근

Hip Flexors Without Quadriceps

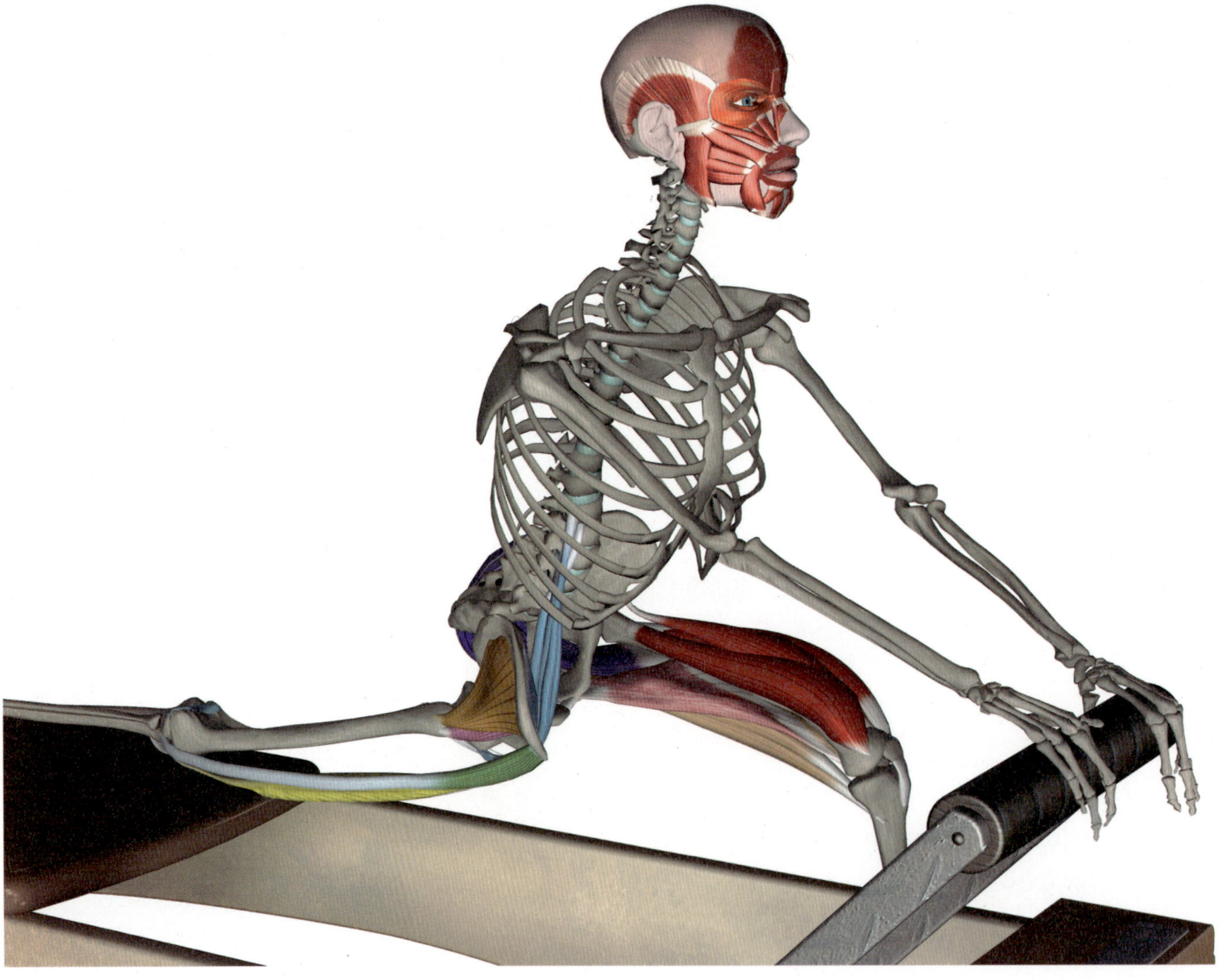

런지 - 선 자세 (The Standing Lunge)

- **기준:** 초급자 • **스프링 장력:** 약함 – 중간
- **강조 근육:** 엉덩허리근, 넙다리곧은근, 앞쪽 다리의 뒤넙다리근, 큰볼기근, 큰모음근

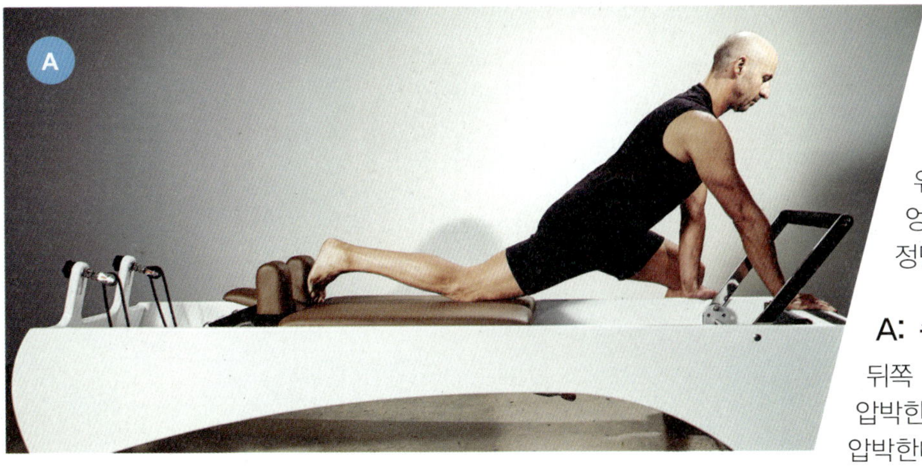

A: 스트레칭하는 방법

앞쪽 무릎을 굽힘하여 캐리지를 이동시킨다. 그리고 양쪽 엉덩이를 최대로 내린다. 체중을 지지하기 위해 양 손을 사용한다. 양쪽 엉덩이는 다리와 수직을 이루고, 정면을 향한다.

A: 수축하는 방법

뒤쪽 발과 무릎으로 캐리지를 아래쪽으로 압박한다. 그리고 앞쪽 발을 아래쪽으로 압박한다.

B & C: 추가 스트레칭 하는 방법

양쪽 엉덩이를 조금 더 내린다. 골반을 뒤쪽경사시킨다. 엉덩이를 내리지 않고, 뒤쪽 무릎을 들어올린다(사진 C). 배근육을 수축한다.

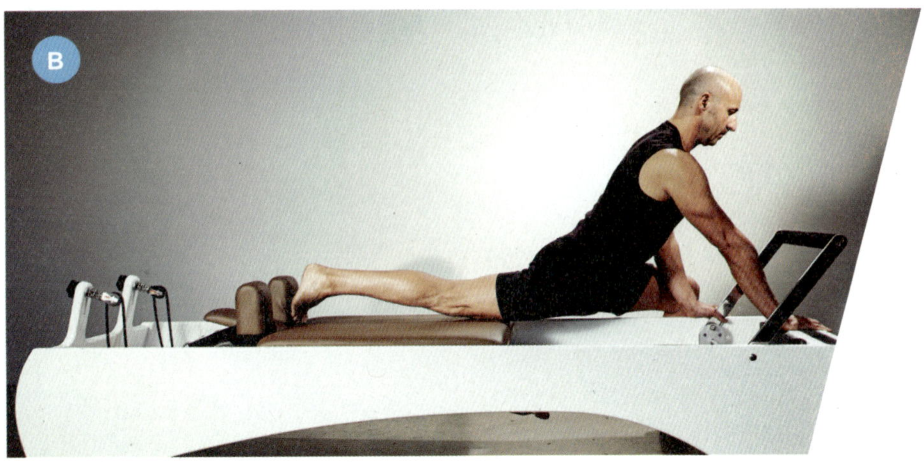

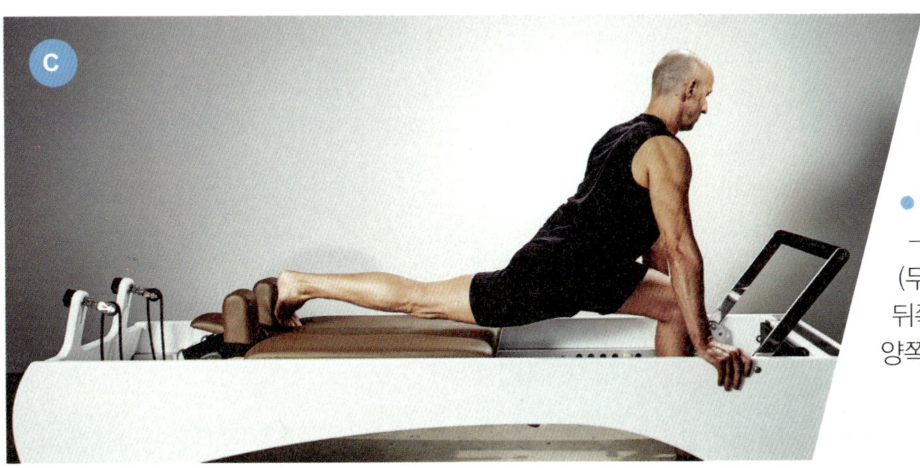

조심해야 할 것

- 허리뼈의 폄
- 시작 자세에서 양쪽 엉덩이를 들어올리지 않는다.
- 앞쪽 무릎의 각도를 좁게 한다 – 무릎 앞쪽에 발을 유지한다 (무릎 밑에 발을 배치하지 않는다). 뒤쪽 무릎을 들어올리는 동시에 양쪽 엉덩이를 들어올린다.

변형(Variations) 1과 2

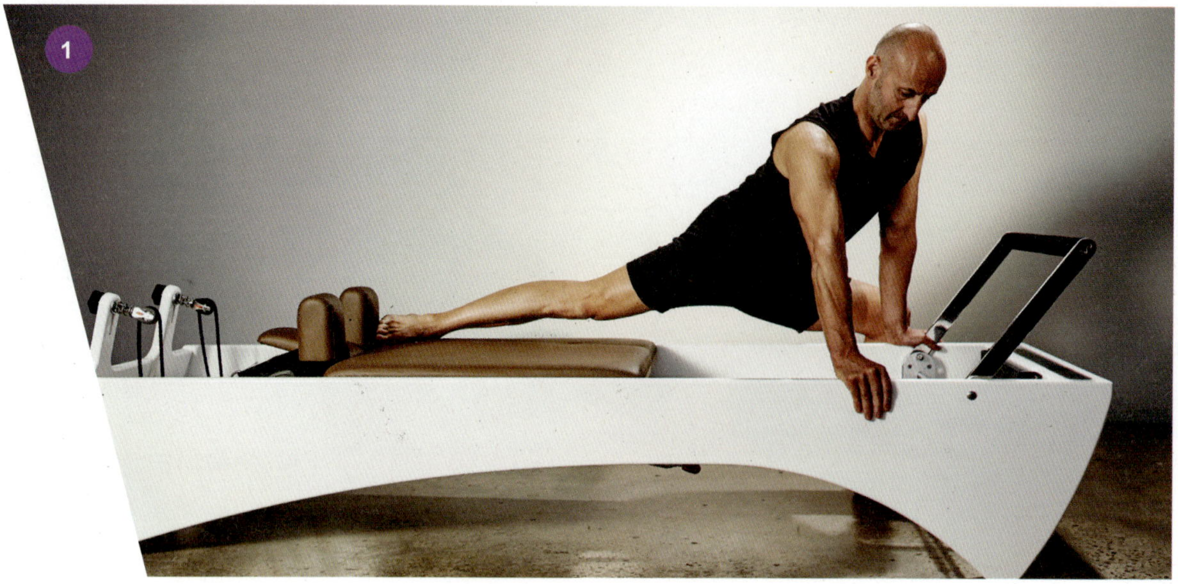

변형 1

뒤쪽 다리의 안쪽면(전체 모음근군)을 노출시키기 위해 양쪽 엉덩이를 벌림한다. 천천히 움직인다.

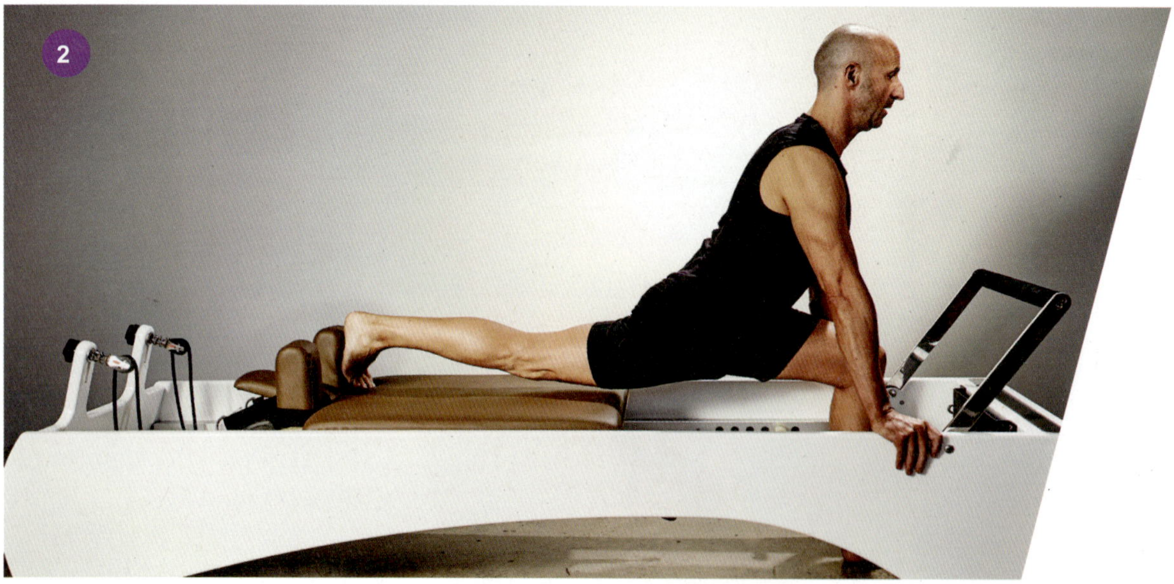

변형 2

위의 지시를 따른다. 그러나 사진처럼, 리포머 안쪽에서 선 자세를 취한다. 이 버전은 여러분이 체중을 더 잘 지지하도록 양 손의 사용을 허용한다. 양 팔로 지지할 수 있는 체중이 더 클수록, 여러분의 엉덩이 근육이 더 많이 이완할 수 있다.

변형(Variations) 3

다리이음뼈의 가쪽면으로 스트레칭을 이동시키기 위해, 골반을 과도하게 돌림한다.
스트레칭의 초점은 넙다리근막긴장근과 중간볼기근/작은볼기근의 앞쪽 섬유이다.

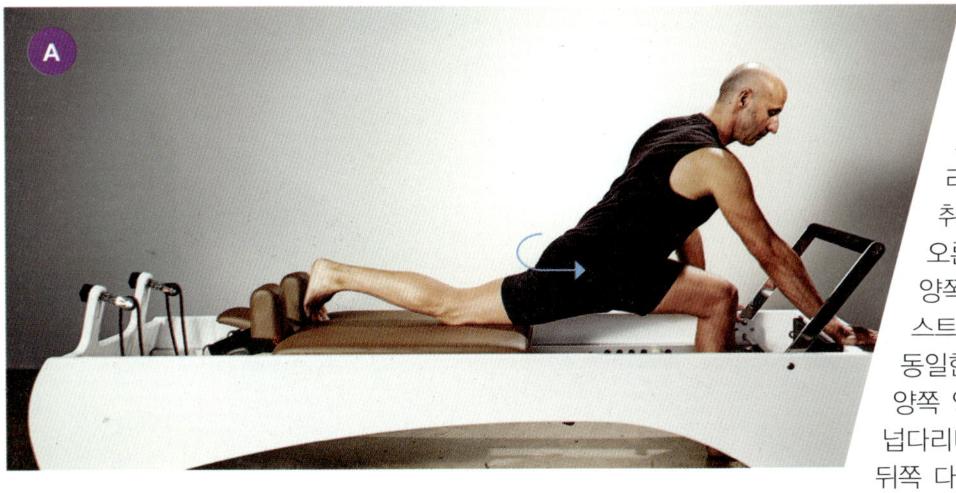

A & B: 스트레칭하는 방법

위와 동일한 설정을 따르지만, 초기 발 자세를 변화시킨다. 리포머 안쪽에서 선 자세를 취하고, 왼쪽 어깨 받침대에 오른쪽 뒤쪽 발을 배치한다. 양쪽 다리가 평행하게 배치된 위의 스트레칭과는 달리, 양쪽 다리가 동일한 선상에 위치한다. 양쪽 엉덩이를 최대로 내린다. 넙다리네갈래근을 수축함으로써 뒤쪽 다리를 곧게 뻗는다(사진 B)

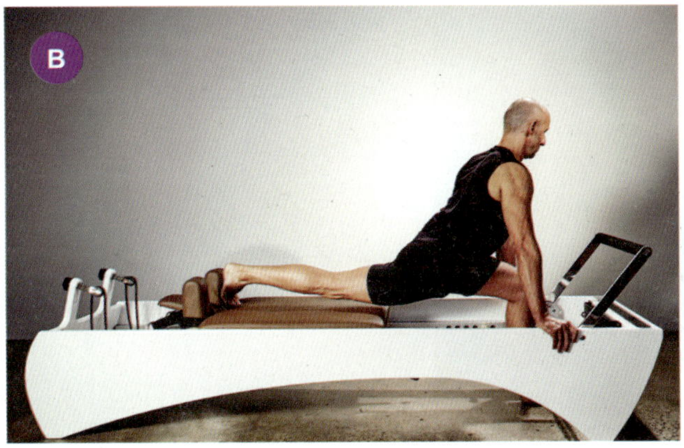

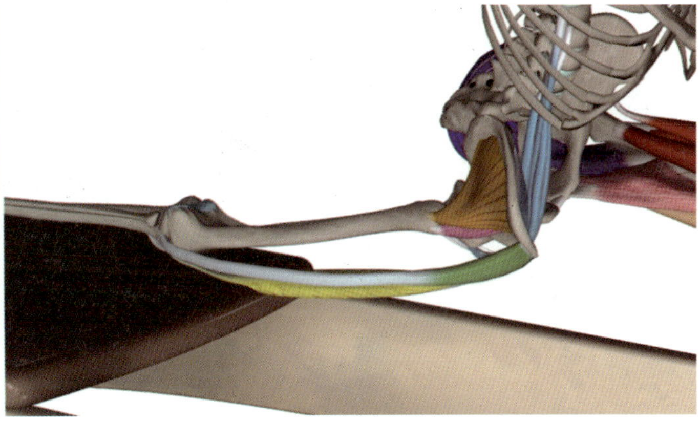

C. 수축하는 방법

여러분이 할 수 있는 만큼 골반의 오른쪽과 몸통을 풋바 쪽으로 돌림한다.
배꼽을 척추 쪽으로 당김으로써 배근육을 수축한다.
꼬리뼈를 아래쪽으로 숙인다.

여러분이 스트레칭을 일단 찾으면, 90초 동안 유지한다.
미세한 이동을 확인한다.

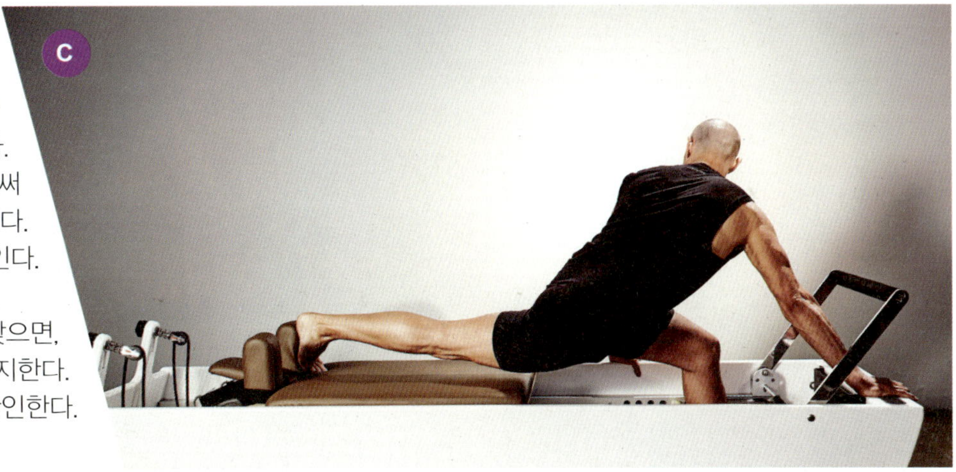

런지 2.0 (The Lunge 2.0)

- **기준:** 중급자와 고급자
- **스프링 장력:** 약함 – 중간
- **강조 근육:** 엉덩허리근, 넙다리곧은근, 앞쪽 다리의 뒤넙다리근, 큰볼기근, 큰모음근

A: 스트레칭하는 방법

앞쪽 무릎을 90°까지 굽힘하여 캐리지를 이용한다.
양쪽 엉덩이를 최대로 내린다.
앞쪽 다리의 각도를 유지하면서 뒤쪽 다리로 압박한다.
앞쪽 다리 안쪽에 양 팔을 배치한다.
넓은등근을 관여시키기 위해, 가슴을 들어올린다.

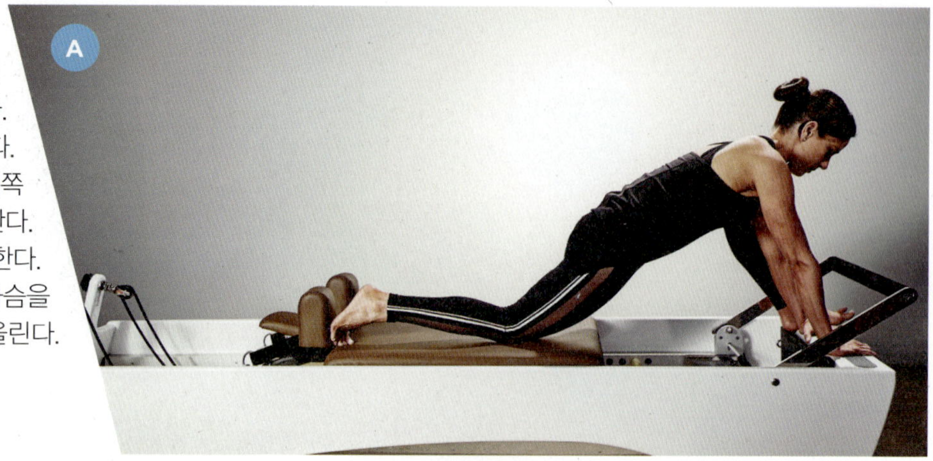

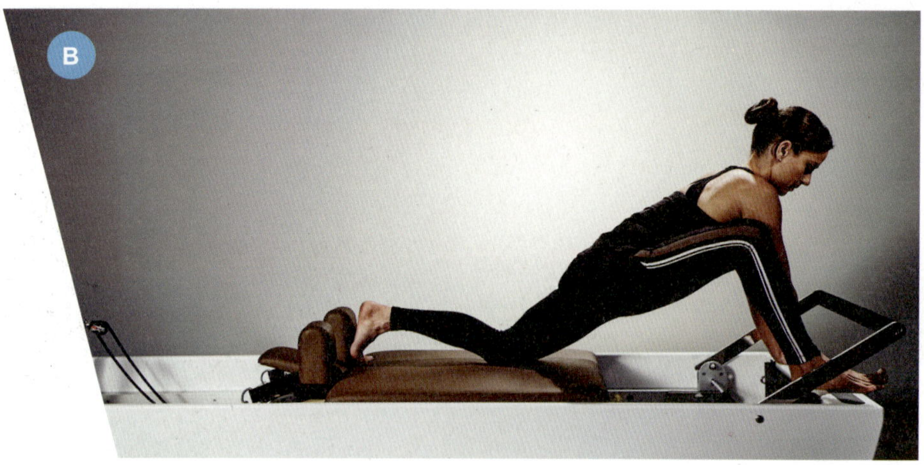

B: 수축하는 방법

뒤쪽 발과 무릎으로 캐리지를 압박한다.
앞쪽 발로 리포머를 압박한다.

C: 추가 스트레칭 하는 방법

양쪽 엉덩이를 조금 더 내린다.
양쪽 엉덩이를 들어올리지 않고, 뒤쪽 무릎을 들어올린다.
필요하다면 더 많은 지지를 위해 양 손을 움직인다.

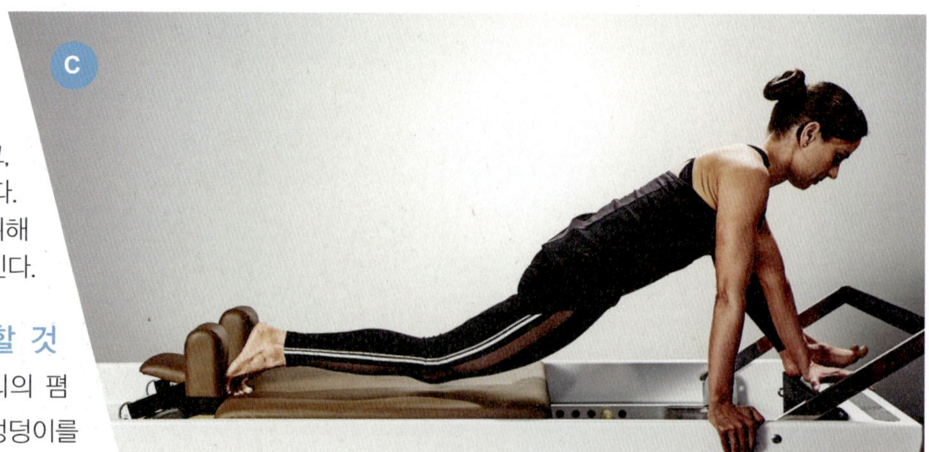

조심해야 할 것

- 허리의 폄
- 시작 자세 때 양쪽 엉덩이를 내리지 않는다.
- 너무 좁은 앞쪽 무릎의 각도

런지 2.0은 넙다리곧은근과 큰모음근의 강한 스트레칭이다.

큰허리근도 볼 수 있다.

가슴을 들어올림으로써 곧게 등을 유지하는 것은 넓은등근의 관여를 이끌어 낼 것이다. 이것은 등허리 근막을 긴장시키고, 허리를 지지한다.

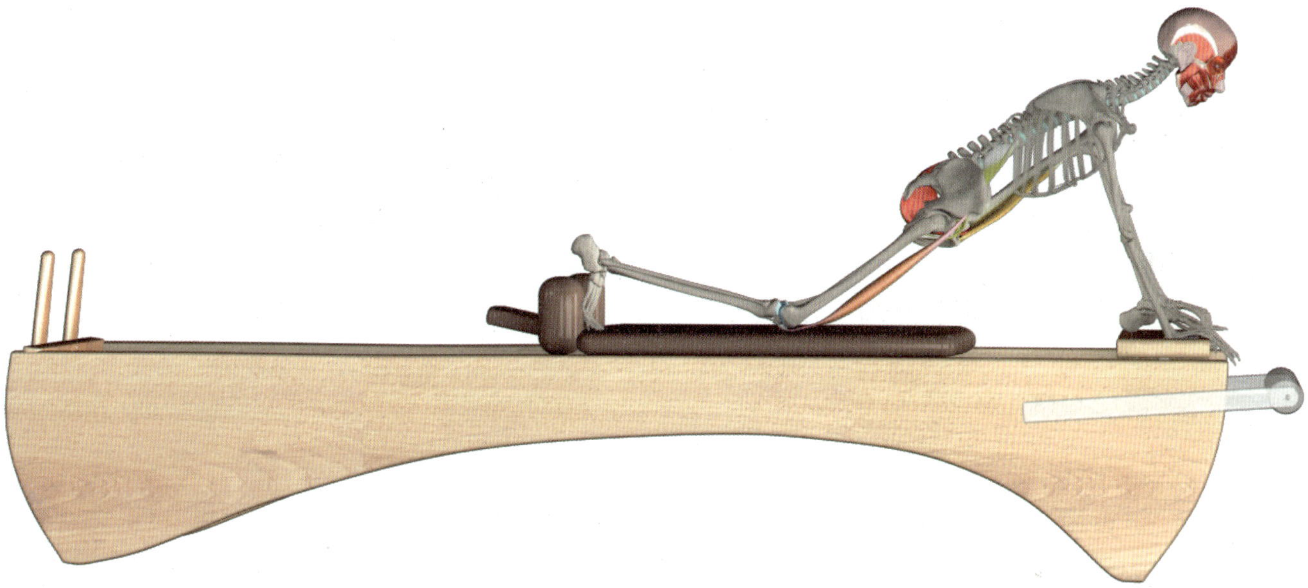

▶ 등허리 근막의 이미지를 보고 싶으면, 1장을 참고한다.

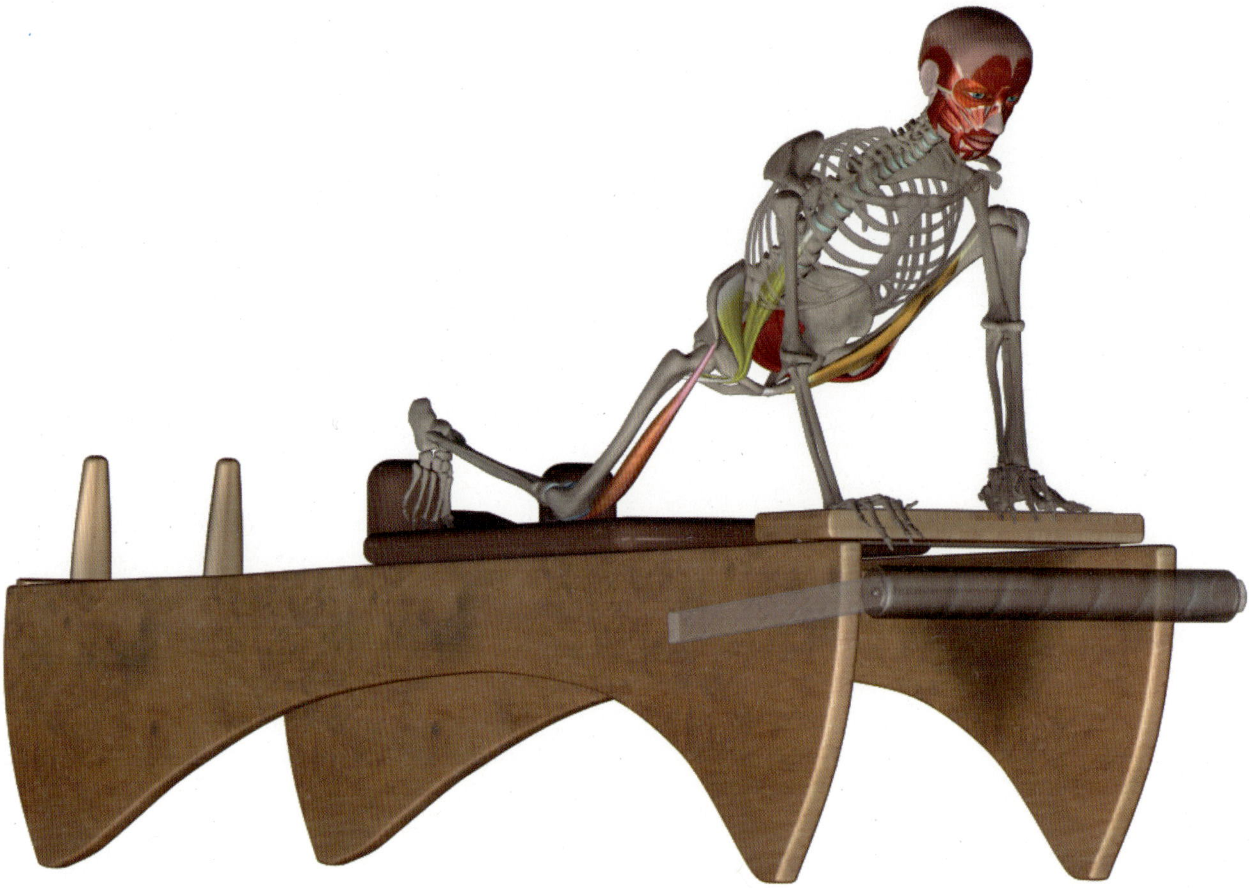

넙다리곧은근은 위앞엉덩뼈가시(전상장골극, ASIS)로 알려진 골반의 앞쪽 끝에서 시작한다.

큰허리근은 허리뼈의 앞쪽에 붙어 있다. 이 근육은 엉덩뼈에서 시작해, 넙다리뼈의 작은뼈돌기에서 착지한다.

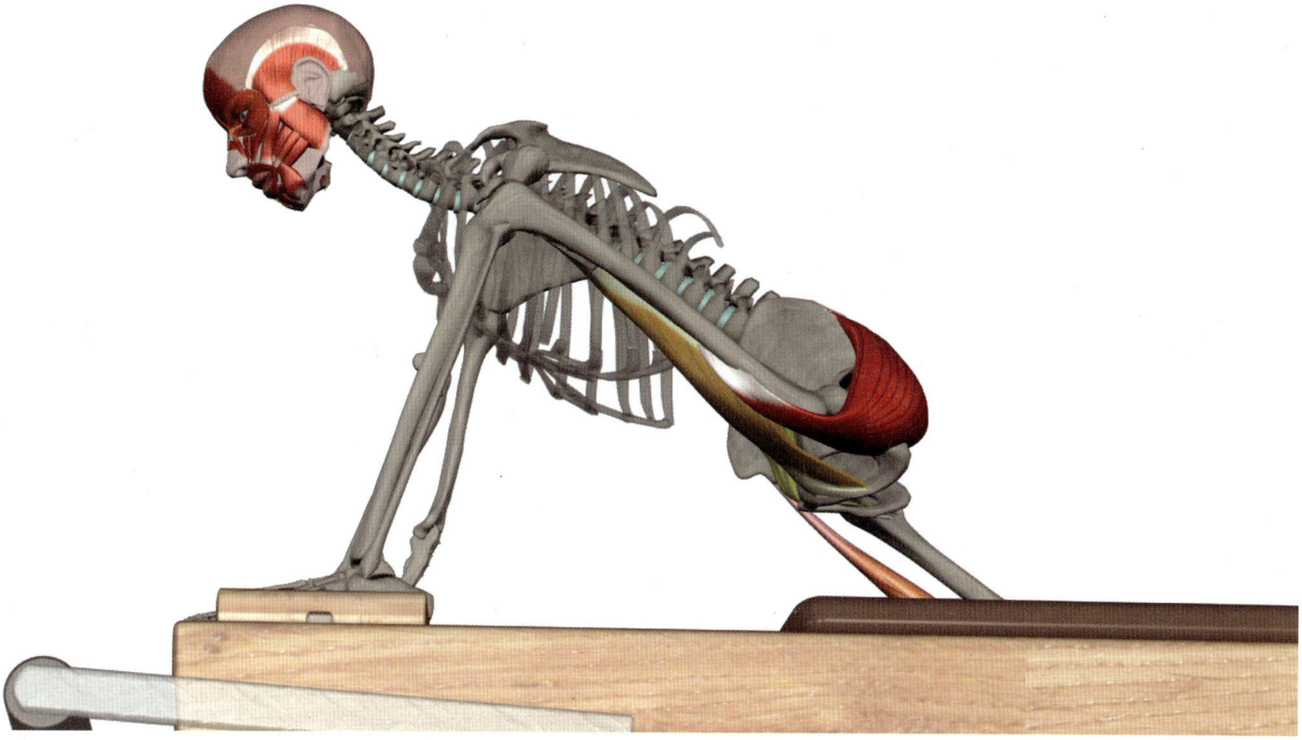

큰볼기근의 일부는 다리뼈 또는 넙다리뼈에 착지한다. 결과적으로, 다리가 이와 같이 강하게 굽힘될 때, 큰볼기근이 스트레칭될 것이다.

큰모음근은 무릎관절을 통과한다. 큰모음근의 힘줄은 노화로 인해 가쪽 무릎인대로 변한다. 큰모음근의 일부도 이 자세에서 스트레칭될 것이다.

엉덩관절 굽힘근 – "전통적인 방법" (Hip Flexors)

- **기준:** 중급자와 고급자
- **스프링 장력:** 약함 – 중간
- **강조 근육:** 엉덩허리근, 넙다리곧은근, 긴모음근, 두덩근, 앞쪽 다리의 뒤넙다리근, 큰볼기근, 큰모음근

A: 스트레칭하는 방법

캐리지를 이동하고, 양쪽 엉덩이뼈가 수평으로 이룬다. 배근육과 큰볼기근을 수축하고, 뒤쪽경사를 달성하기 위해 꼬리뼈를 아래쪽으로 숙인다. 뒤쪽경사가 달성되면, 양쪽 엉덩이를 최대로 내린다.

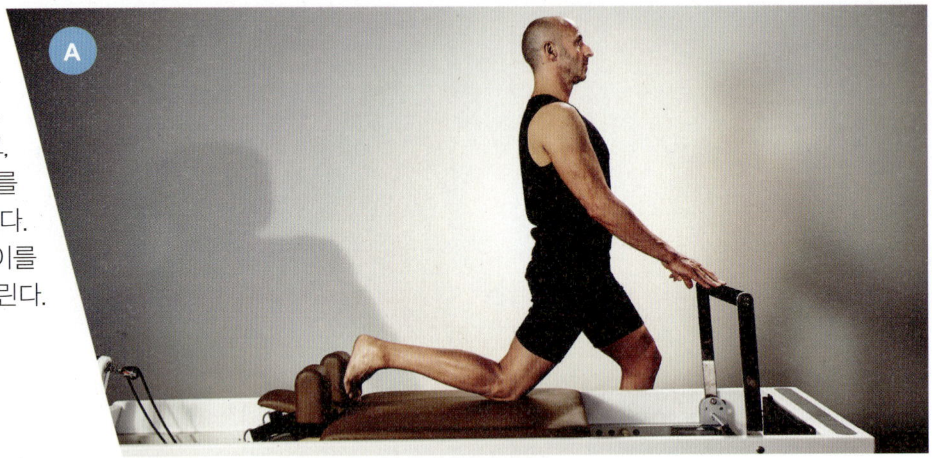

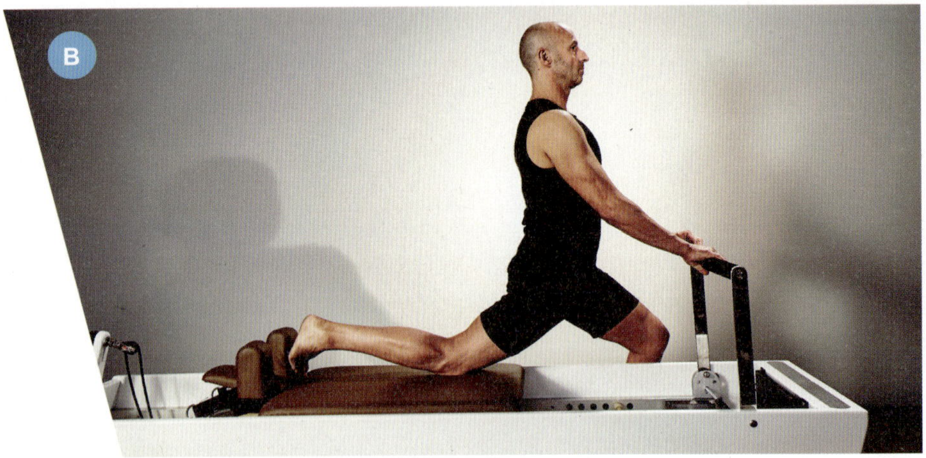

A & B 수축하는 방법

뒤쪽 발과 무릎으로 캐리지를 아래쪽으로 압박한다.

B: 추가 스트레칭 하는 방법

양쪽 엉덩이를 조금 더 내린다. 배근육을 관여시키기 위해 양 팔로 풋바를 아래쪽으로 압박한다.

조심해야 할 것

- 허리의 폄
- 뒤쪽경사의 소실
- 등뼈의 굽힘

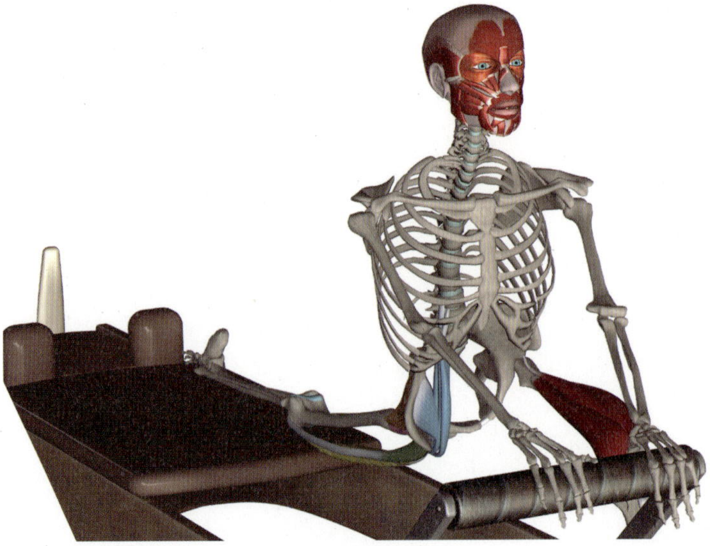

1차 엉덩관절 굽힘근은 엉덩허리근이다. 여러분이 골반을 뒤쪽으로 경사할 때, 허리뼈와 골반의 안쪽에 붙어 있는 엉덩허리근의 이는곳이 넙다리뼈에 붙은 닿는곳으로부터 멀어져, 스트레칭을 일으키는데 도움을 준다.

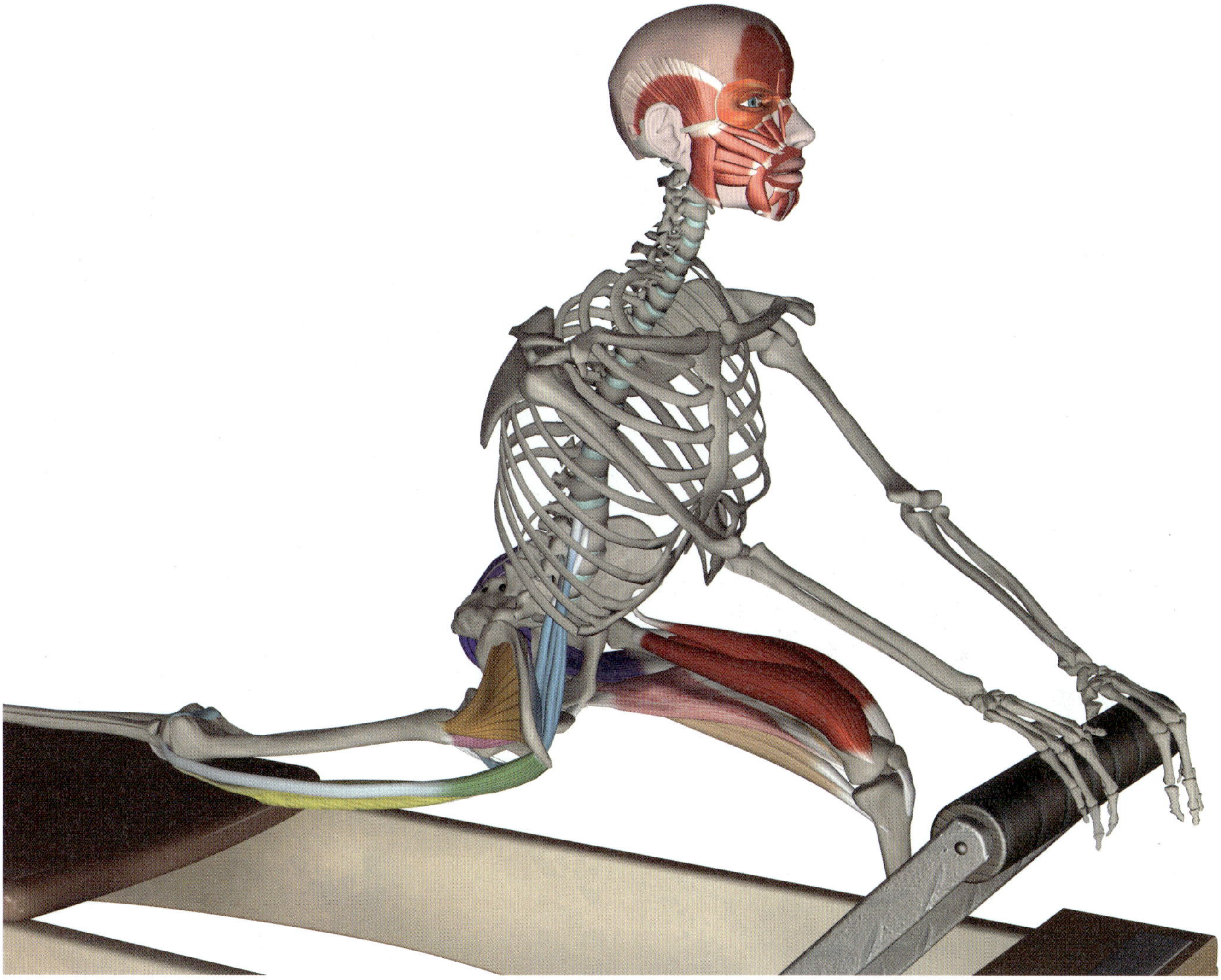

넙다리네갈래근이 캐리지를 이동시킬 것이다. 이 근육들이 수축함으로써, 앞쪽 다리의 아래쪽에 위치한 근육인 뒤넙다리근과 큰모음근이 상호억제로 불리는 과정을 통해 억제될 것이다. 이것은 그것들을 더 깊게 스트레칭시킬 것이다.

이 그림은 가쪽 엉덩관절 굽힘근을 보여준다: 중간볼기근, 작은볼기근 및 넙다리근막긴장근. 벌림근(중간볼기근과 작은볼기근)의 앞쪽 섬유는 엉덩관절 굽힘을 위한 협력근이다.

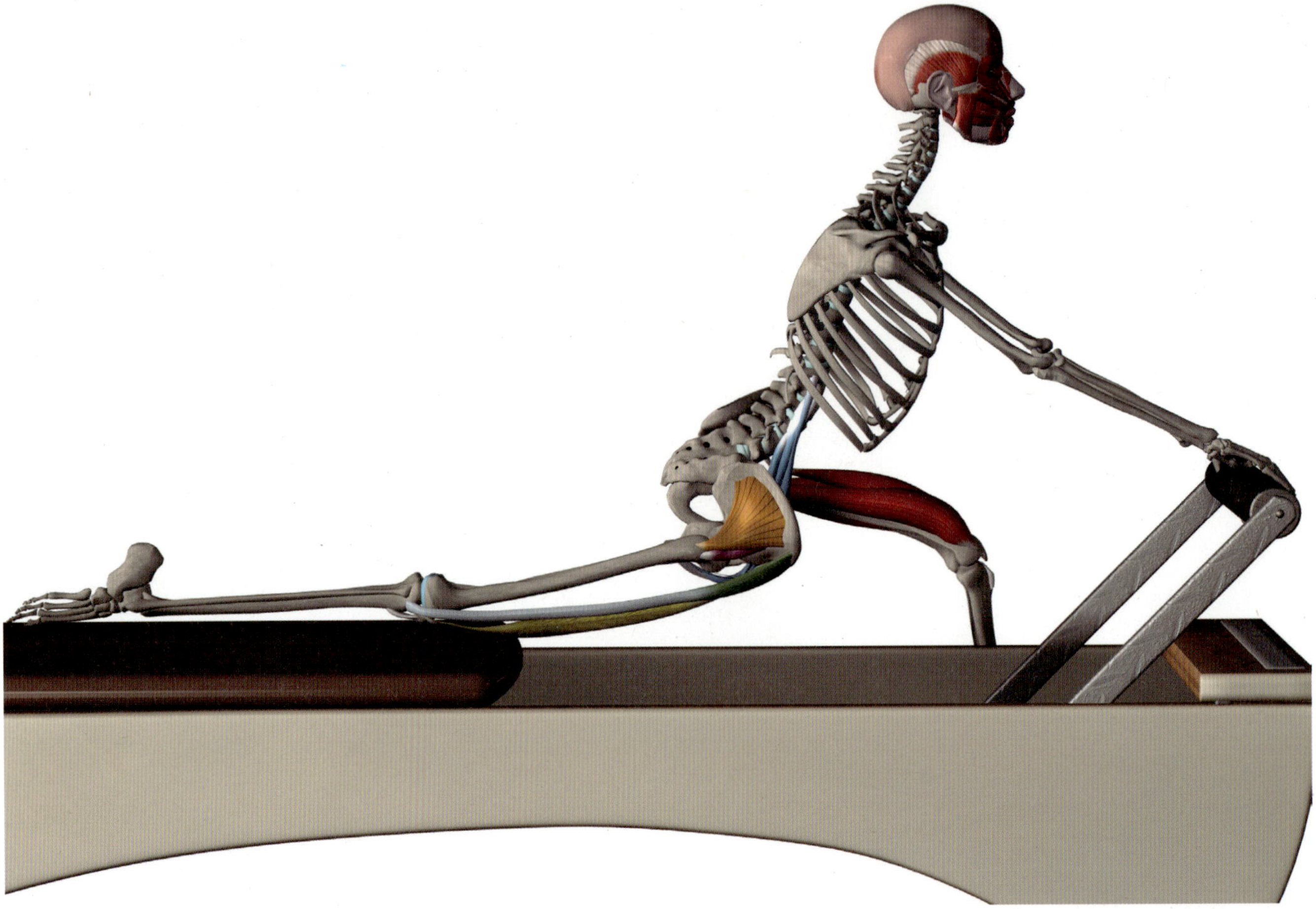

여러분은 넙다리곧은근도 볼 수 있다.

변형(Variations)

넙다리근막긴장근과 작은볼기근/중간볼기근의 앞쪽 섬유를 스트레칭하기 위해, 스트레칭되는 엉덩이를 풋바 쪽으로 돌림한다.

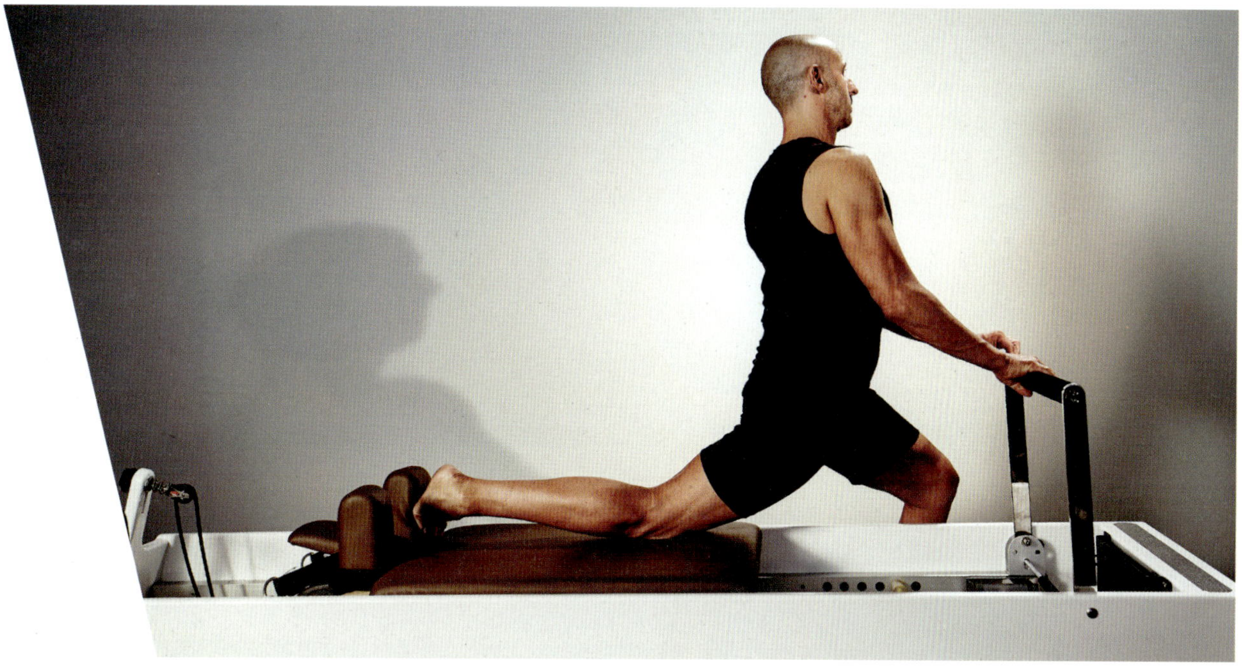

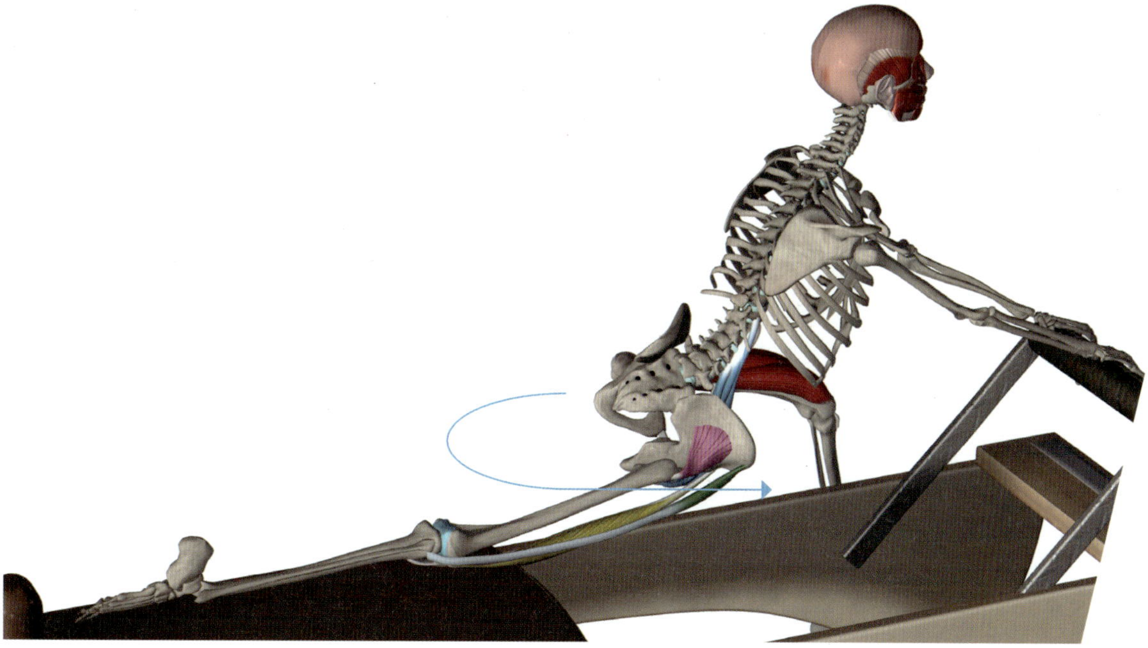

엉덩관절 굽힘근 – 심화기법 (Hip Flexor Advanced)

- **기준:** 고급자
- **스프링 장력:** 중간
- **강조 근육:** 같은쪽에 있는 엉덩관절 굽힘근과 배근육, 앞쪽 다리의 큰볼기근, 뒤넙다리근과 큰모음근

A: 스트레칭하는 방법

앞쪽 다리를 풋바에 배치하고, 뒤쪽 다리를 어깨 받침대에 밀착시킨다. 가슴을 들어올린다. 양쪽 엉덩이를 다리와 수직을 이루고, 정면을 향한다.

앞쪽 무릎의 각도를 90°로 달성하기 위해 캐리지를 움직이고, 양쪽 엉덩이를 최대로 내린다. 뒤쪽 다리로 캐리지를 이동시킨다.

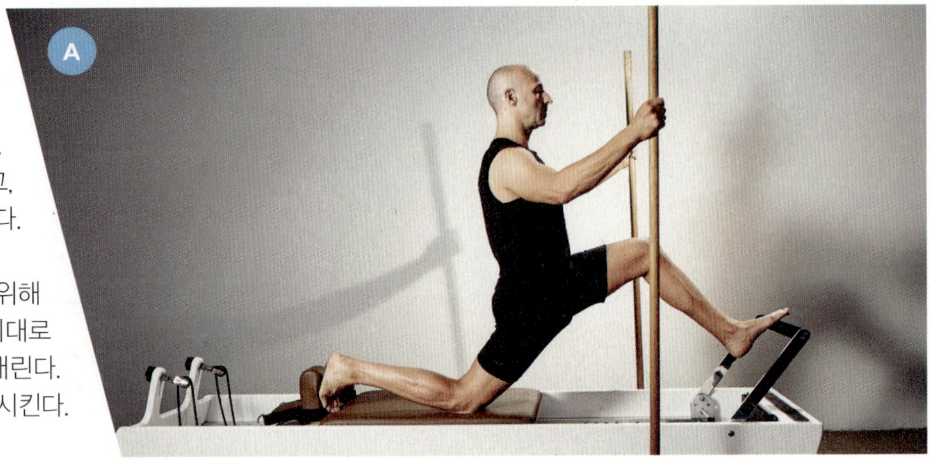

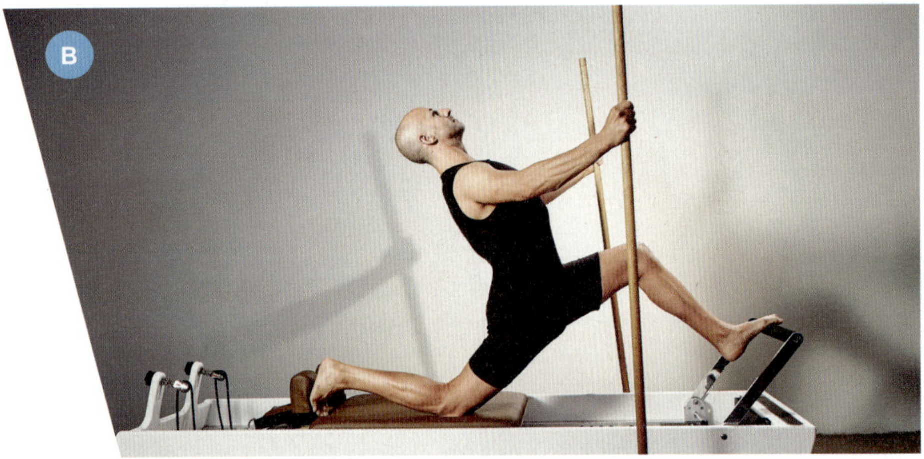

A: 수축하는 방법

앞쪽 발로 풋바를 압박한다. 뒤쪽 무릎과 발로 캐리지를 아래쪽으로 압박한다.

B: 추가 스트레칭 하는 방법

앞쪽 다리의 각도를 90°로 유지한다. 뒤쪽 다리로 캐리지를 이동시키고, 가능하면 양쪽 엉덩이를 최대로 내린다. 가슴을 들어올리고, 뒤쪽으로 몸을 기울인다. 복강을 팽창시키기 위해 깊은 복식호흡을 한다.

C: 변형

뒤쪽 엉덩관절 굽힘근에 영향을 주기 위해, 최대로 가슴과 엉덩이를 왼쪽으로 돌림한다.

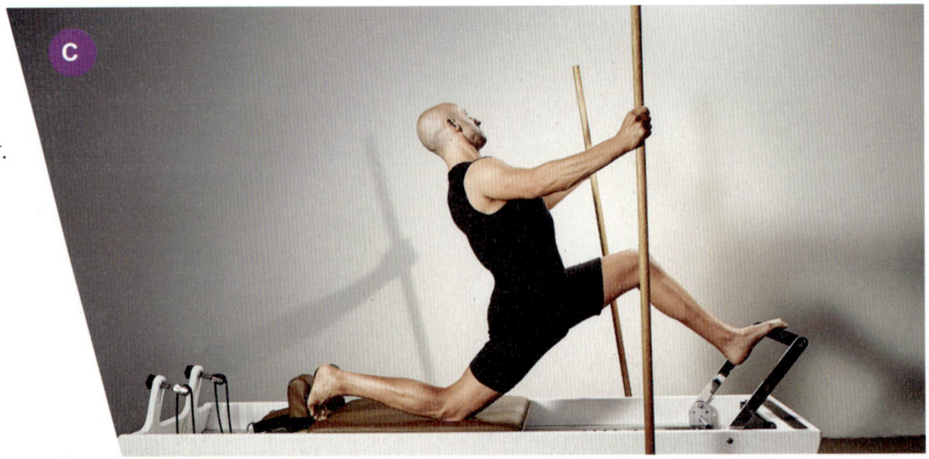

Part B

엉덩관절 굽힘근과 넙다리네갈래근

Hip Flexors & Quadriceps

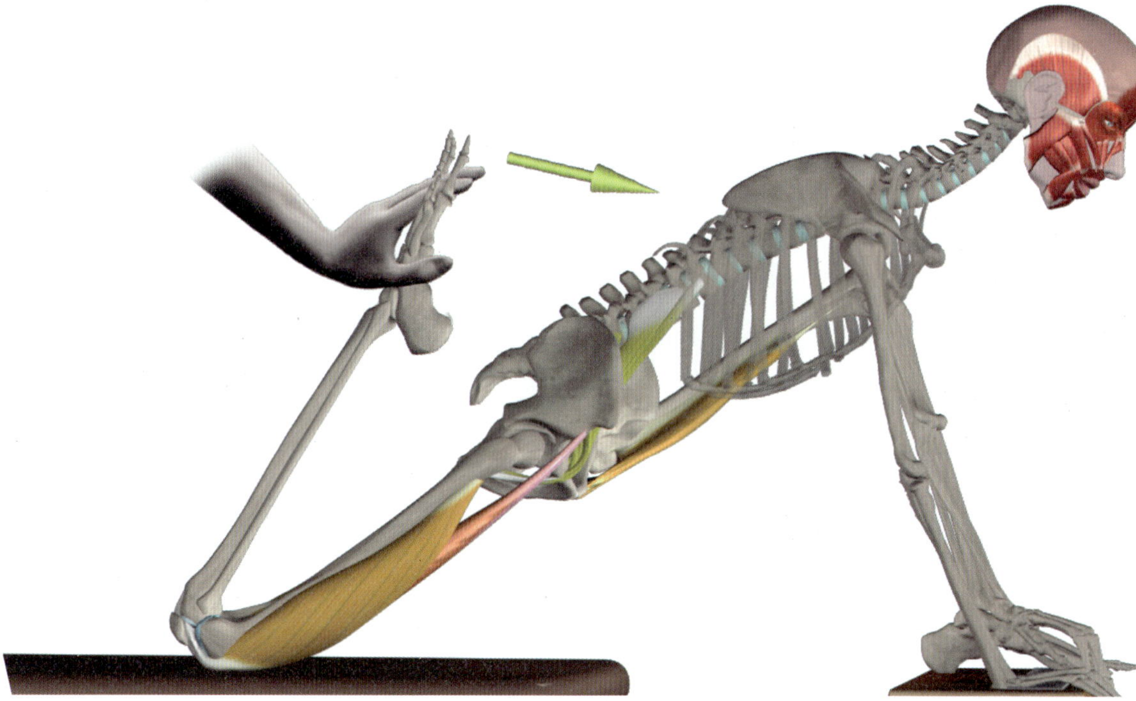

런지 3.0 – 넙다리곧은근과 넙다리네갈래근

- **기준:** 중급자와 고급자
- **스프링 장력:** 약함 – 중간
- **강조 근육:** 엉덩허리근, 넙다리곧은근, 넙다리네갈래근, 앞쪽 다리의 뒤넙다리근, 큰볼기근, 큰모음근

A: 스트레칭하는 방법

앞쪽 무릎을 90°정도를 굽힘하여, 캐리지를 이동시킨다. 최대로 양쪽 엉덩이를 내린다. 앞쪽 다리의 각도를 유지하면서 뒤쪽 다리로 캐리지를 움직인다.

양 손을 앞쪽 다리의 안쪽에 배치한다. 뒤쪽 발을 천천히 바닥 쪽으로 움직인다. 양쪽 엉덩이가 낮게 유지되도록 파트너가 골반을 압박한다.

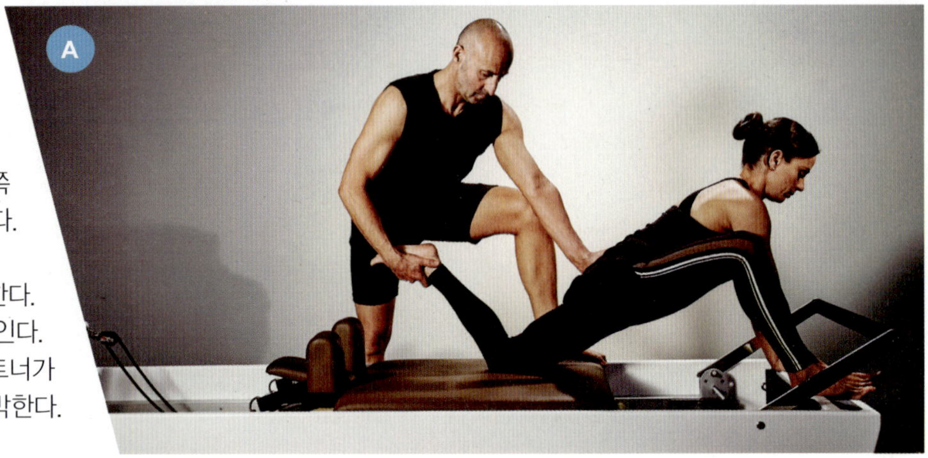

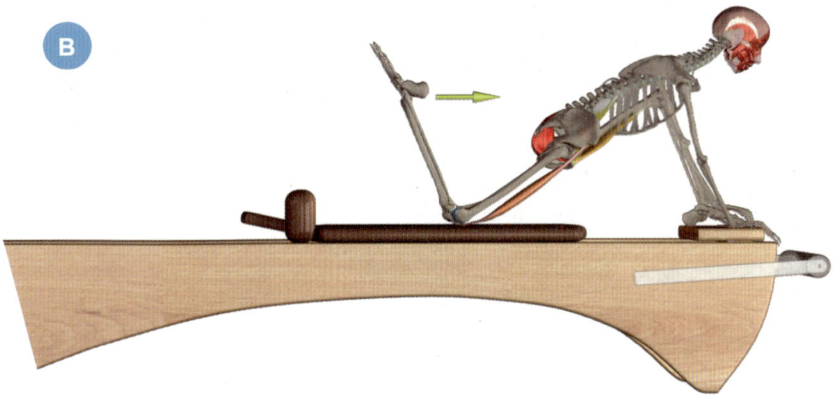

B: 수축하는 방법

뒤쪽 발을 바닥에서 멀어지도록 움직인다.
뒤쪽 무릎으로 캐리지를 압박한다.
앞쪽 발로 리포머를 압박한다.

C: 추가 스트레칭 하는 방법

양쪽 엉덩이를 조금 더 내린다. 뒤쪽 발을 바닥 쪽으로 가져간다.

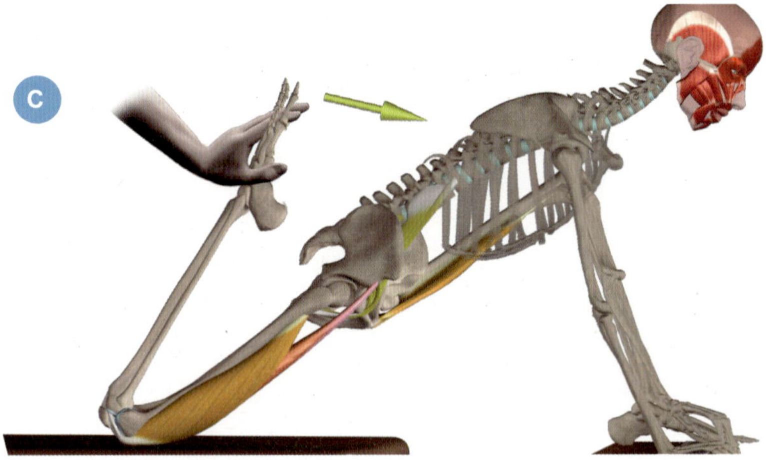

조심해야 할 것

- 시작 자세 때는 양쪽 엉덩이를 내리지 않는다.
- 너무 좁은 앞쪽 무릎의 각도
- 양쪽 엉덩이를 뒤쪽으로 기울인다.

허벅지 스트레칭 (Thigh Stretch)

- **기준:** 누구나 • **스프링 장력:** 강함
- **강조 근육:** 넙다리곧은근, 넙다리네갈래근, 앞정강근, 발가락 폄근

A: 스트레칭하는 방법

스트랩을 잡고 발꿈치와 궁둥이를 붙이고 앉는다.
골반을 뒤쪽 경사시킨다.
뒤쪽으로 몸을 기울이고, 골반의 뒤쪽경사를 유지한다.
만약 파트너가 있다면, 파트너가 양쪽 무릎을 압박한다.

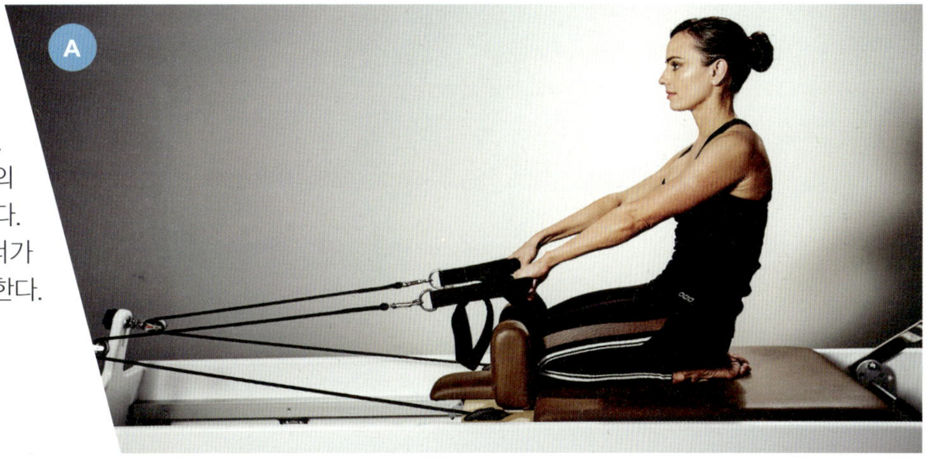

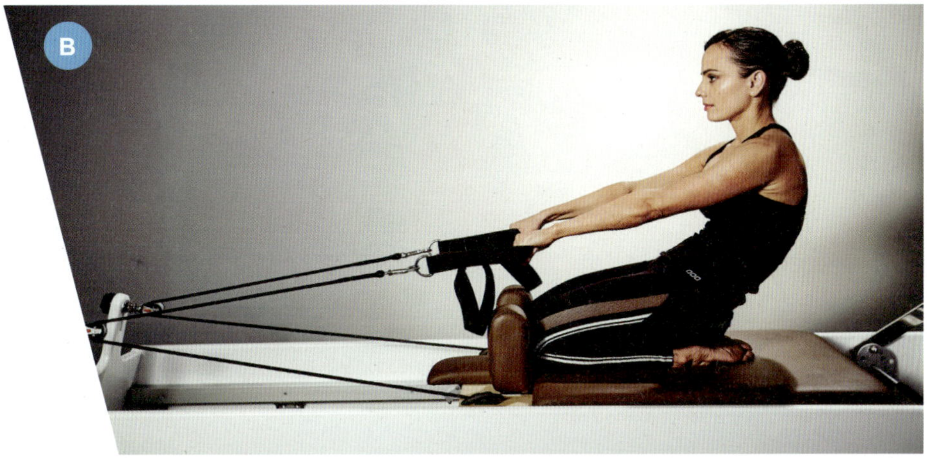

B: 수축하는 방법

양 발과 발가락으로 캐리지를 이동시킨다.
정강이로 캐리지를 압박한다.

C: 추가 스트레칭 하는 방법

골반 경사를 유지하고, 조금 더 뒤쪽으로 몸을 기울인다.
배근육을 수축한다.

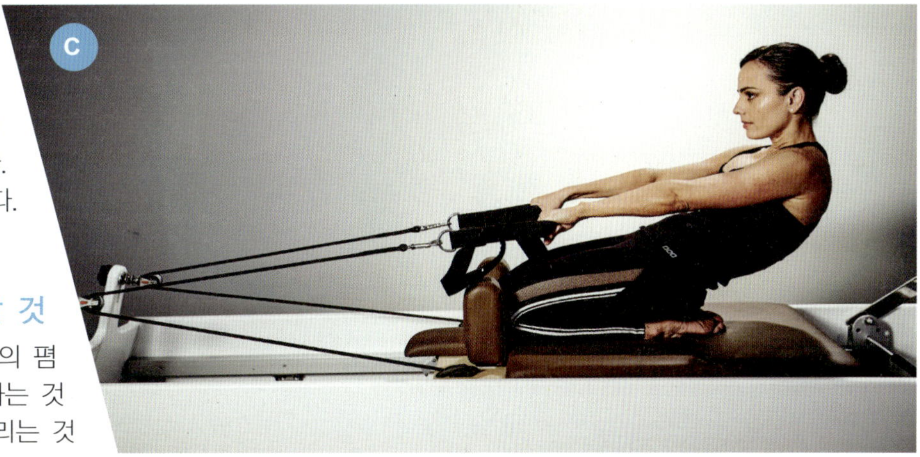

조심해야 할 것

- 허리의 폄
- 양쪽 다리를 벌림하는 것
- 무릎을 들어올리는 것

배곧은근은 수축을 통해 골반을 뒤쪽으로 경사시킨다.

넙다리곧은근이 골반에 붙어 있기 때문에, 골반의 뒤쪽경사는 배곧은근을 더욱 강하게 스트레칭할 것이다.

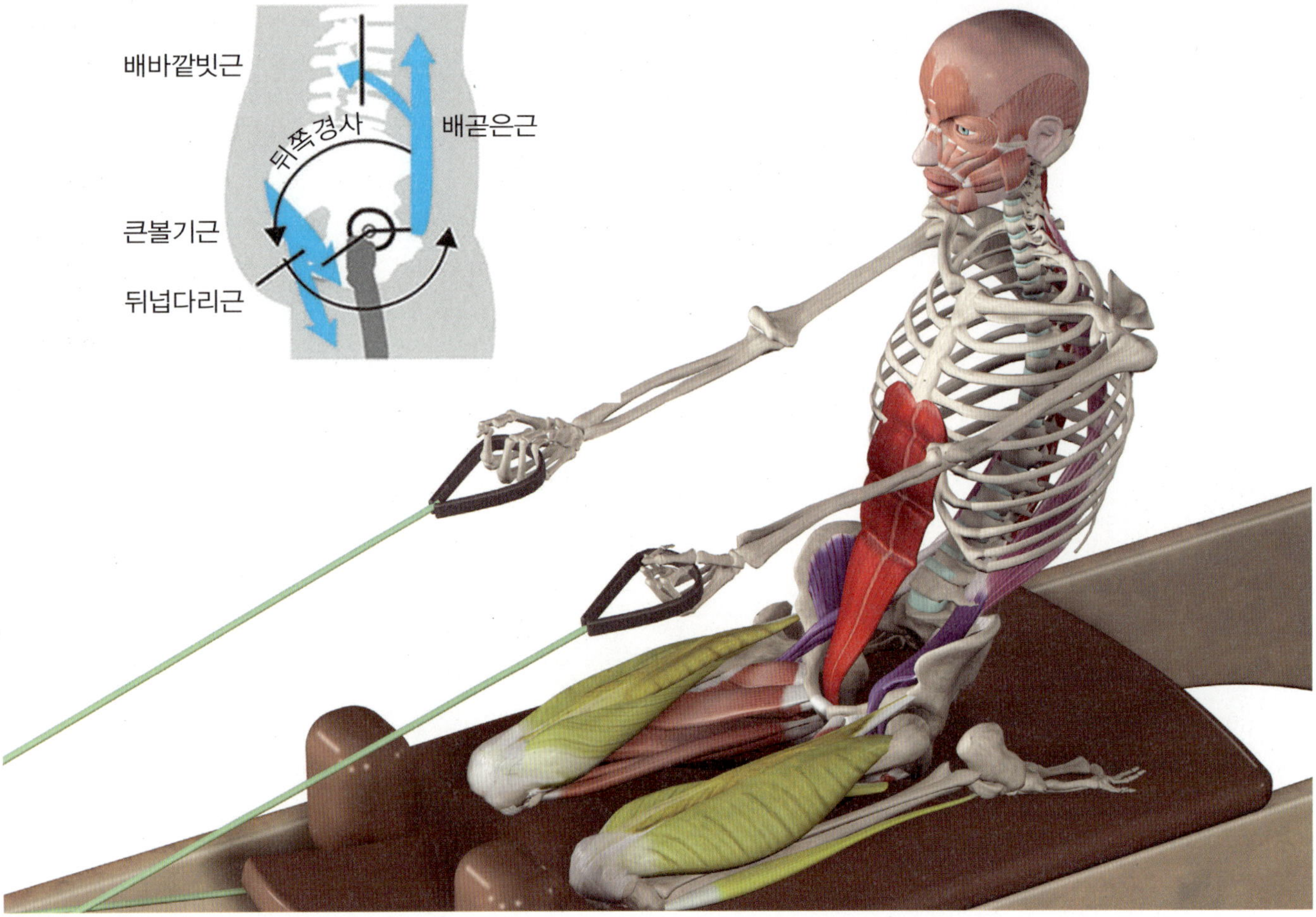

척추가 강하게 굽힘되기 때문에, 척주세움근도 스트레칭된다. 골반 내부에서 시작되는 넙다리네갈래근, 모음근 및 엉덩근의 커다란 크기를 확인한다.

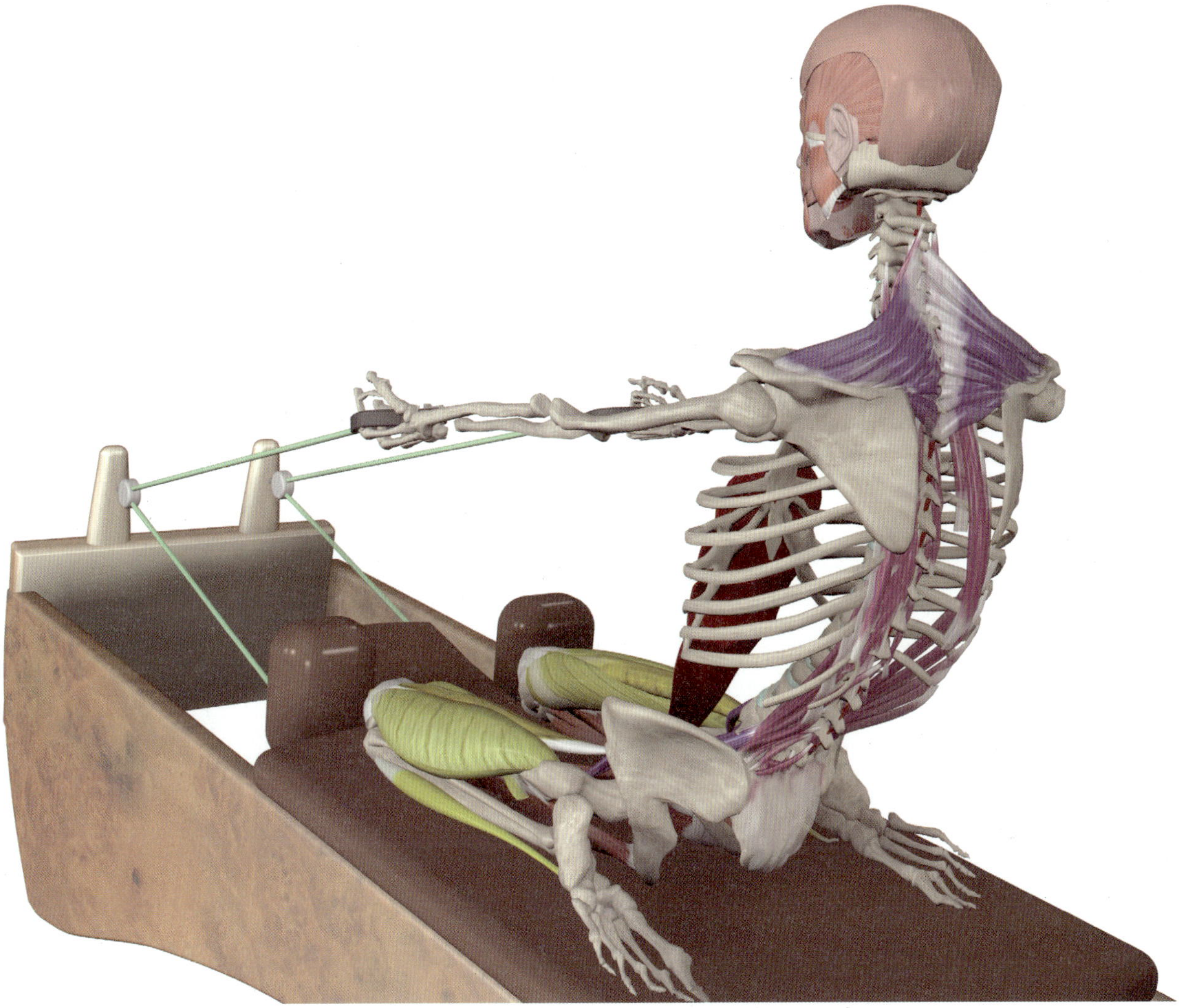

여러분이 조금 더 뒤쪽으로 몸을 기울일 때(만약 여러분의 넙다리네갈래근이 그것을 허용한다면), 여러분의 양쪽 어깨뼈 간격이 벌어지는데, 이것을 내밈 또는 벌림이라 한다.

어깨뼈 내밈이 일어날 때, 위등세모근과 중간등세모근이 스트레칭될 것이다.

고질라 (Godzilla)

- **기준:** 중급자와 고급자
- **스프링 장력:** 약함 – 중간
- **강조 근육:** 넙다리곧은근, 넙다리네갈래근, 앞정강근, 발가락 폄근

A: 스트레칭하는 방법

뒤쪽 발을 잡고, 정강이를 어깨 받침대에 붙인다.
골반을 뒤쪽 경사시킨다.
양쪽 엉덩이를 다리와 수직으로 이루고, 정면을 향한다.
뒤쪽 발을 바닥 쪽으로 가져간다.

A: 수축하는 방법

뒤쪽 발과 발가락으로 손을 압박한다.
뒤쪽 무릎으로 캐리지를 압박한다.

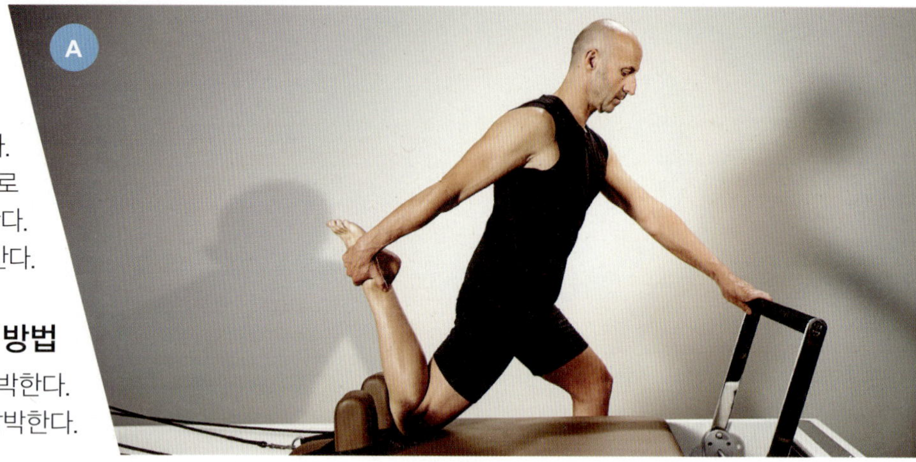

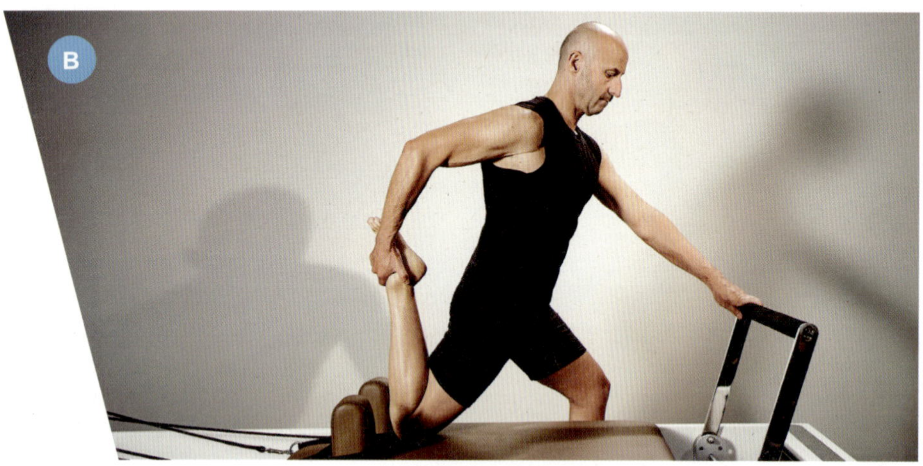

B & C: 추가 스트레칭 하는 방법

골반 경사를 유지하고, 발을 바닥 쪽으로 당긴다. 앞쪽 다리를 굽힘함으로써 양쪽 엉덩이를 내린다.

조심해야 할 것

- 허리의 폄
- 양쪽 엉덩이를 내릴 때, 바닥으로부터 발이 멀어지도록 움직인다.
- 양쪽 엉덩이는 정면을 향한다.

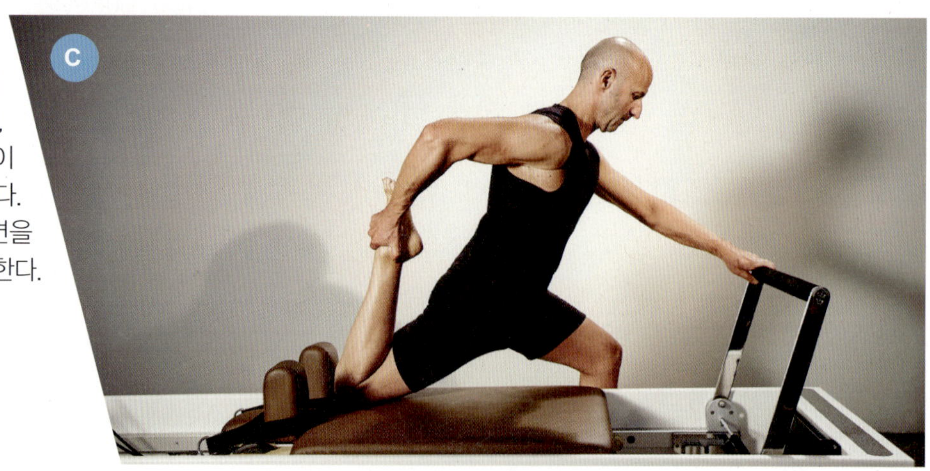

Chapter 4

볼기 근육

Gluteals

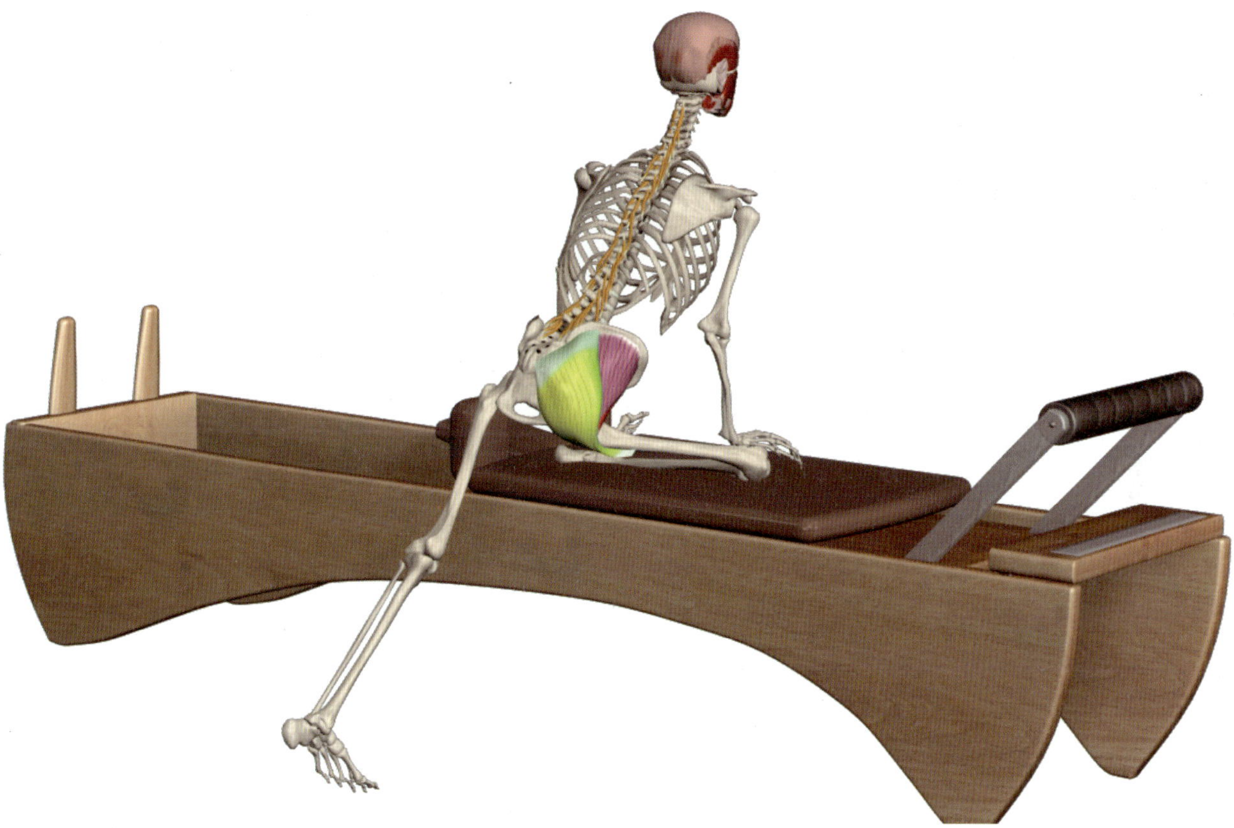

볼기근육(Gluteals) 에 대하여

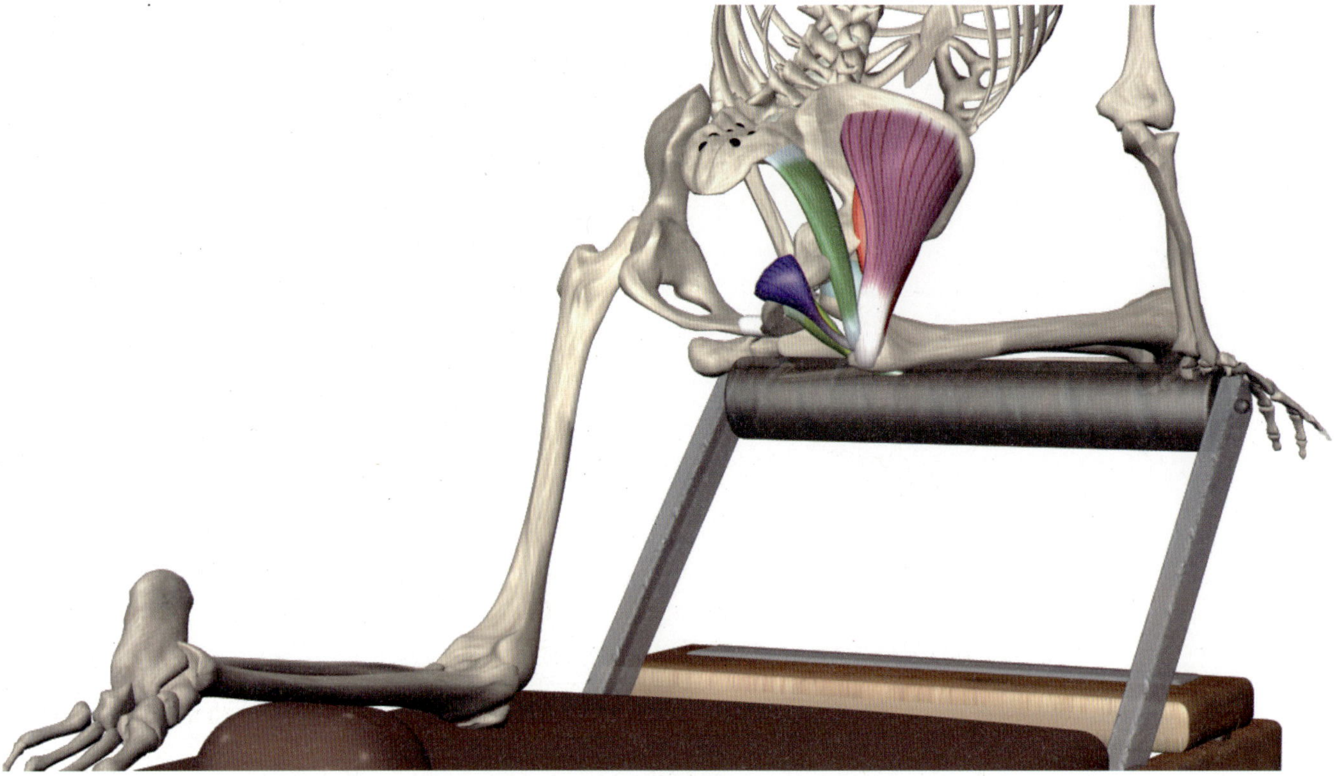

"Gluteals" 는 볼기 부위에 있는 많은 근육을 기술하는 모호한 용어이다. 여기에 포함되는 근육으로는, 큰볼기근, 중간볼기근과 작은볼기근, 그리고 엉덩관절 뒤쪽 부위를 안정화시키는 6개의 깊은 엉덩관절 돌림근 등이다. 6개의 깊은 엉덩관절 돌림근은 궁둥구멍근, 속폐쇄근, 바깥폐쇄근, 위쌍둥이근, 아래쌍둥이근 및 넙다리네모근이다.

이 모든 근육들은 해부학적 위치에서 중요한 역할을 가지고 있지만, 해부학적 위치에서 벗어나서 동작을 수행할 때는 그것들의 작용이 상당히 바뀔 수 있는데, 그 이유는 그것들 힘의 방향이 바뀌기 때문이다. 다른 근육군과 마찬가지로, 여러분은 엉덩관절 각도의 다양성을 연구할 필요가 있으며, 이것을 통해 원하는 부위를 스트레칭을 할 수 있고, 근육군의 각 근육을 표적으로 스트레칭 할 수 있다.

이것은 타이트한 부위, 근육 및 근섬유를 찾는데 꼭 필요하다. 여러분을 관점을 안으로 집중하지 않거나 연구를 하지 않으면, 이것의 본질을 얻을 수 없다.

볼기근육 - 누운 자세 (The Lying Gluteals)

- **기준:** 초급자
- **스프링 장력:** 중간
- **강조 근육:** 깊은 엉덩관절 돌림근을 포함한 볼기근육

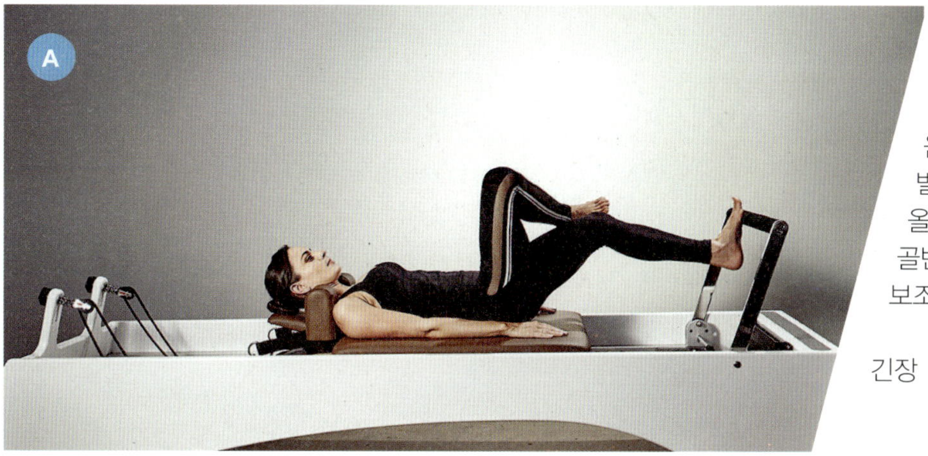

A & B: 스트레칭하는 방법

무릎을 굽힘하여 캐리지를 움직인다.
발목을 반대쪽 허벅지 위에 올려놓는다.
골반은 중립위를 유지해야 한다.
보조하기 위해 손을 등 뒤에 배치한다.

긴장 지점까지 캐리지를 움직인다.

B: 수축하는 방법

발목으로 허벅지를 압박한다.

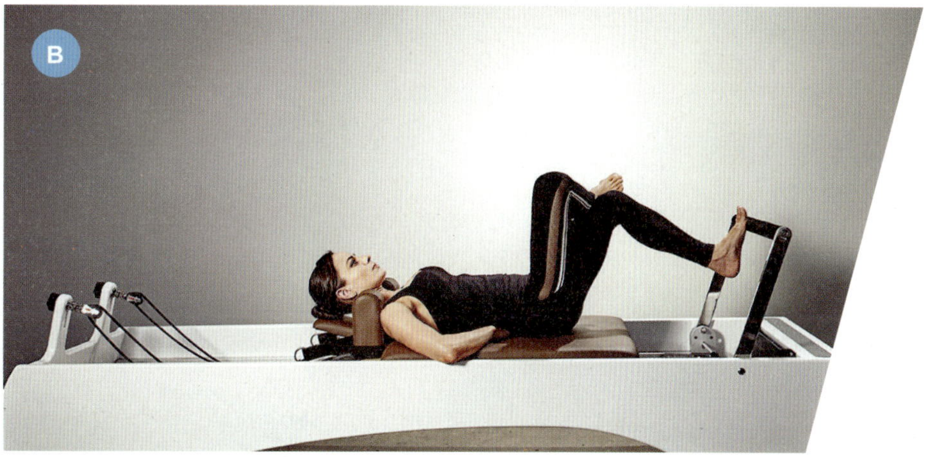

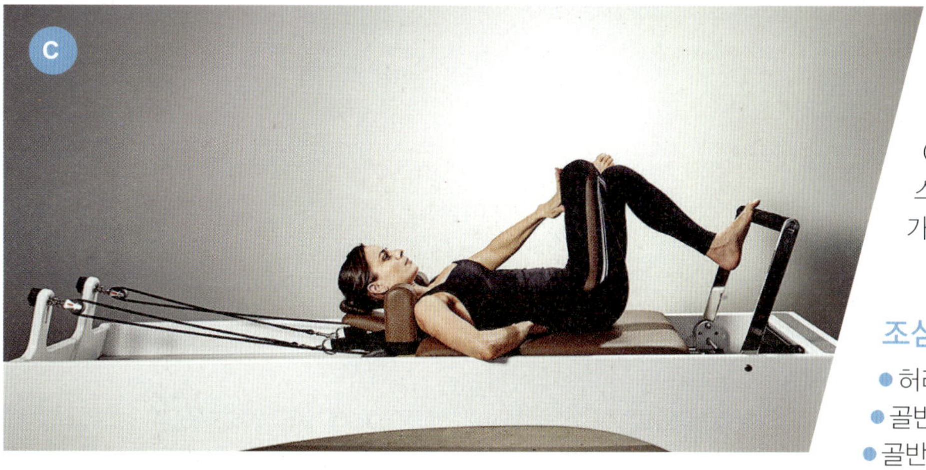

C: 추가 스트레칭 하는 방법

풋바 쪽으로 캐리지를 조금 더 이동시킨다.
스트레칭 쪽 다리로 압박을 가한다.

조심해야 할 것

- 허리의 편평함
- 골반 들기/골반의 뒤쪽돌림
- 골반 가쪽돌림

엉덩관절 가쪽돌림근 – 앉은 자세 (Seated External Hip Rotators)

- **기준:** 초급자/중급자/고급자
- **스프링 장력:** 강함
- **강조 근육:** 깊은 엉덩관절 돌림근을 포함한 볼기근육

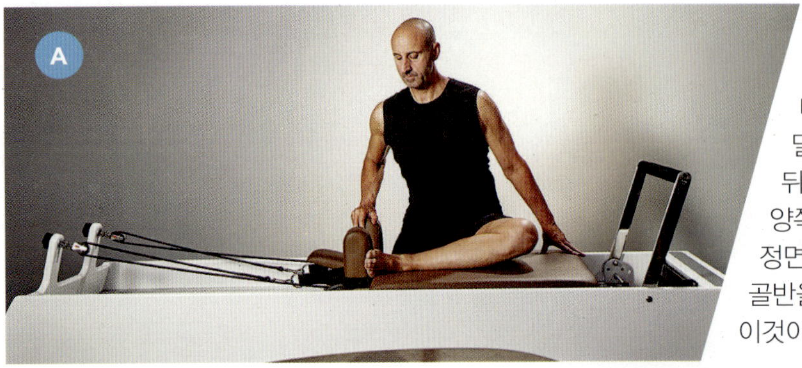

A & D: 스트레칭하는 방법

캐리지 위에 앉아서, 캐리지를 가로질러 다리를 배치하고, 발을 어깨 받침대에 밀착시킨다.
뒤쪽 다리를 쭉 뻗는다.
양쪽 엉덩이는 뒤쪽 다리와 수직을 이루고, 정면을 향한다.
골반을 수평으로 유지한다 (많은 경우, 이것이 그 자체로 스트레칭이다).

A: 수축하는 방법

발목으로 캐리지를 압박한다.

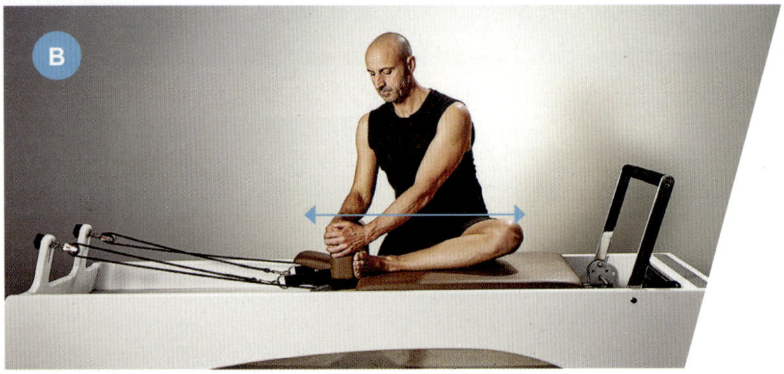

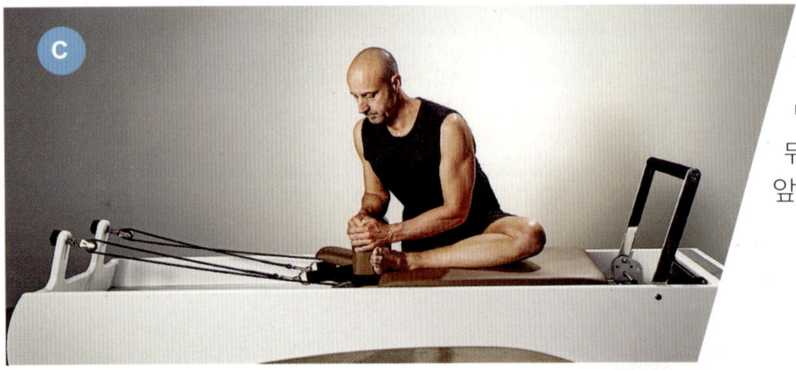

B & C: 추가 스트레칭하는 방법

가슴을 들어올리고, 몸통을 앞쪽으로 기울인다.
발 쪽으로 복장뼈를 기울인다.
뒤쪽 다리로 압박하여 골반을 조금 더 앞쪽경사시킨다.

조심해야 할 것

- 허리의 편평함
- 척추의 굽힘
- 양쪽 엉덩이의 높이가 다름
- 양쪽 엉덩이가 정면을 향하지 못한다.

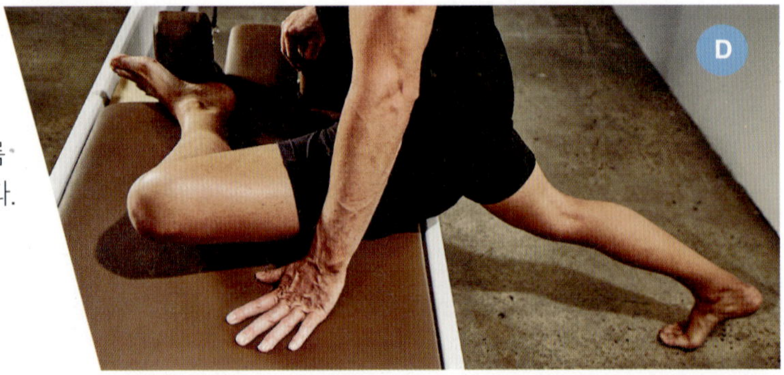

볼기근육 – 앉은 자세 (Seated Gluteals)

- **기준:** 초급자/중급자/고급자
- **스프링 장력:** 강함
- **강조 근육:** 볼기근육, 특히 큰볼기근

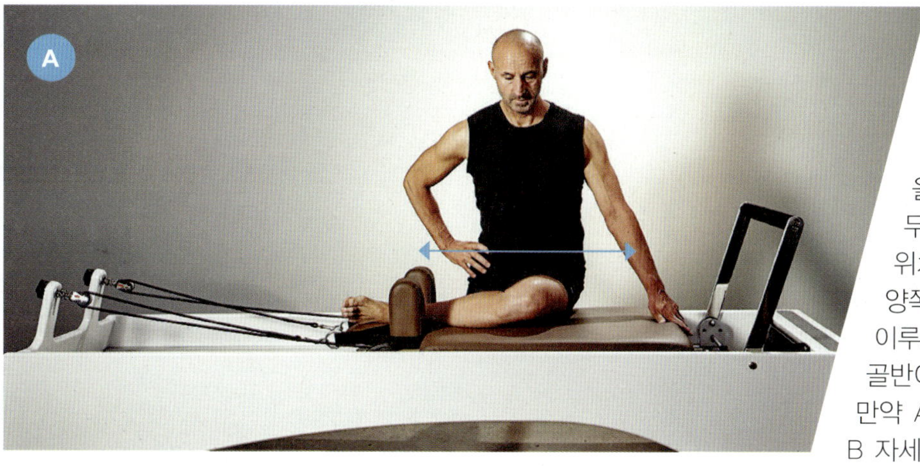

A & B: 스트레칭하는 방법

캐리지를 가로질러 다리를 배치하고, 발을 머리 받침대 위에 올려 놓는다.
무릎과 배꼽을 같은 선상에 위치시킨다.
양쪽 엉덩이는 뒤쪽 다리와 수직을 이루고, 정면을 향한다.
골반이 수평을 이루도록 한다.
만약 A 자세가 많이 스트레칭되지 않으면, B 자세로 진행한다.

B: 수축하는 방법

다리로 캐리지를 압박한다.

B: 추가 스트레칭 하는 방법

몸통을 앞쪽으로 기울인다.
반대쪽 무릎 쪽으로 겨드랑이를 가져간다.
양쪽 엉덩이는 뒤쪽 다리와 수직을 이루어 정면을 향하거나 최대로 돌림한다.

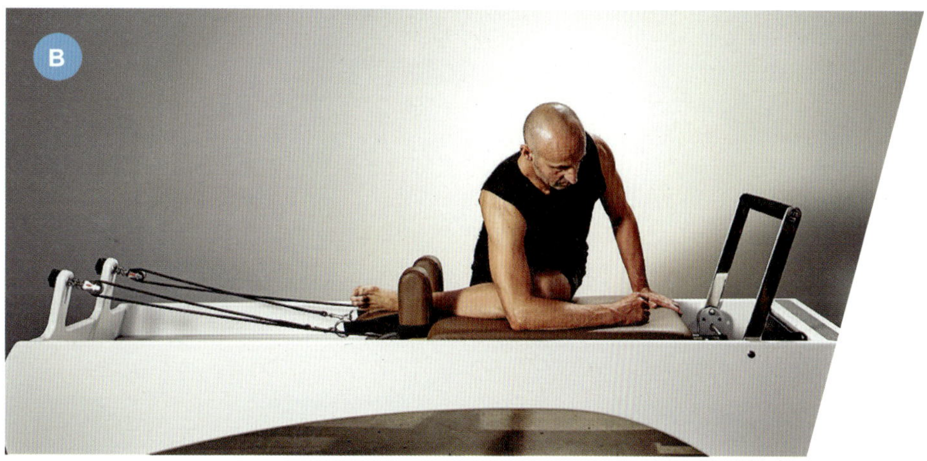

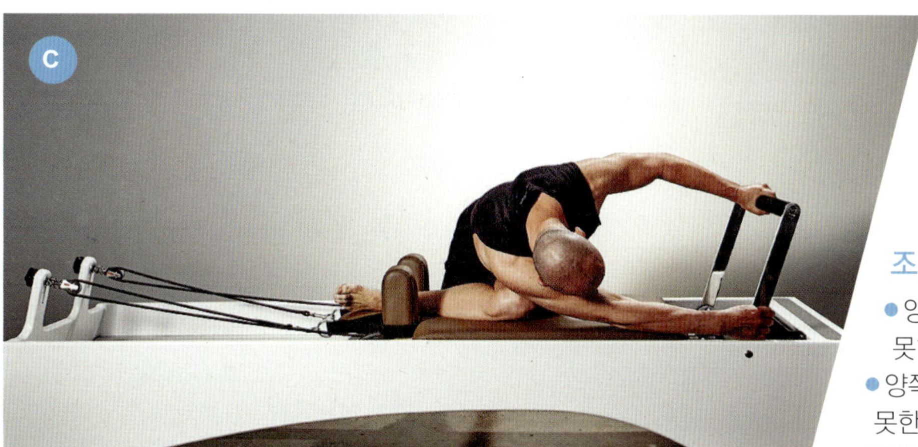

C: 심화 기법

풋바를 잡고 당기기 위해,
바닥쪽 팔을 뻗는다.
위쪽 팔로 사이드바를 압박한다.

조심해야 할 것

- 양쪽 엉덩이가 수평을 이루지 못한다.
- 양쪽 엉덩이가 정면을 향하지 못한다.
- 골반 대신에 등뼈를 돌림한다.

큰볼기근은 중간볼기근의 일부를 덮고, 6개의 깊은 엉덩관절 가쪽돌림근을 완전히 덮는다.

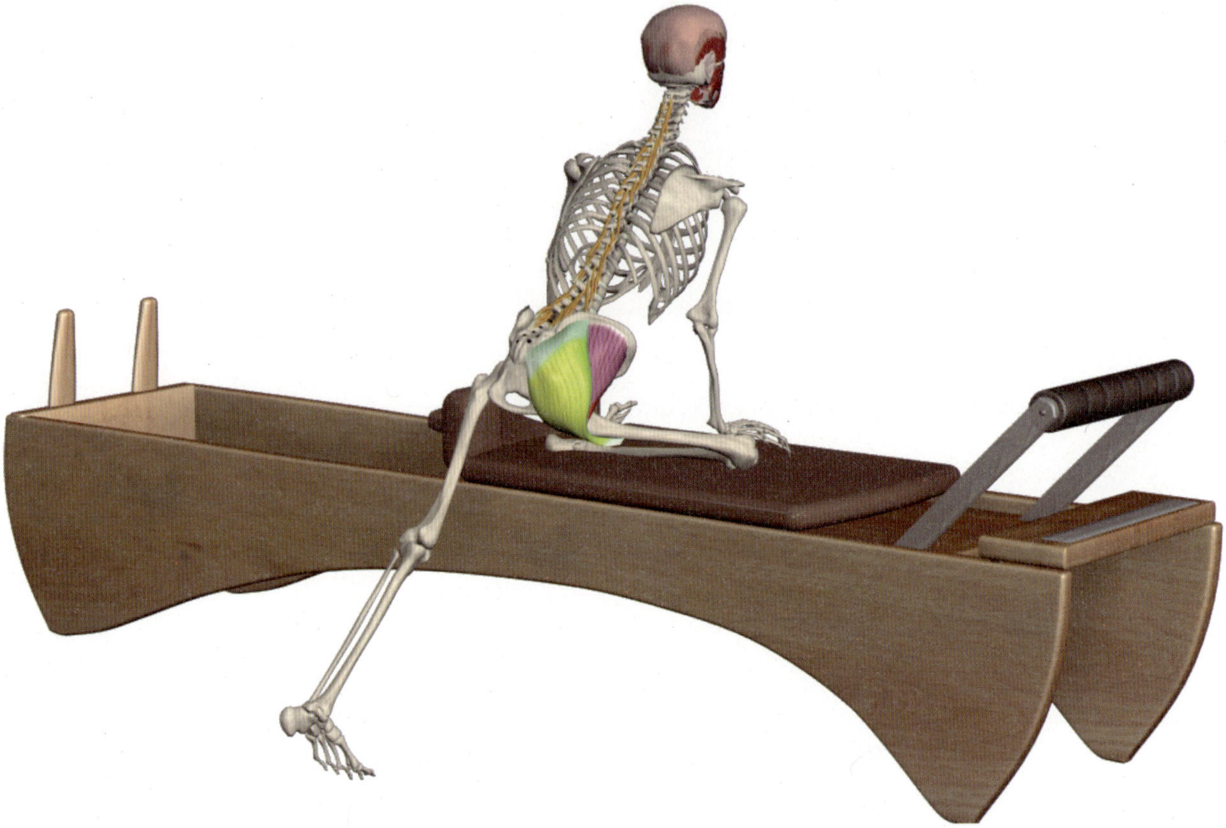

몸통의 깊은 근육(즉, 뭇갈래근)이 척추분절 사이를 고정하고 있는지를 확인한다.

비둘기 자세 (The Pigeon Pose)

- **기준:** 고급자
- **스프링 장력:** 중간
- **강조 근육:** 볼기근육 특히, 깊은 엉덩관절 돌림근

A & B:
스트레칭하는 방법

풋바를 가로질러 다리를 배치한다.
뒤쪽 발을 어깨 받침대에 밀착시킨다.
양쪽 엉덩이는 뒤쪽 다리와 수직을 이루고, 정면을 향한다.
골반을 수평으로 유지한다.

수축하는 방법

발목으로 풋바를 압박한다.

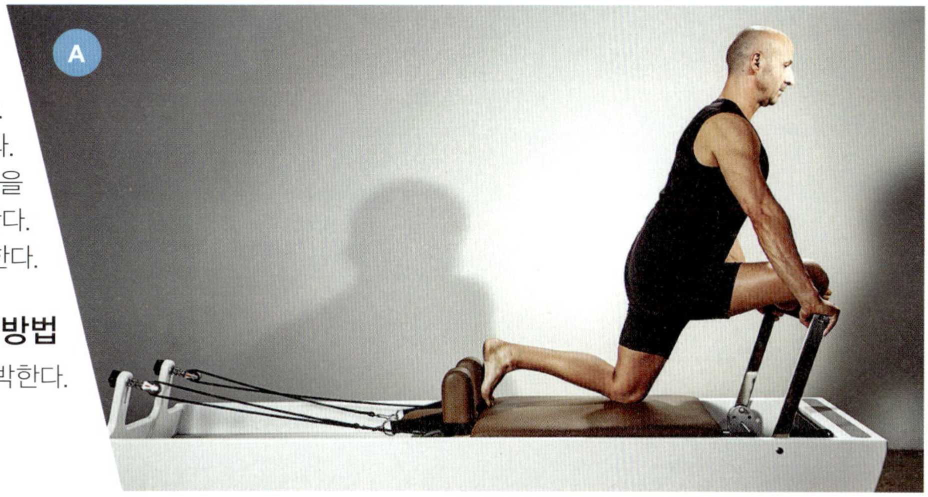

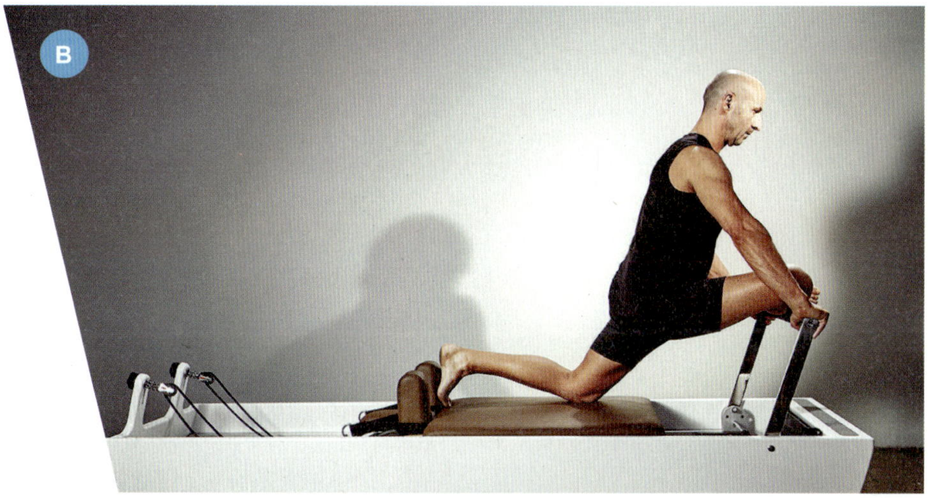

B: 추가 스트레칭 하는 방법

풋바의 높이보다 양쪽 엉덩이를 낮춘다.
뒤쪽 다리로 조금 더 압박한다.

C: 심화 기법

양쪽 엉덩이를 들어올리지 않고, 뒤쪽 무릎을 들어올린다.
그리고 캐리지를 압박한다.

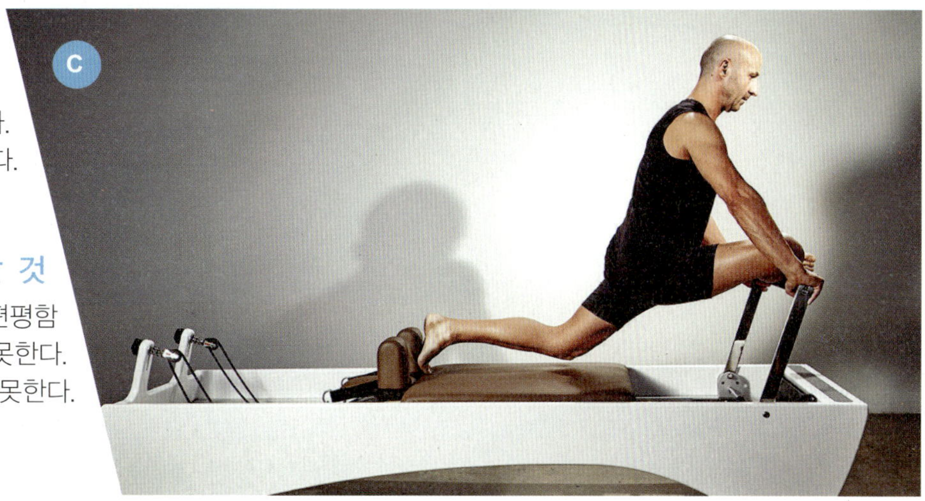

조심해야 할 것

- 허리의 편평함
- 양쪽 엉덩이가 수평을 이루지 못한다.
- 양쪽 엉덩이가 정면을 향하지 못한다.

중간볼기근, 작은볼기근, 궁둥구멍근과 속폐쇄근이 큰뼈돌기에 붙어 있다. 여러분이 엉덩관절/넙다리뼈를 굽힘과 가쪽돌림하고 그것으로부터 기울어질 때, 스트레칭이 확실하게 느껴질 것이다.

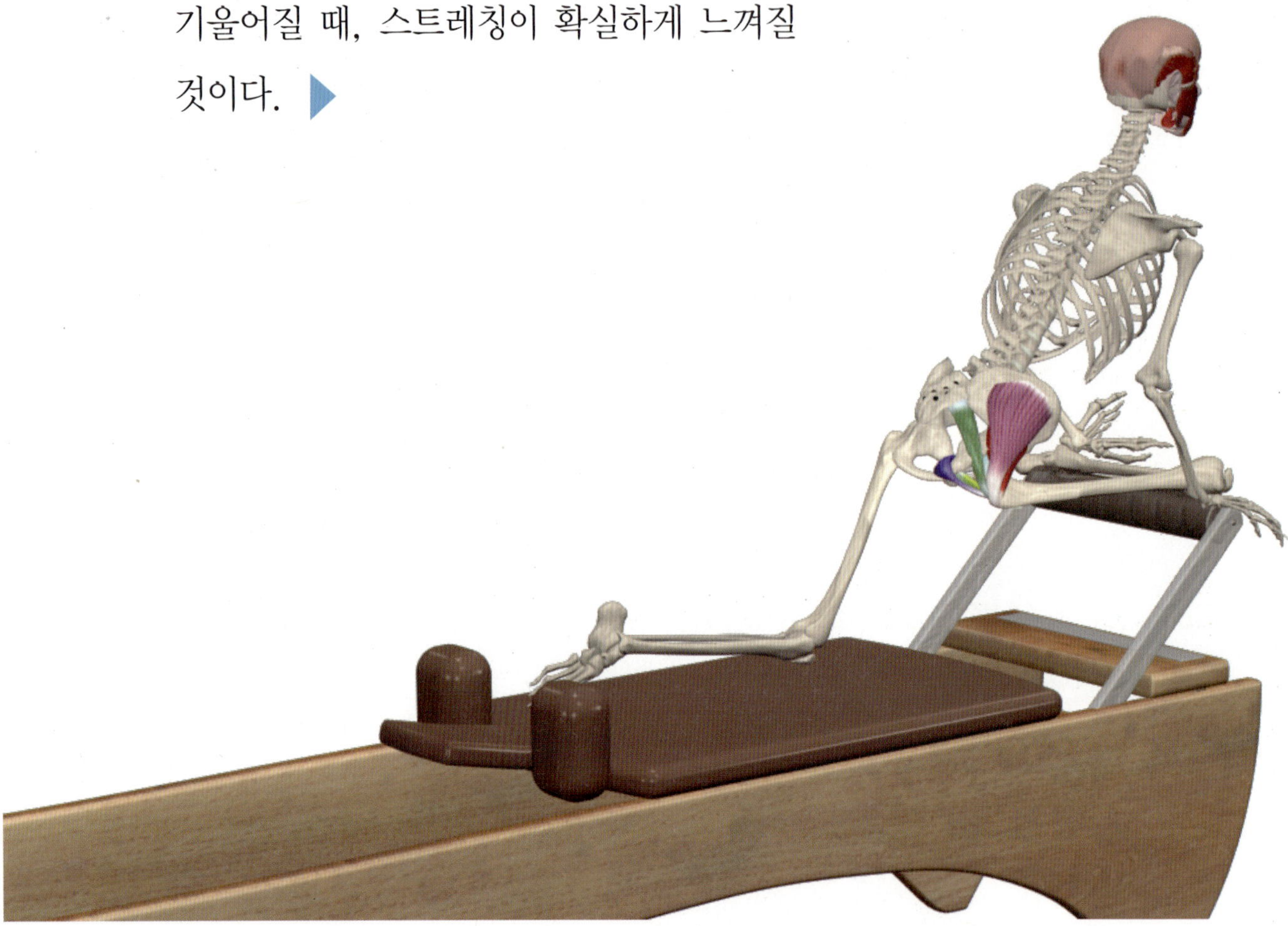

Chapter 5

모음근

Adductors

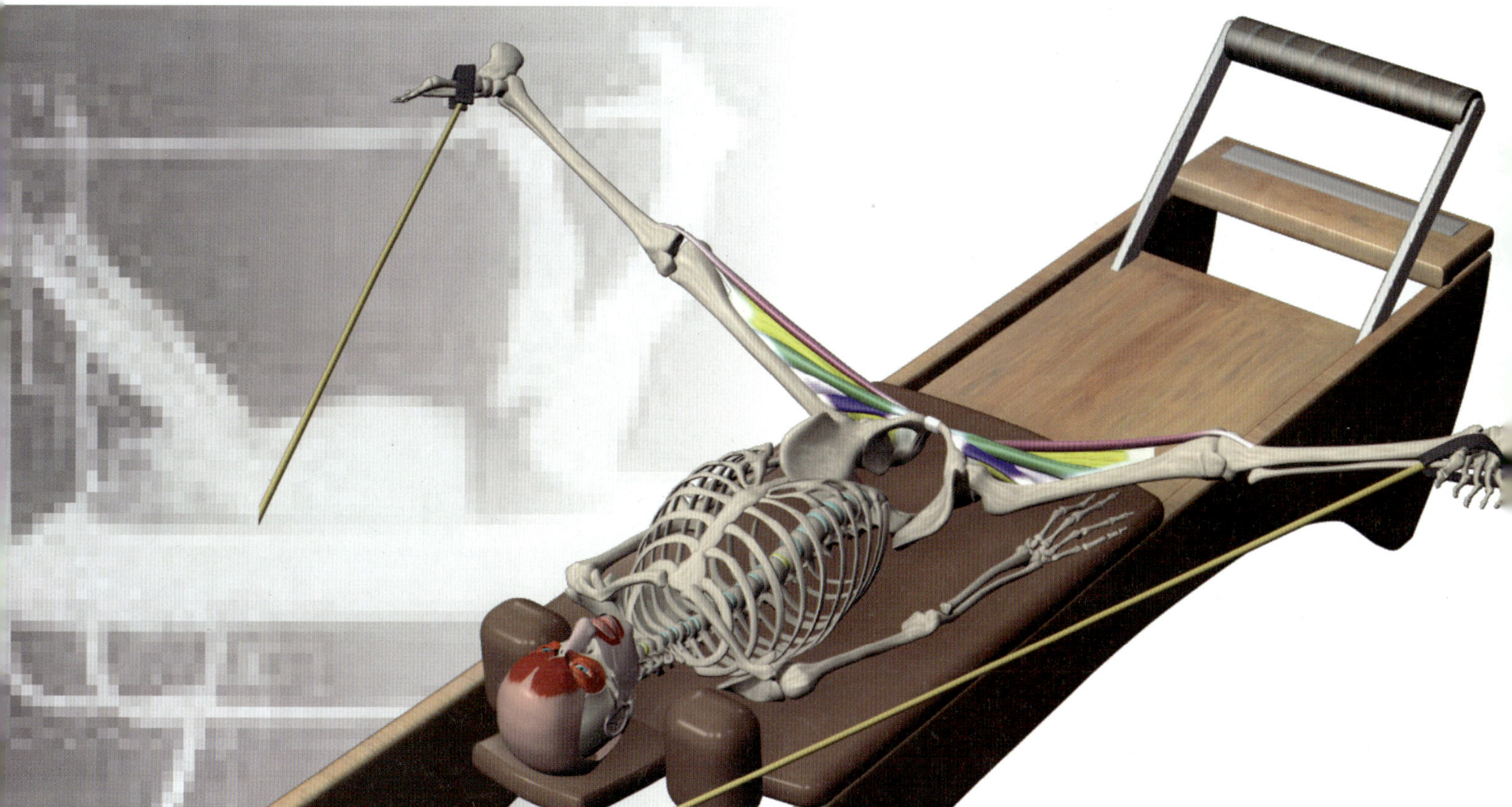

모음근에 대하여 (About the Adductors)

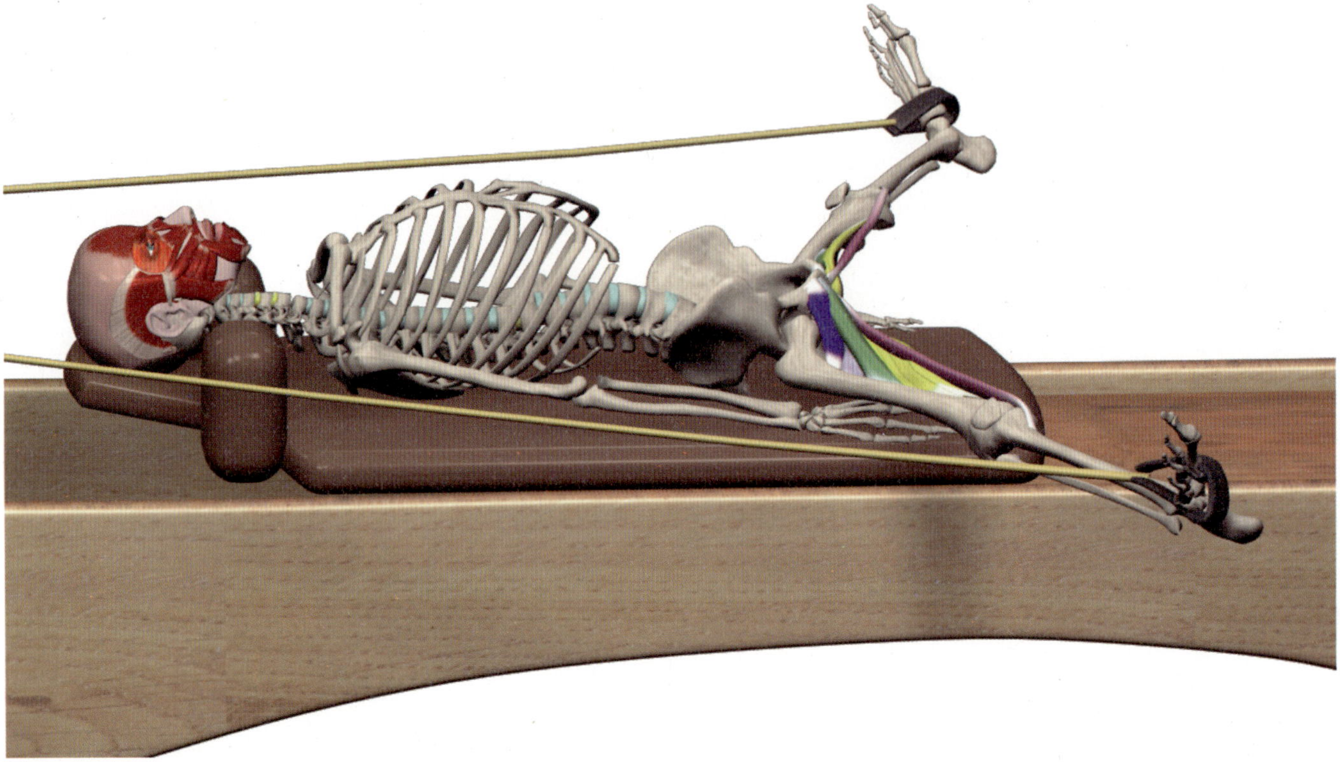

모음근의 힘 방향은 매우 다양한 방향으로 엉덩관절로 향한다. 모음근군에는 적어도 5개의 1차 모음근과 3개 이상의 2차 모음근이 있다. 2차 근육은 다른 관절 위치에서 당김하는 근육이며, 1차 모음근의 작용을 돕는다. 이런 방향의 변형은 그 근육들에게 유용한 기능을 제공한다. 다양한 엉덩관절의 각도에서, 모음근들이 엉덩관절을 폄할 수 있다; 다른 각도에서는 모음근이 엉덩관절의 굽힘을 돕는다.

모든 모음근을 스트레칭하기 위해서는, 모든 섬유들이 효율적으로 스트레칭되도록 여러분이 골반과 넙다리의 각도를 다양하게 변화시킬 필요가 있다. 이런 이유 때문에 이 장의 많은 스트레칭이 다른 형태의 변형 버전을 가진다.

다리 찢기 - 누운 자세 (The Lying Splits)

- **기준:** 누구나 - **스프링 장력:** 중간
- **강조 근육:** 전체 모음근군과 안쪽 뒤넙다리근

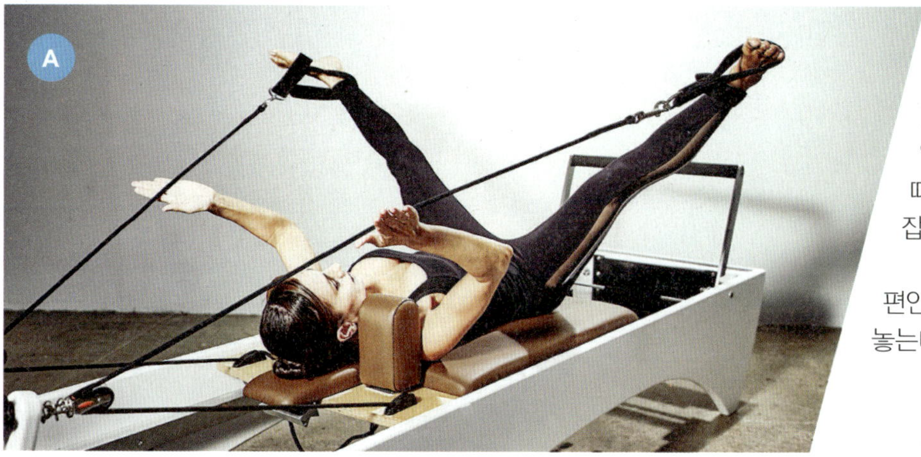

A: 스트레칭하는 방법

바닥으로부터 90°로 양쪽 다리를 들어올린다.
양쪽 다리가 긴장 지점에 도달할 때까지 천천히 벌어지도록 스트랩을 잡는다.

편안하다면, 스트랩을 잡고 있는 손을 놓는다(사진에 없음).

B: 수축하는 방법

양쪽 다리를 함께 모으고, 양 손으로 움직임을 막는다.

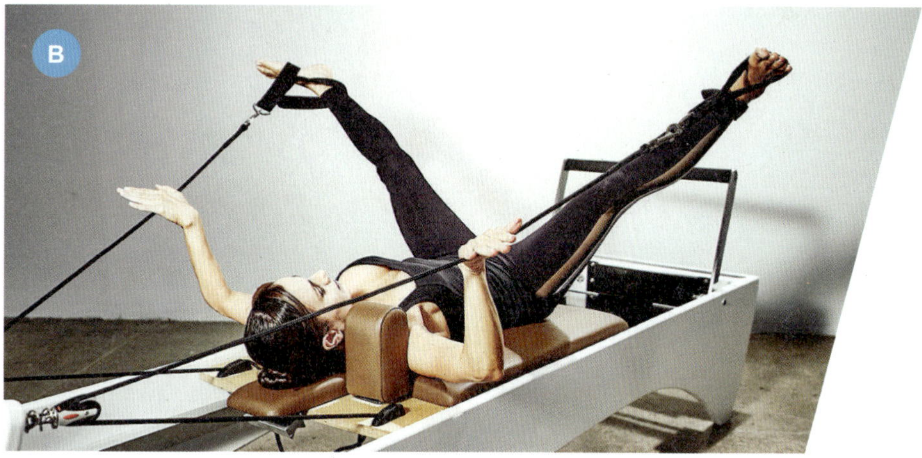

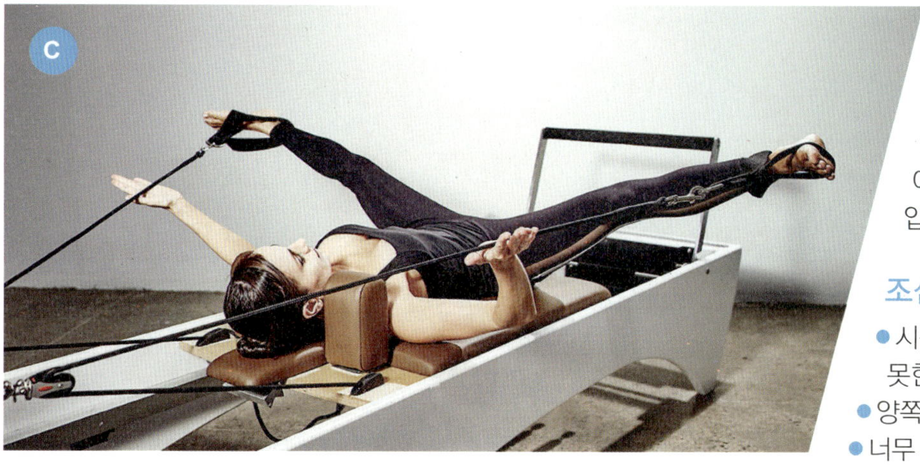

C: 추가 스트레칭 하는 방법

양쪽 다리를 조금 더 벌린다.
더 큰 효과를 얻기 위해, 양 손을 이용해 스트랩을 아래쪽으로 압박한다.

조심해야 할 것

- 시작할 때 양쪽 다리를 90°로 들지 못한다.
- 양쪽 다리를 이완하지 못한다.
- 너무 빠르게 스트레칭한다.

다리를 더 굽힘할 때 (즉, 리포머 뒤쪽 끝으로 양쪽 발을 움직일 때), 큰모음근과 같은 뒤쪽 모음근들이 더 강하게 스트레칭될 것이다. 두덩정강근은 가장 긴 모음근으로써, 무릎관절과 엉덩관절 모두에 작용한다.

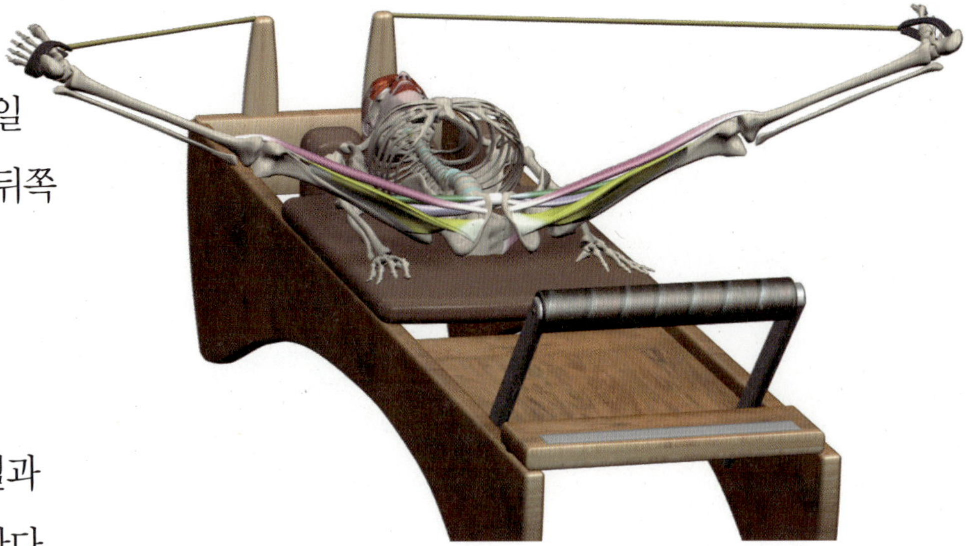

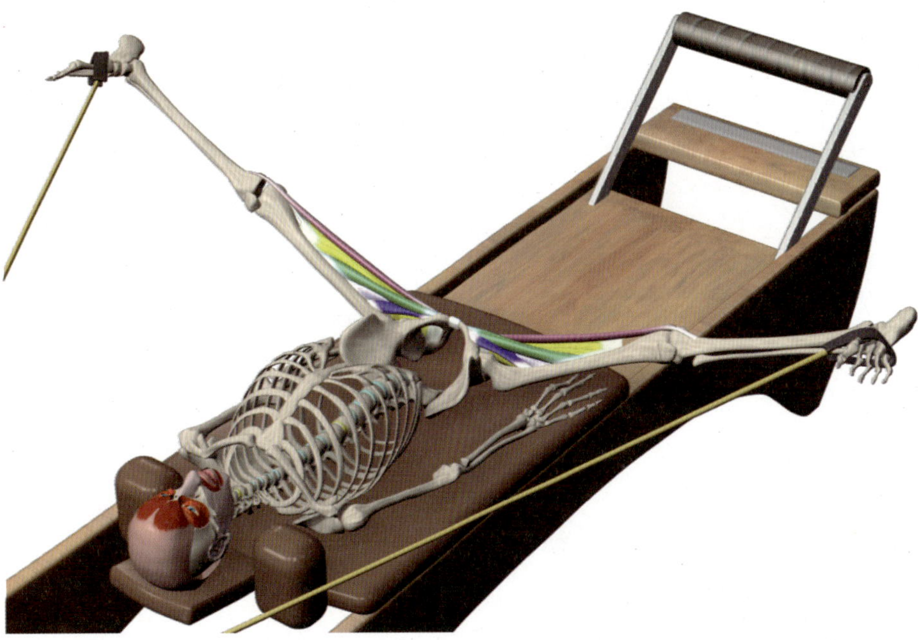

형태학적으로 볼 때, 모음근군은 3층으로 구성되어 시작한다. 여기에서는 가장 얕은층만 볼 수 있는데, 두덩근, 긴모음근 및 두덩정강근이 여기에 해당된다.

다른 모음근에 영향을 주는 변형들

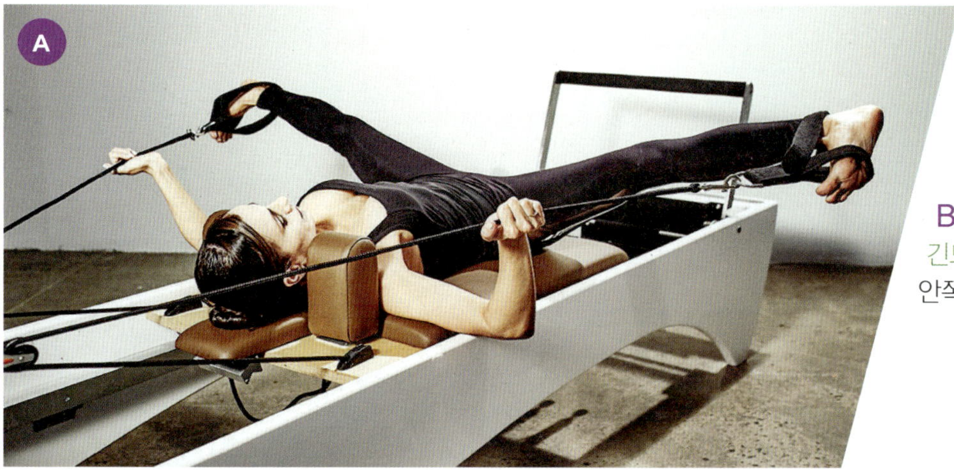

A: 뒤쪽 모음근(큰모음근)을 위해, 양쪽 다리를 가쪽돌림한다.

B: 앞쪽 모음근(두덩근과 긴모음근)을 위해, 양쪽 다리를 안쪽돌림한다.

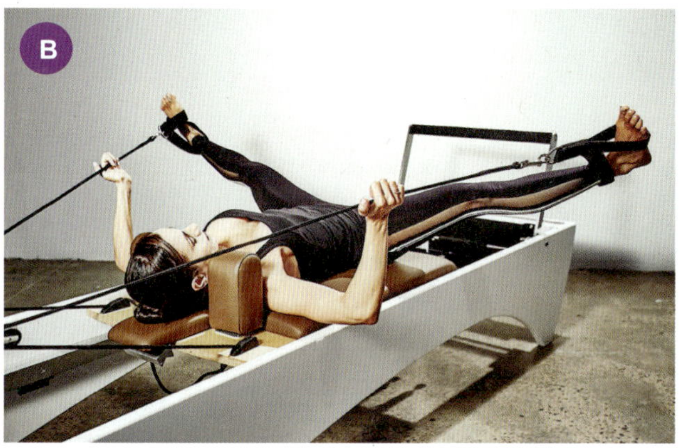

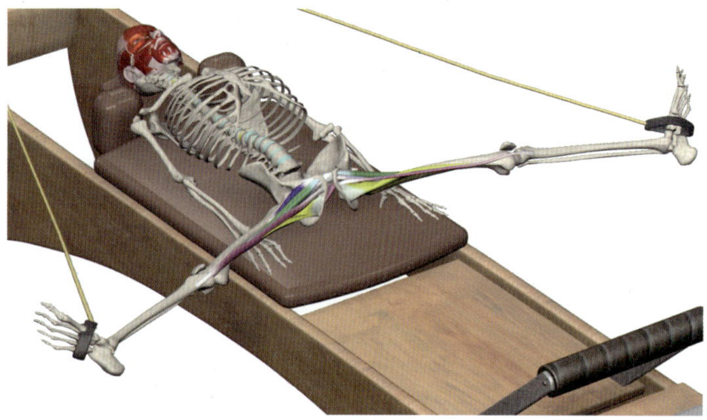

변형 2

근불균형을 위해, 한쪽 무릎을 굽힘하고, 뻗은 쪽 다리에서 주로 스트레칭되는 느낌을 갖는다.

필요하다면 뻗은 쪽 다리의 엉덩관절을 조금 더 굽힘한다.

엉덩관절을 더 많이 굽힘시키면, 뒤넙다리근과 뒤쪽 모음근에서 더 큰 스트레칭의 효과를 갖는다. 위의 이미지 참고.

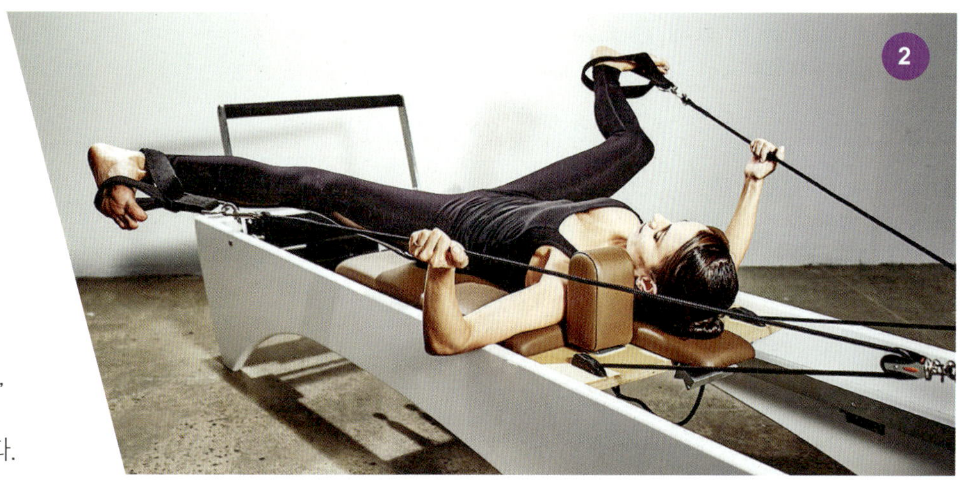

다리를 45°로 들고 다리 찢기 – 누운 자세

- **기준:** 누구나
- **스프링 장력:** 중간
- **강조 근육:** 앞쪽 모음근과 엉덩관절 굽힘근

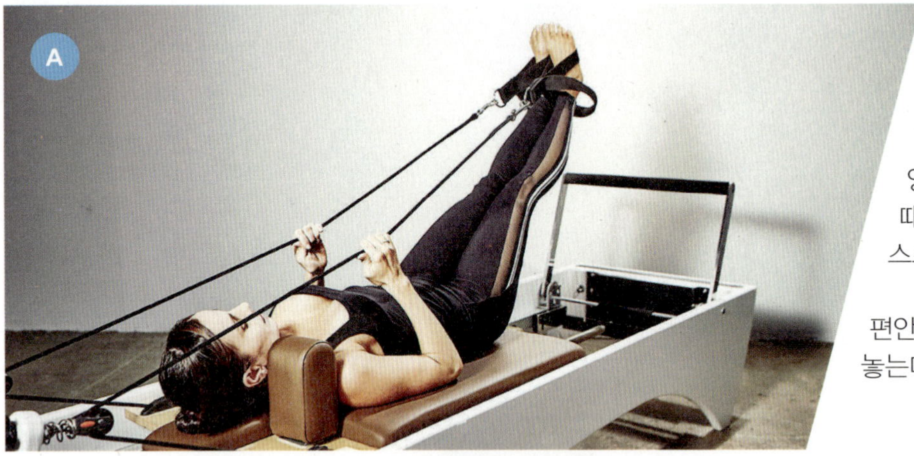

A & B:
스트레칭하는 방법

바닥으로부터 양쪽 다리를 45° 정도 들어올린다.
양쪽 다리가 긴장 지점에 도달할 때까지 천천히 벌어지도록 스트랩을 잡는다.

편안하다면, 스트랩을 잡고 있는 손을 놓는다 (사진에 없음).

B: 수축하는 방법

"90°까지 양쪽 다리를 올리는 The Lying Splits"을 참고한다.

양쪽 다리를 함께 모은다.
다리로 손을 압박한다 (사진에는 없음).

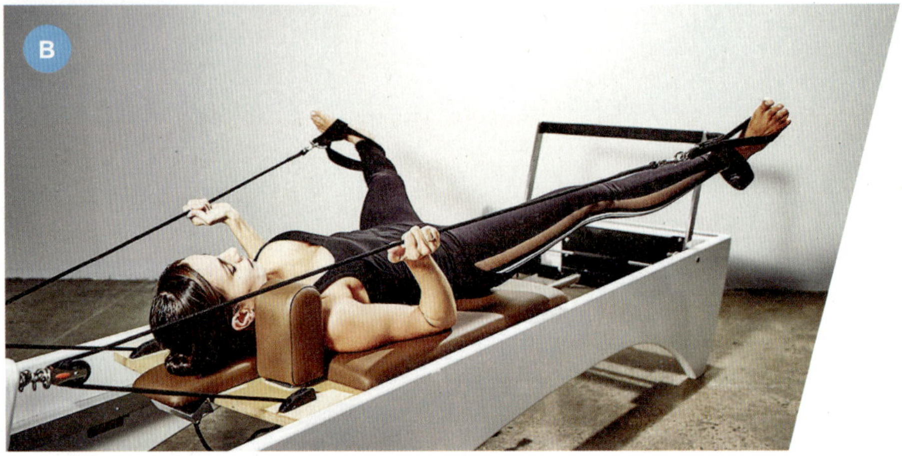

B & C
추가스트레칭 하는 방법

추가 스트레칭하는 방법
양쪽 다리를 조금 더 벌리고, 바닥쪽으로 향하게 한다.
더 큰 효과를 얻기 위해, 양 손을 이용해 스트랩을 아래쪽으로 압박한다.

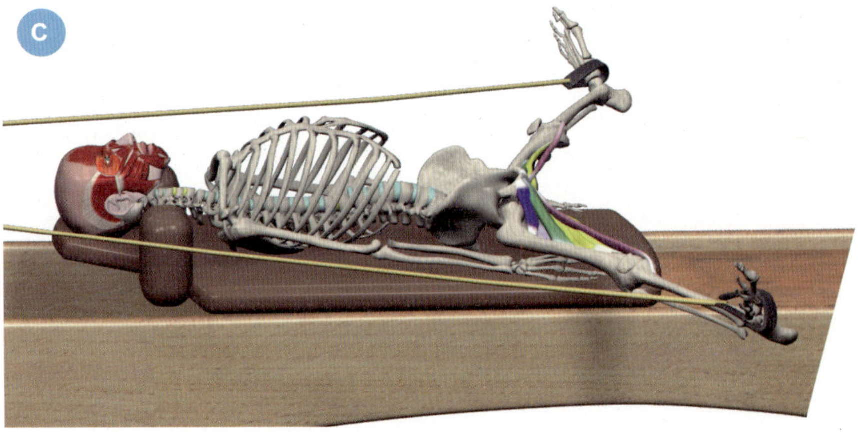

조심해야 할 것

- 시작할 때 양쪽 다리를 45°로 들지 못한다.
- 엉덩관절 굽힘 90°쪽으로 양쪽 다리를 들어올린다.
- 양쪽 다리를 이완하지 못한다.
- 너무 빠르게 스트레칭한다.

이것을 시도한다!

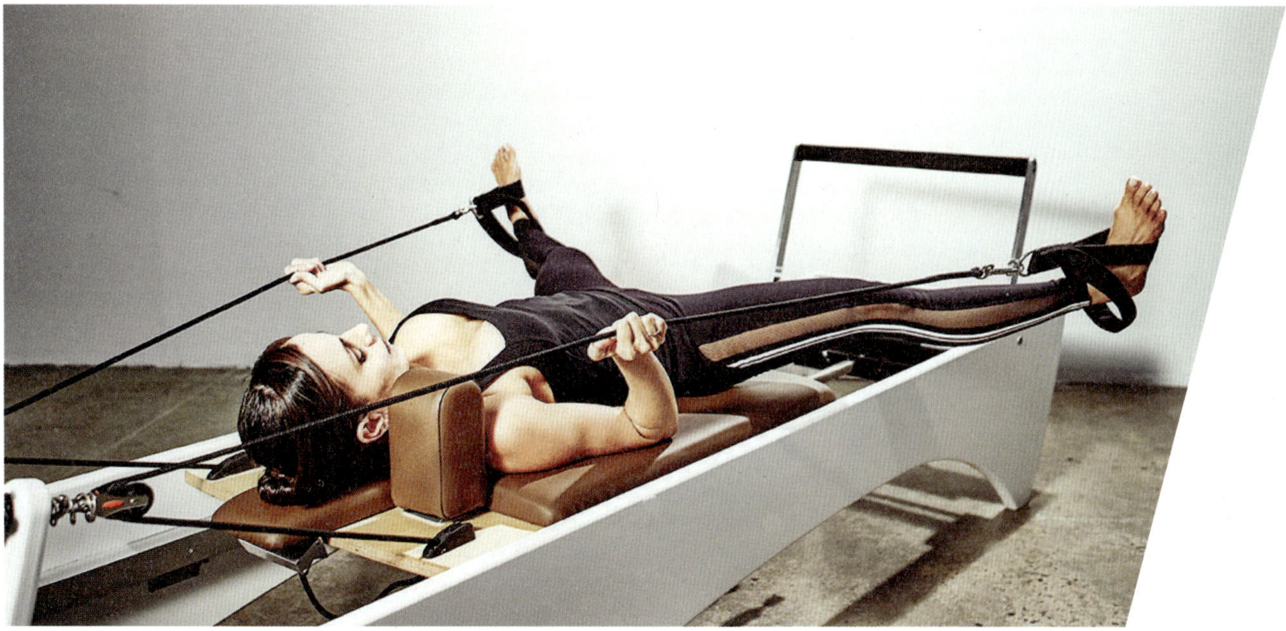

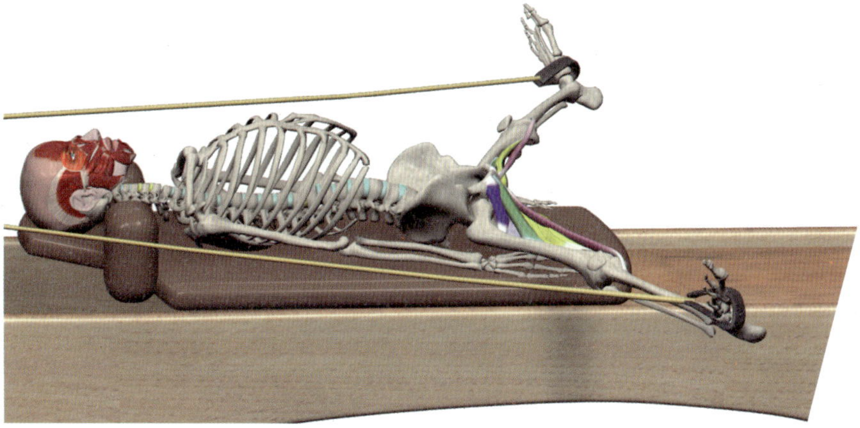

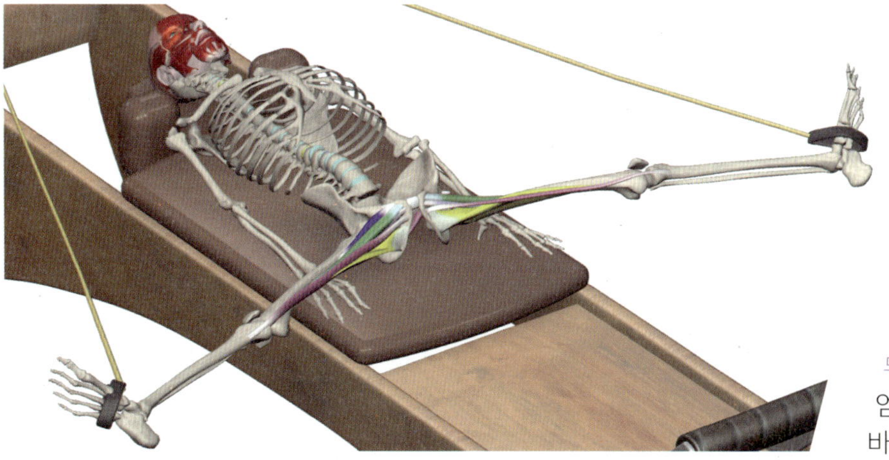

두덩근과 긴모음근에서 더 큰 효과를 얻기 위해, 양쪽 다리를 안쪽돌림하고, 바닥쪽으로 발을 내린다.

숏 롱 – 선 자세 (The Standing Short Long)

- **기준:** 누구나
- **스프링 장력:** 약함
- **강조 근육:** 전체 모음근군과 뒤넙다리근

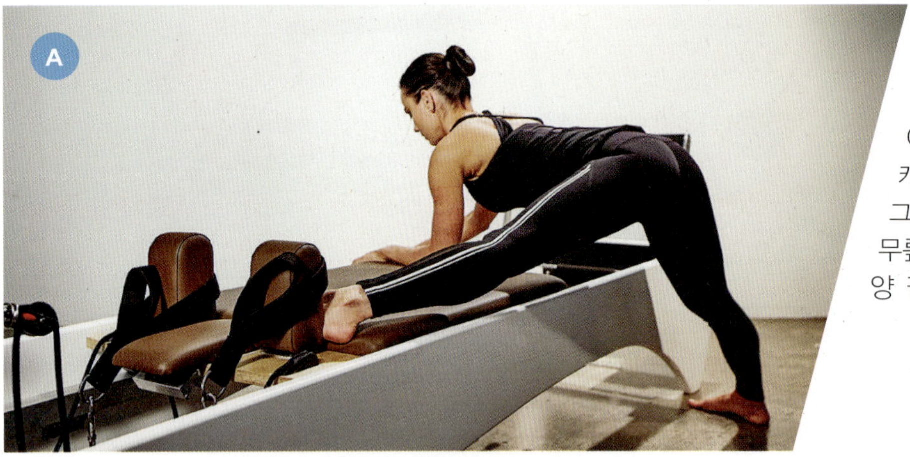

A & B: 스트레칭하는 방법

캐리지 위에 있는 다리(뻗은 다리)를 이용해 긴장 지점에 도달할 때까지 캐리지를 이동한다. 그런 다음, 바닥에 놓인 다리의 무릎을 천천히 굽힌다. 양 팔로 체중을 지지한다.

B: 수축하는 방법

발로 캐리지를 압박한다.

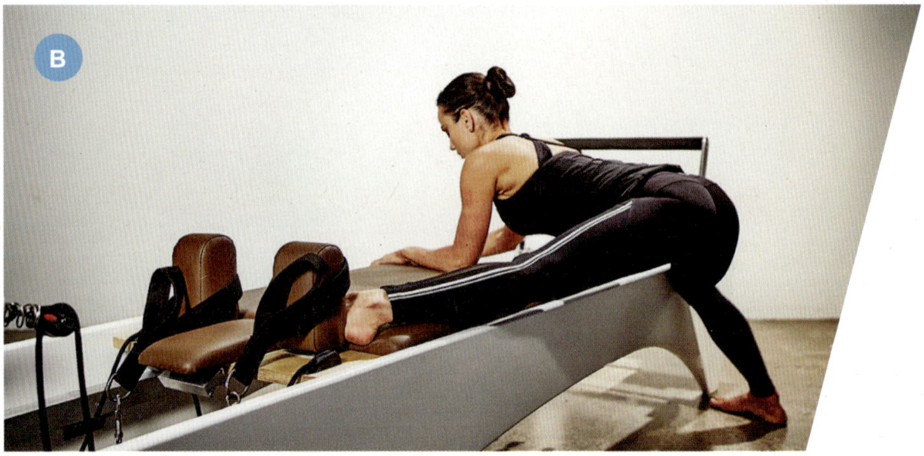

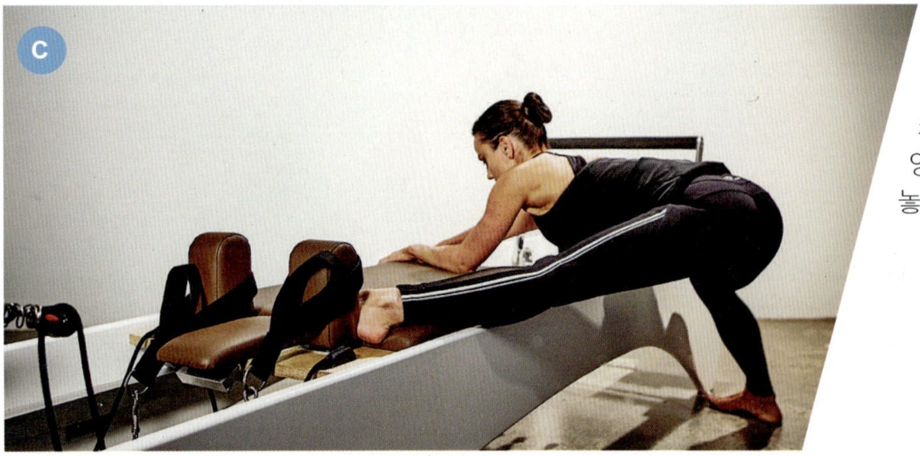

C: 추가 스트레칭 하는 방법

캐리지를 조금 더 이동시킨다. 엉덩이를 낮추기 위해 바닥에 놓인 다리를 굽힌다.

변형(Variations)

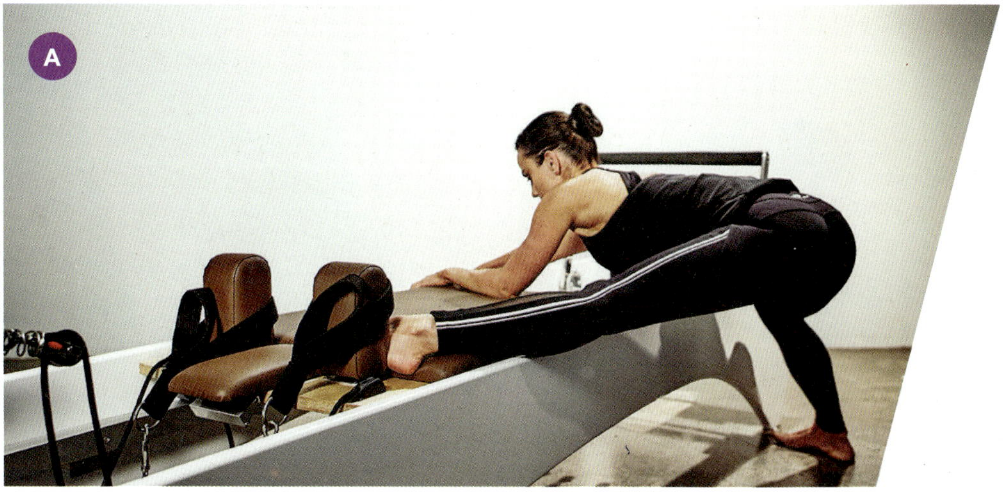

A: 캐리지로부터 멀어지도록 몸을 뒤쪽으로 기울인다.

B: 가슴을 오른쪽으로 돌린다.

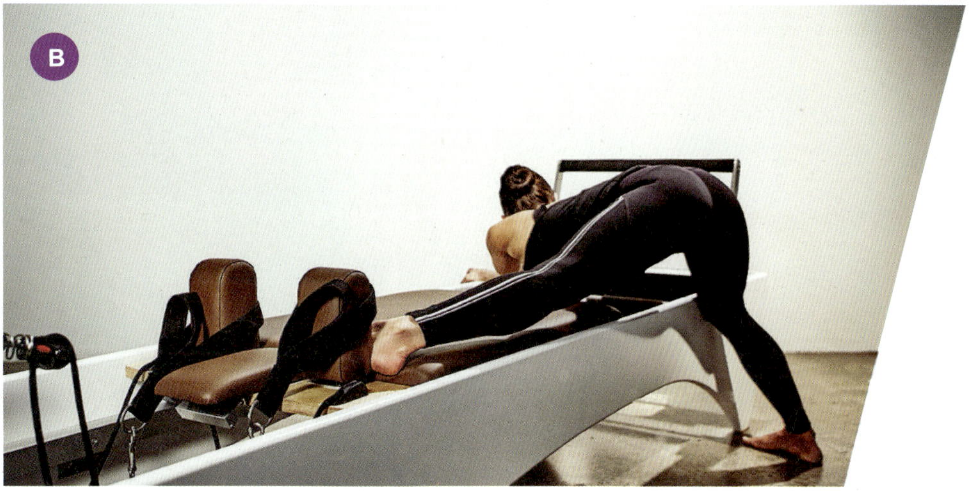

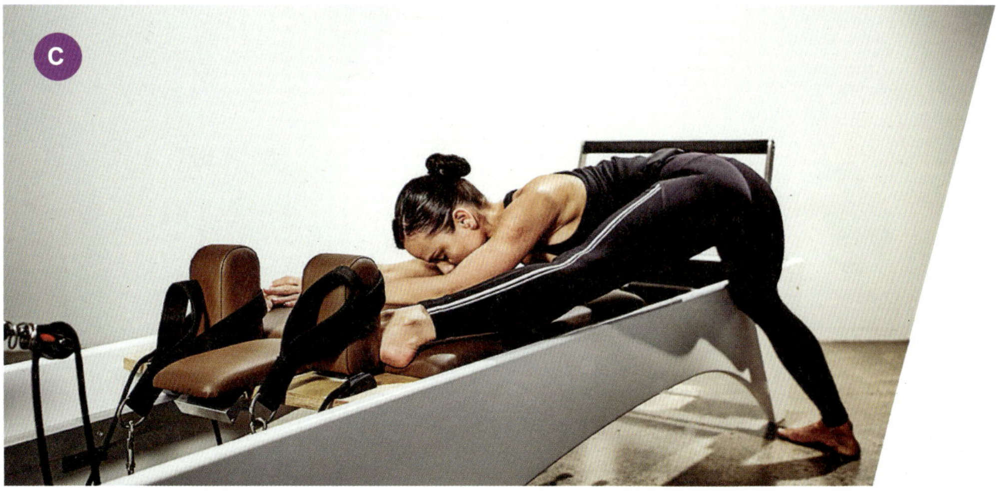

C: 가슴을 왼쪽으로 돌린다.

뒤넙다리근 변형(Hamstring Variation)

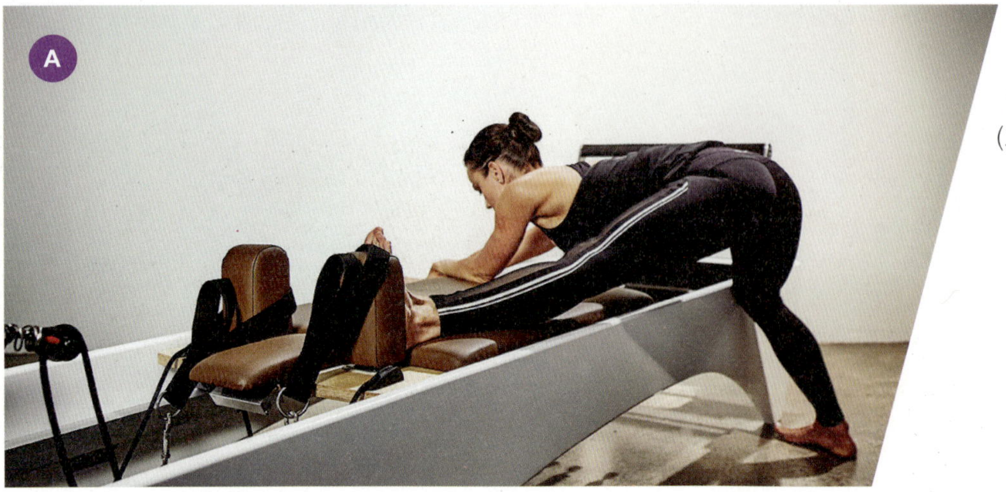

A: 뒤넙다리근에 효과를 주기 위해, 다리와 발을 위쪽으로 돌린다 (가쪽돌림).

B: 몸을 바닥쪽으로 기울인다.
가슴을 오른쪽으로 돌린다.

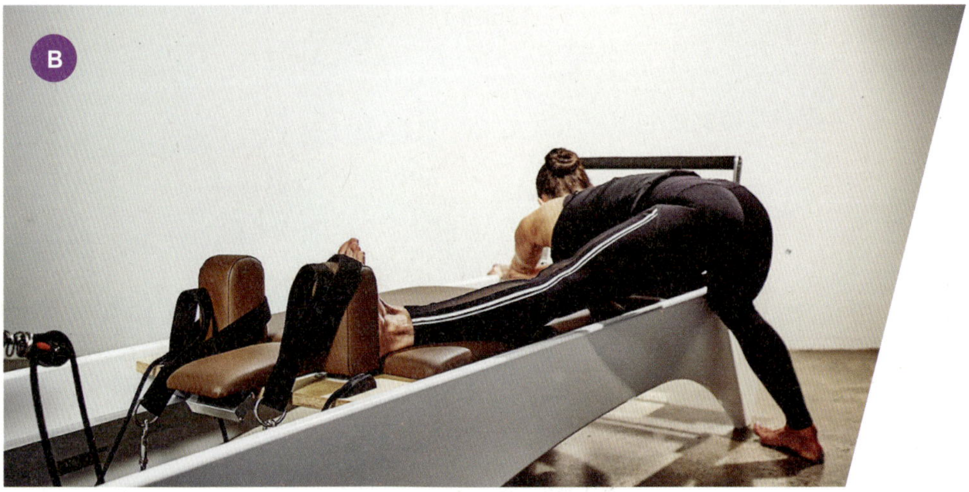

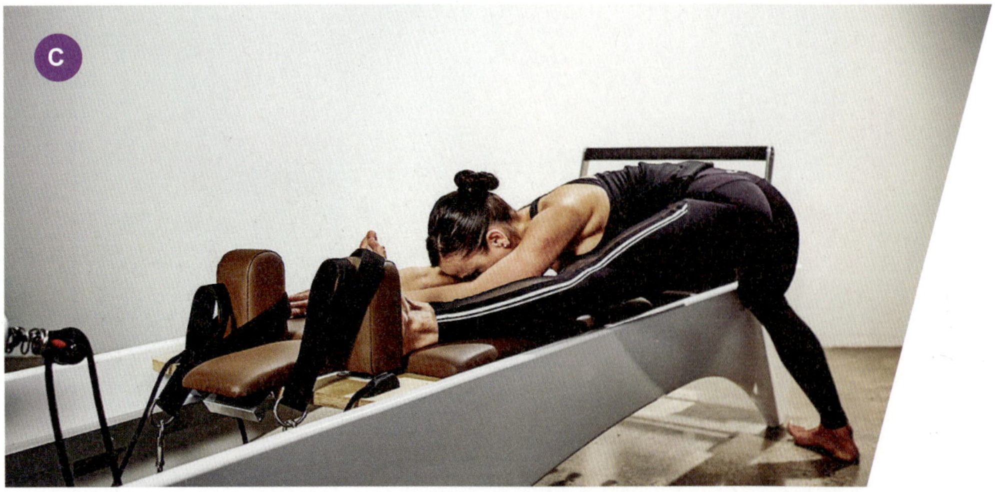

C: 가슴을 왼쪽으로 돌린다.

"커밍 홈" 변형("Coming Home" Variation)

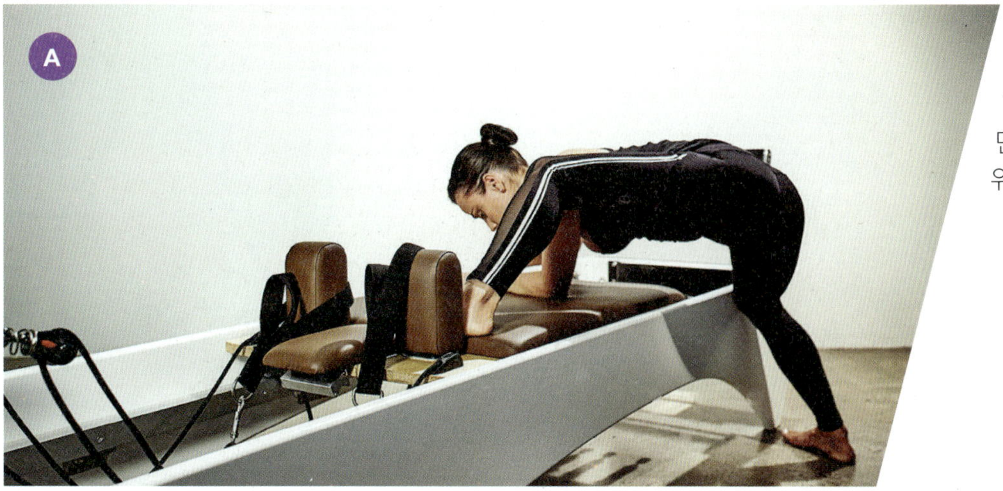

A: 위쪽 무릎을 굽힘함으로써 캐리지로 돌아온다.

만약 가능하다면, 캐리지 위에 팔꿈치를 배치한다.

B: 가슴을 허벅지 안으로 내린다.

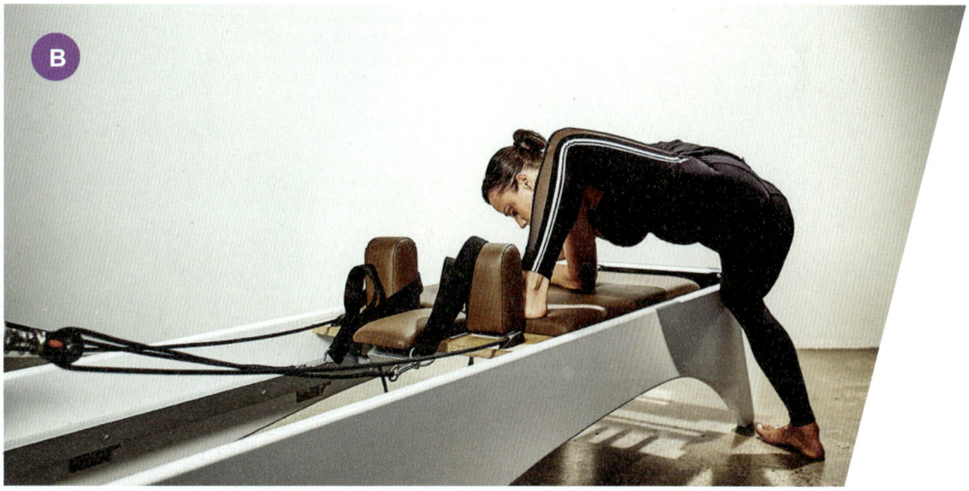

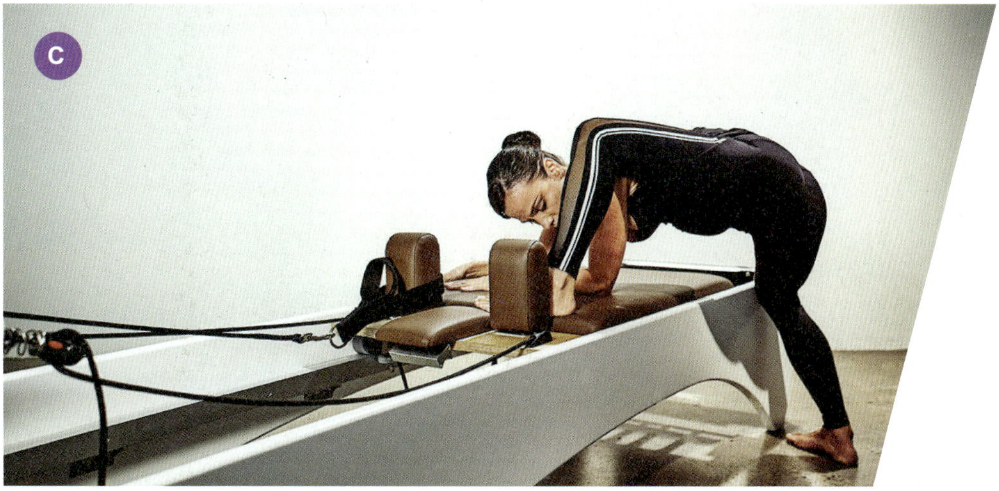

C: 가슴을 내리고 위쪽 발 쪽으로 돌린다.

짓눌린 개구리 (The Squashed Frog)

- **기준:** 누구나
- **스프링 장력:** 약함
- **강조 근육:** 모음근

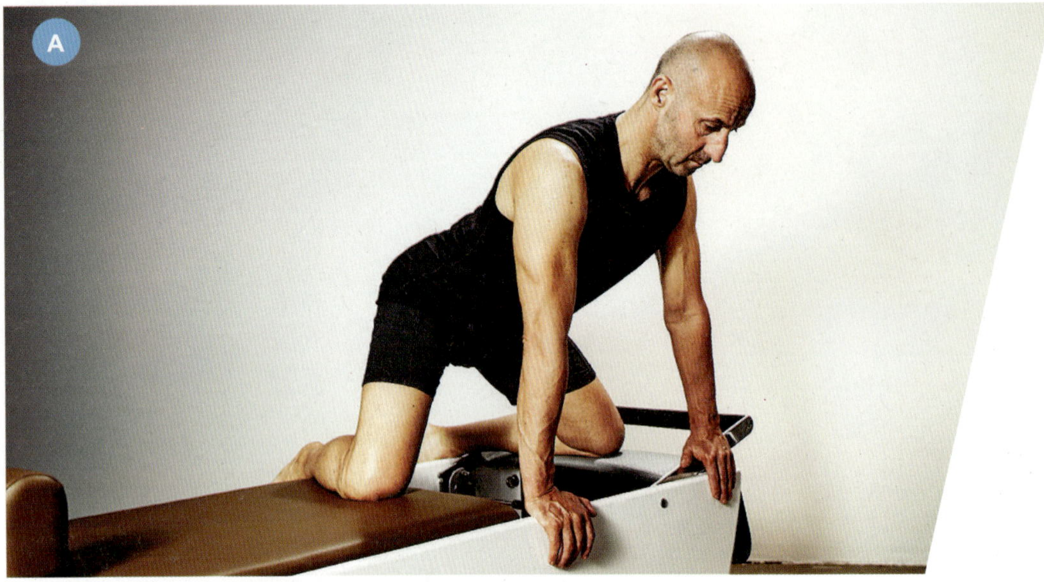

A: 스트레칭하는 방법 리포머 위에서 무릎꿇은 자세를 취하고, 엉덩관절와 무릎을 같은 수직선 상에 위치시킨다. 긴장 지점에 도달할 때까지 캐리지를 이동시킨다 (양쪽 다리를 벌림한다).

A: 수축하는 방법 양쪽 다리를 다시 모음한다.

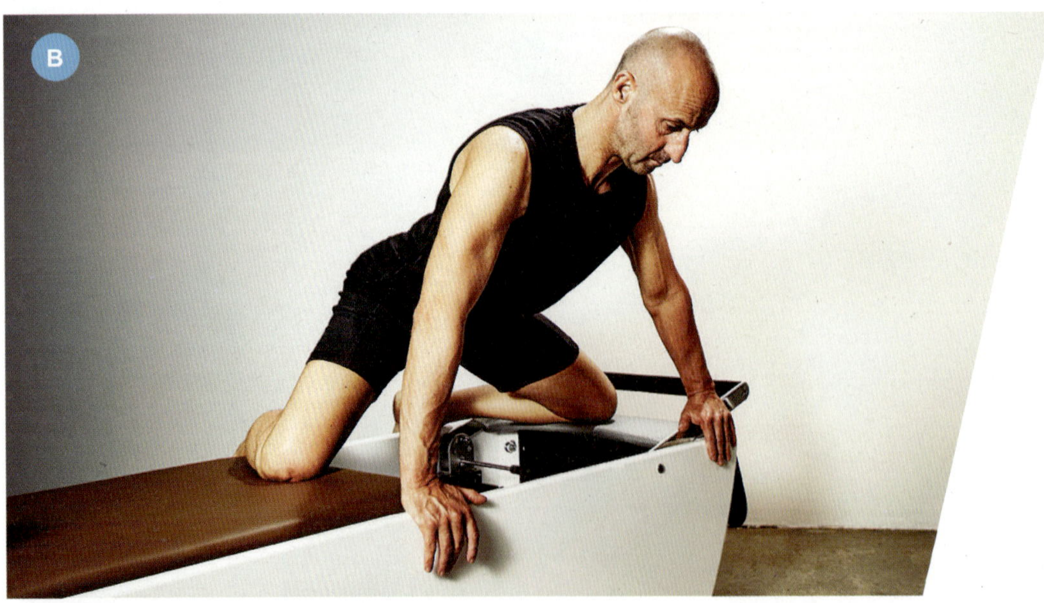

B: 추가 스트레칭하는 방법

양쪽 무릎/다리를 더 벌림하고, 양쪽 엉덩이를 내린다.
양 손을 이용하여 캐리지를 잡고, 또 체중을 지지한다.

변형(Variations)

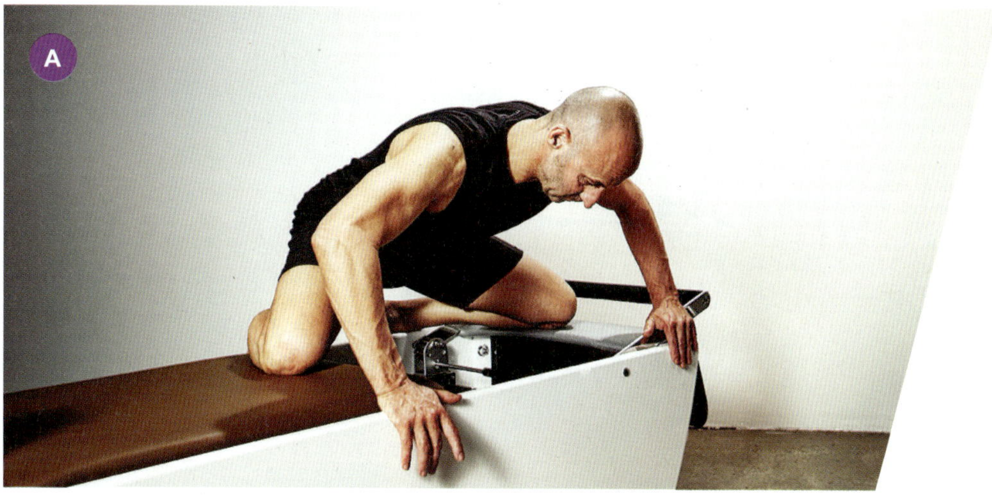

A: 양쪽 엉덩이를 뒤쪽과 앞쪽으로 기울인다.

B: 오른쪽으로 비틀고, 그 자세를 유지한다.

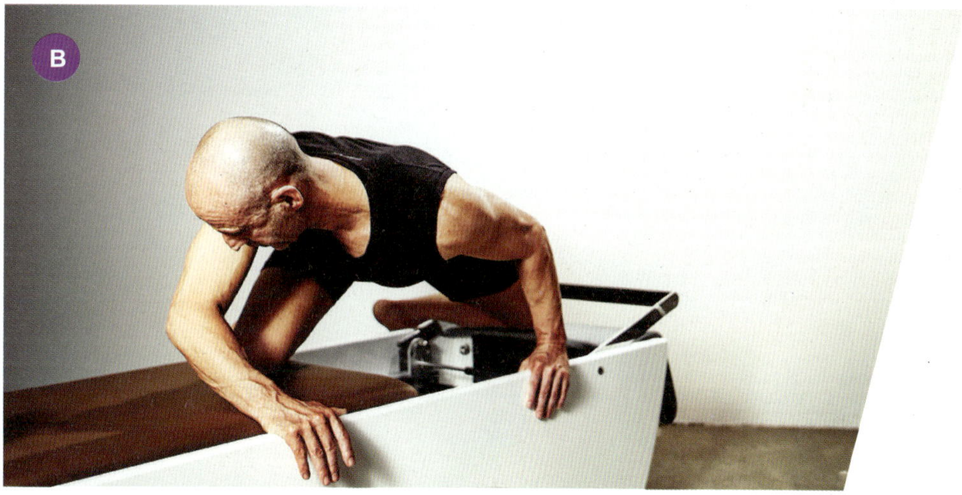

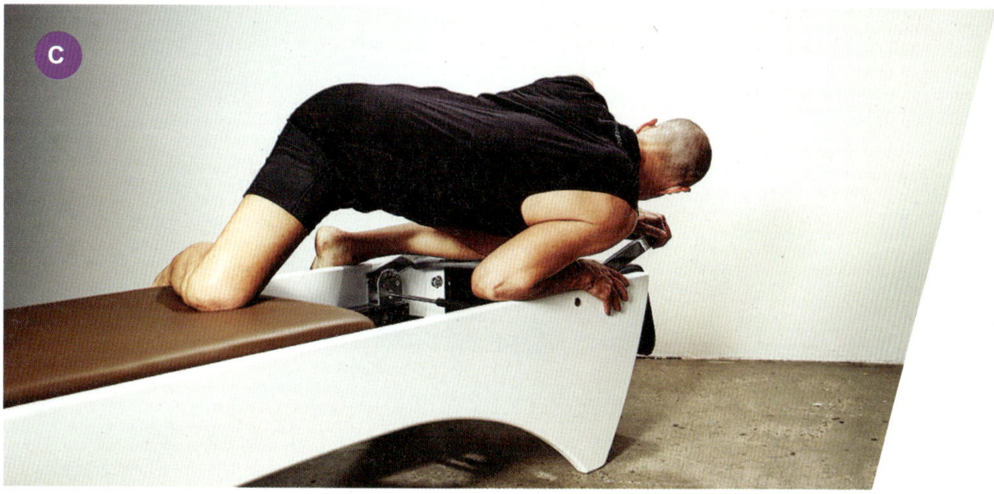

C: 왼쪽으로 비틀고, 그 자세를 유지한다.

Chapter 6

척추

The Spine

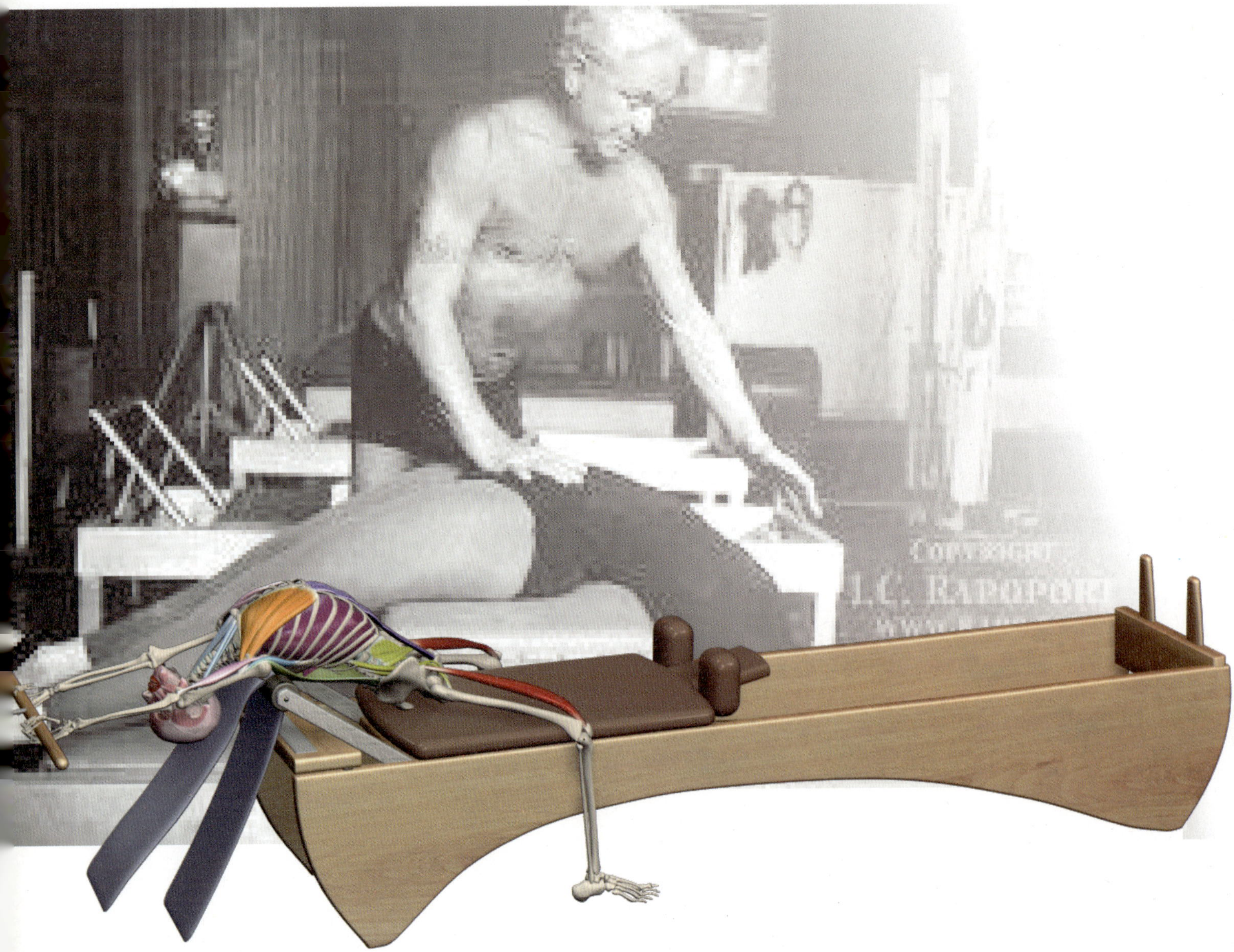

이 장에 대하여

"만약 여러분이 30살이지만 척추가 뻣뻣하다면, 여러분은 늙은 사람이다. 반대로 여러분이 60살이지만 척추가 유연하다면, 여러분은 젊은 사람이다." – 조셉 필라테스

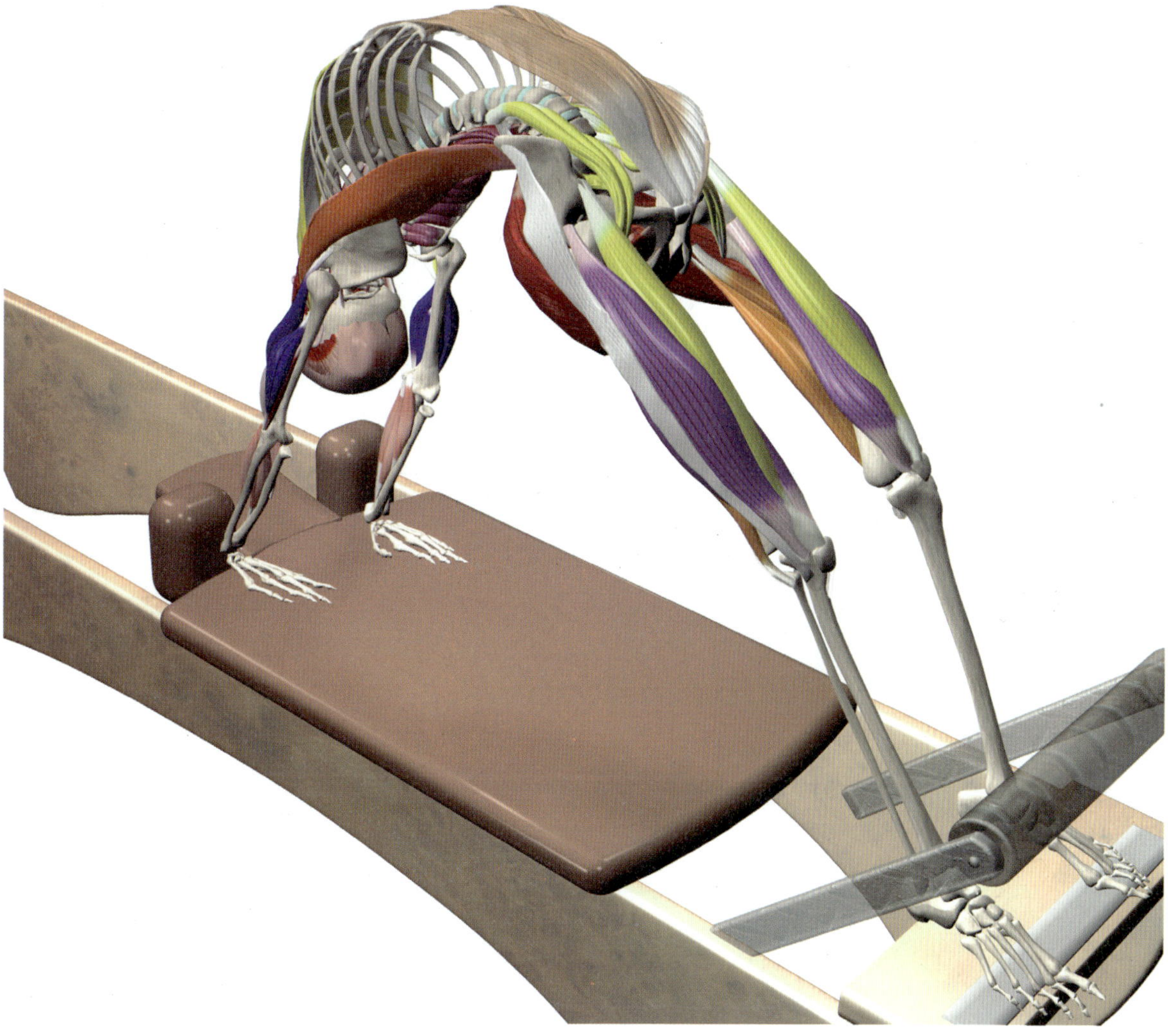

이 장은 다음과 같이 척추 움직임을 나눈다: 굽힘(앞쪽 굽힘), 폄(뒤쪽 굽힘), 돌림(비틀림), 옆굽힘 등. 이 운동들과 그것의 복합 운동은 일상활동에 필수적인 움직임이고, 건강한 척추를 위해 이 움직임들을 잘 유지해야 한다.

각 단락 내에는, 초급자 스트레칭과 고급자 스트레칭이 있다. 여러분은 스트레칭을 수행할 때 각 단락으로부터 적어도 한 개 이상의 스트레칭을 수행해야 한다.

굽힘

Flexion

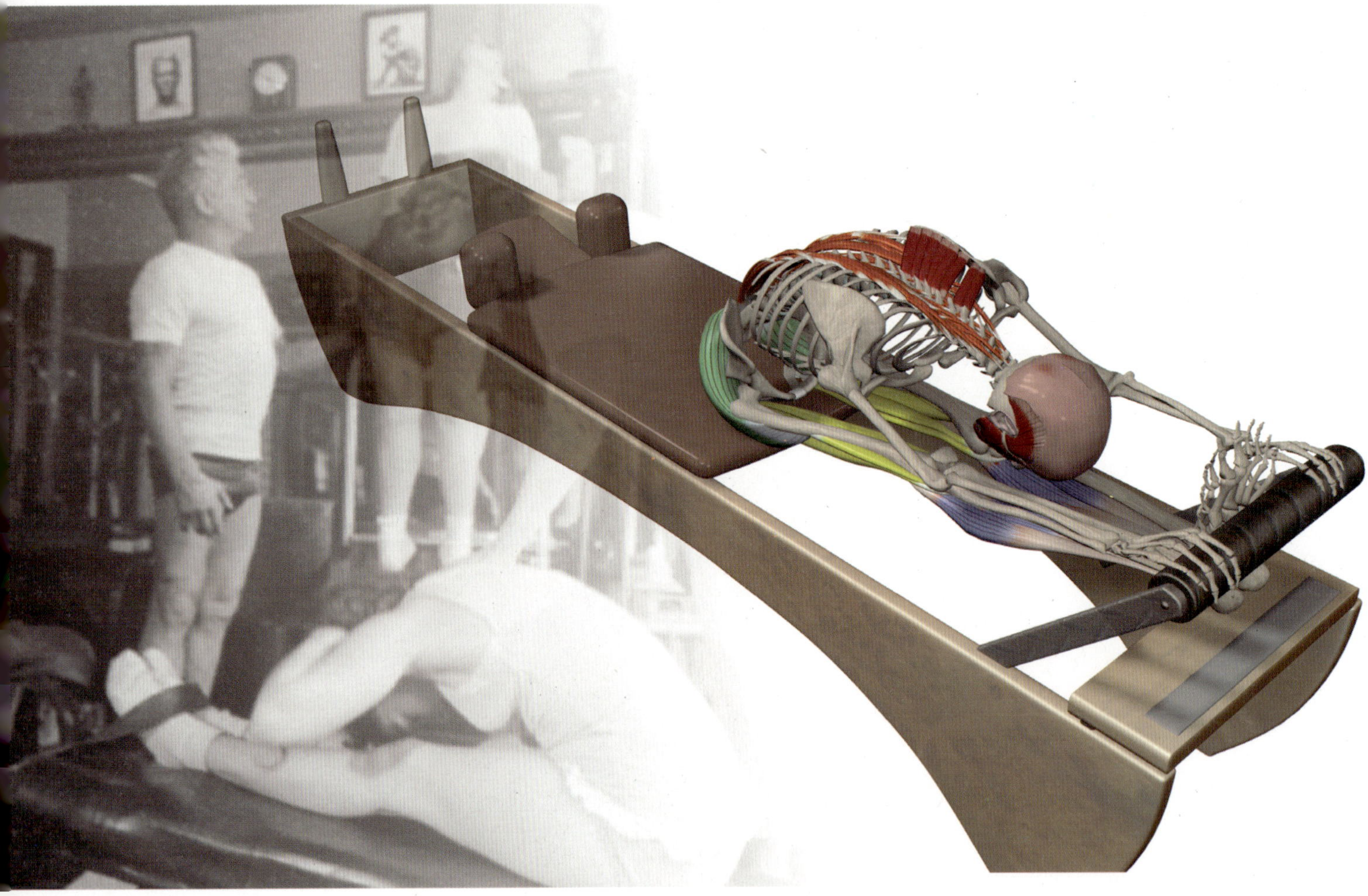

굽힘/역방향 컬 (Flexion/The Reverse Curl)

- **기준:** 누구나
- **스프링 장력:** 중간
- **강조 근육:** 모든 척추 폄근(얕은층에서 깊은층까지), 어깨올림근, 위등세모근, 마름근(능형근), 널판근(판상근)

A & B: 스트레칭하는 방법

양쪽 팔을 약간 굽힘하여, 양 손을 어깨 받침대에 배치하고 앉는다.
구부정한 자세를 취하거나, 골반을 뒤쪽으로 롤링한다 (뒤쪽 경사).
배근육을 타이트하게 만든다.
양쪽 팔을 어깨 받침대와 반대되는 방향과 위쪽 방향으로 압박한다.
가슴 쪽으로 턱을 당긴다.

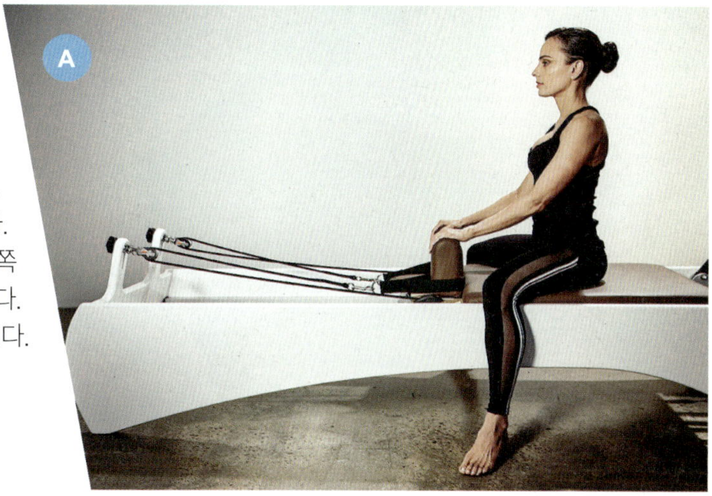

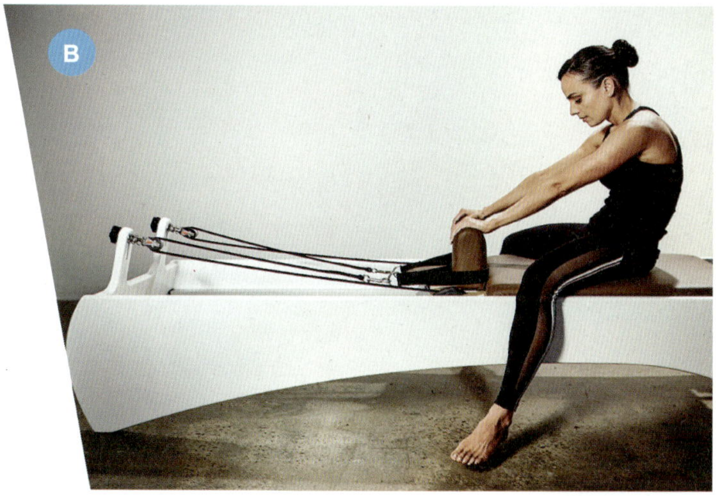

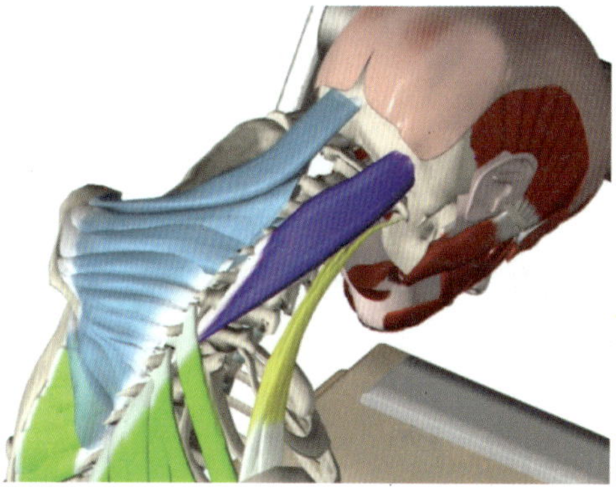

C: 변형

양쪽 어깨 쪽으로 머리를 기울이고, 또 돌림한다 (어깨올림근과 위등세모근).

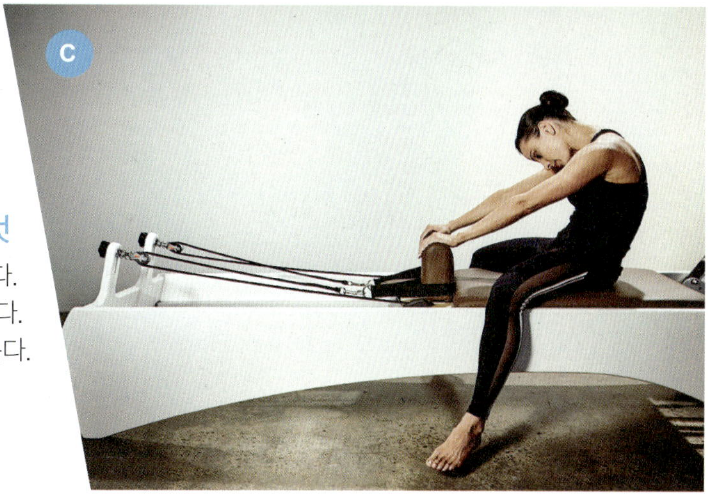

조심해야 할 것

- 골반 경사가 충분하지 않다.
- 양쪽 팔을 위쪽으로 압박하지 않는다.
- 머리가 측면으로 경사하지 않는다.

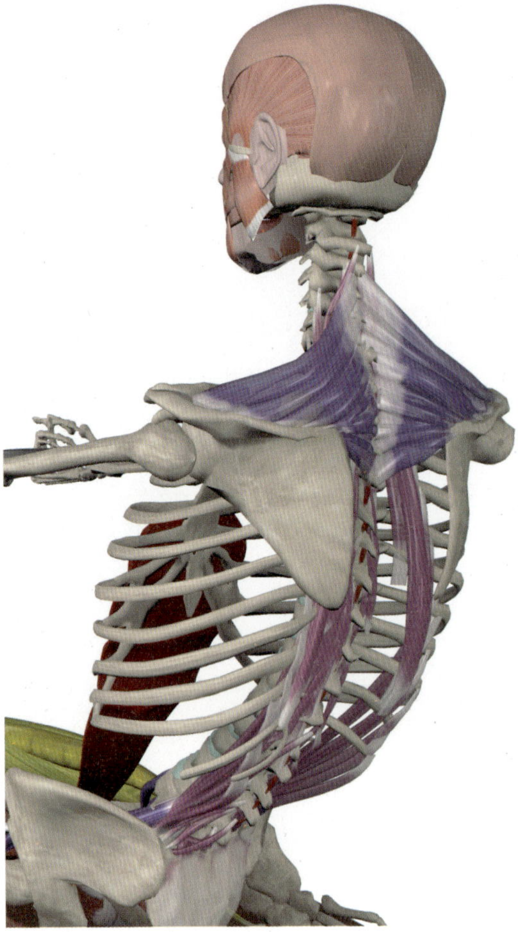

몸통이 굽힘하고 어깨뼈가 벌림 (내밈으로 알려진)될 때, 척주세움근과 중간등세모근이 스트레칭될 것이다.

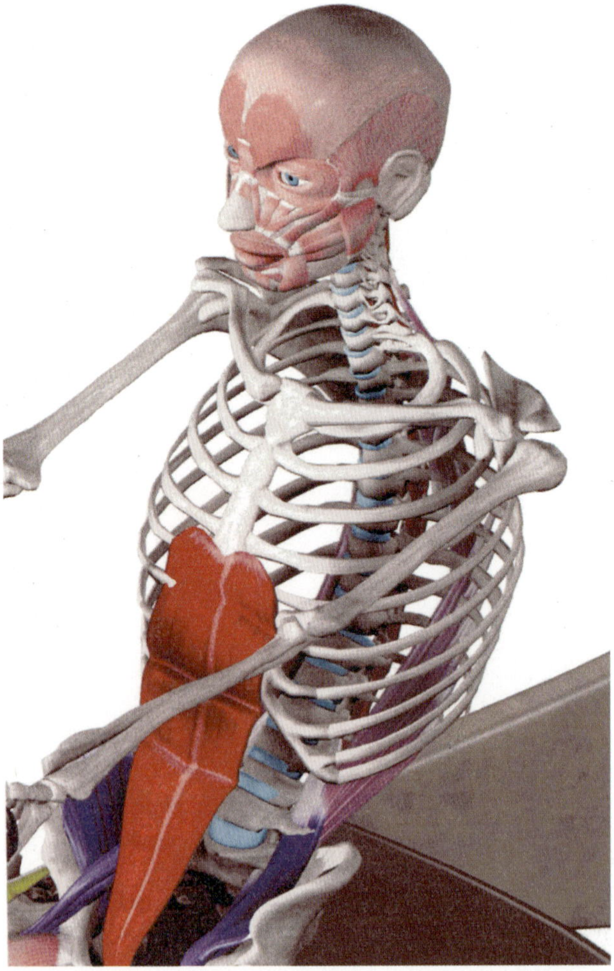

배근육을 수축한다.

몸통의 굽힘을 더욱 깊게 하고, 또 골반의 뒤쪽경사를 증가시킨다.

작은허리근도 이런 작용에 도움을 줄 수 있다.

뒤쪽 스트레칭 (The Posterior Stretch)

- **기준:** 초급자
- **스프링 장력:** 약함 – 중간
- **강조 근육:** 모든 척추 펌근(얕은층에서 깊은층까지), 뒤넙다리근, 장딴지 근육, 큰모음근, 큰볼기근, 넓은등근

A & B: 스트레칭하는 방법

양쪽 발을 낮은 자세로 배치하고 앉는다.
궁둥뼈와 양쪽 발을 정렬시킨다.
긴장 지점까지 양쪽 다리를 천천히 뻗는다.
턱을 가슴으로 가져간다.

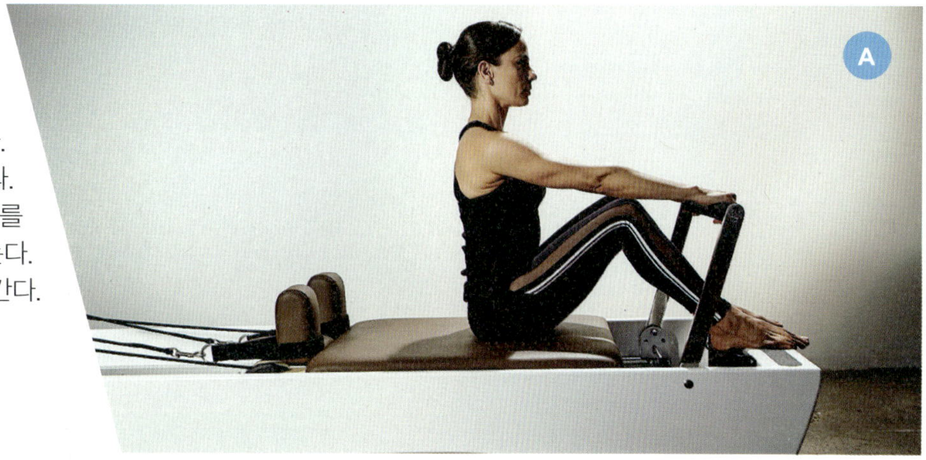

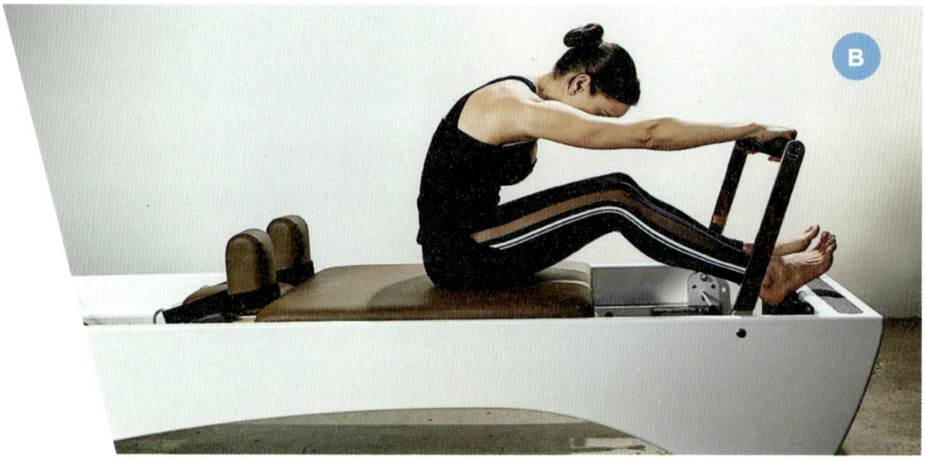

B: 수축하는 방법

양쪽 발로 리포머를 압박한다.

C: 추가 스트레칭 하는 방법

양쪽 다리를 조금 더 뻗는다.

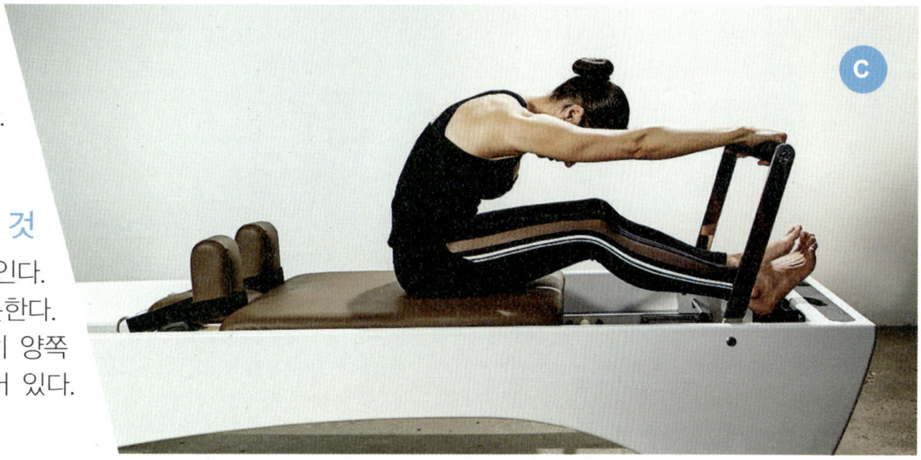

조심해야 할 것

- 너무 빠르게 캐리지를 움직인다.
- 턱을 가슴으로 가져가지 못한다.
- 등뼈가 너무 굽힘되고, 여전히 양쪽 다리가 굽힘되어 있다.

뒤쪽 스트레칭 2.0 (The Posterior Stretch 2.0)

- **기준:** 초급자   - **스프링 장력:** 약함 – 중간
- **강조 근육:** 모든 척추 폄근(얕은층에서 깊은층까지), 뒤넙다리근, 장딴지근육, 큰모음근, 큰볼기근, 넓은등근

A & B:
스트레칭하는 방법

궁둥뼈와 양쪽 발을 정렬시킨다.
긴장 지점까지 양쪽 다리를 천천히 뻗는다.
턱을 가슴으로 가져간다.

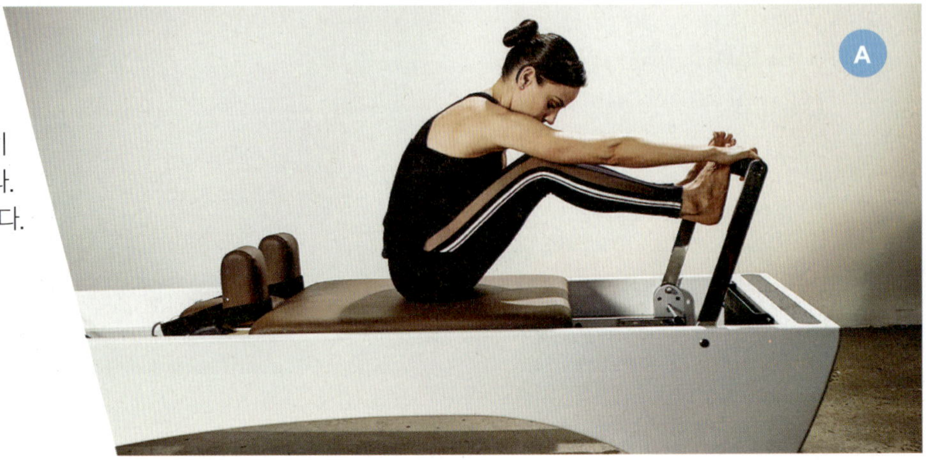

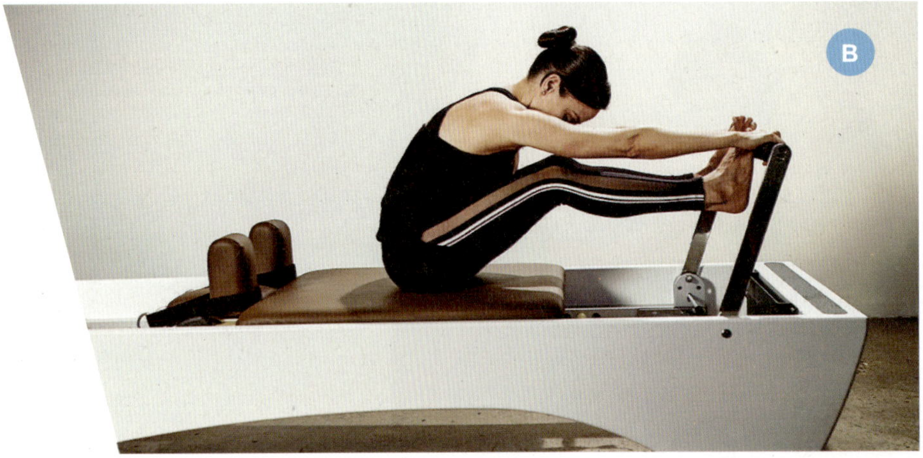

B: 수축하는 방법

양쪽 발로 풋바를 압박한다.
척추를 곧게 펴하기 위해 가슴을 들어올린다.

C: 추가 스트레칭 하는 방법

가능하면 양쪽 다리를 완전히 뻗는다.

조심해야 할 것

- 너무 빠르게 캐리지를 움직인다.
- 턱을 가슴으로 가져가지 못한다.
- 등뼈가 너무 굽힘되고, 여전히 양쪽 다리가 굽힘되어 있다.

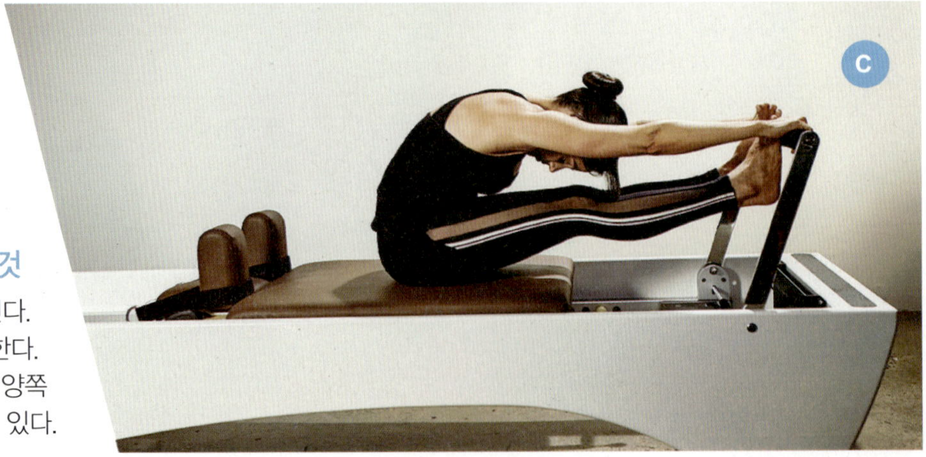

여러분이 양쪽 다리를 뻗을 때, 신체 뒤쪽에 있는 모든 근육의 사슬이 스트레칭될 것이다.

장딴지 근육군, 뒤넙다리근과 전체 척주세움근이 스트레칭될 것이다. 이들 그룹이 근막으로 서로 연결되어 있기 때문에, 한 부위의 긴장이 다른 부위로 전달될 수 있다.

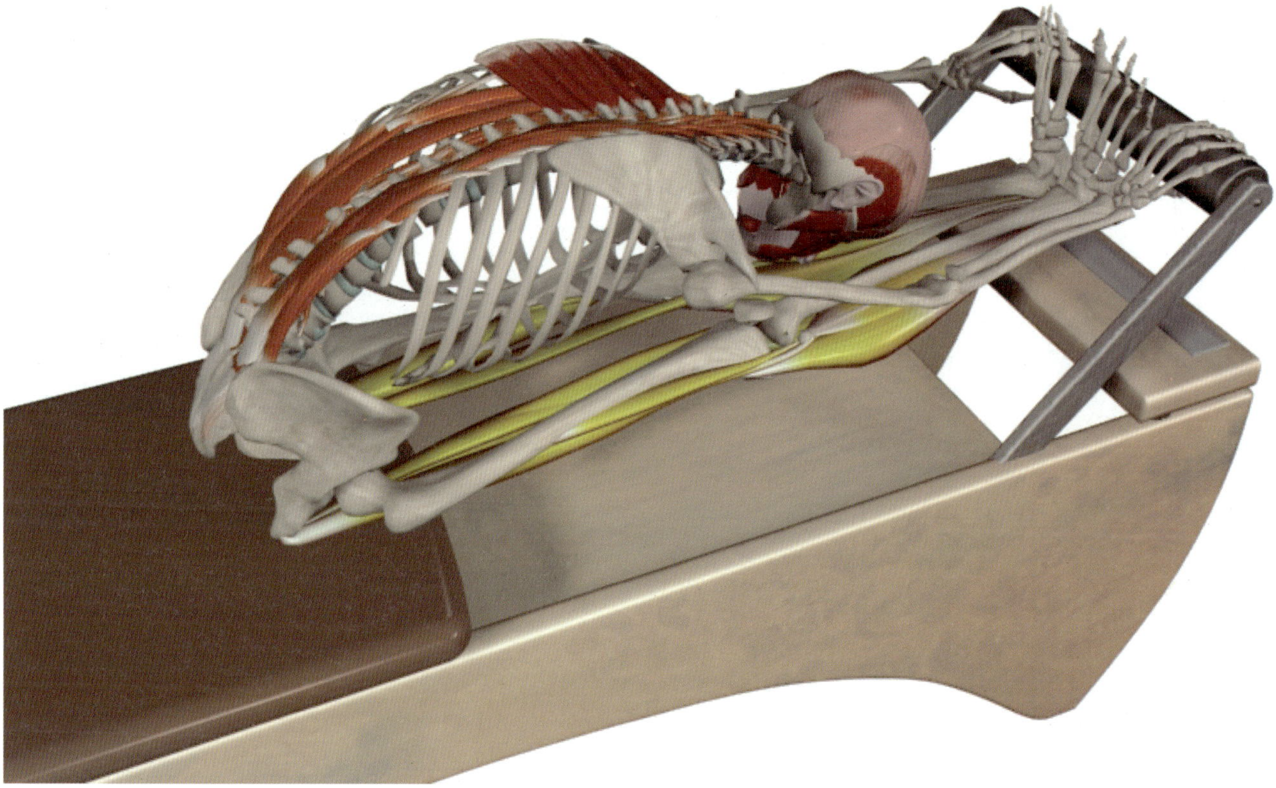

강사를 위한 노트: 뒤쪽 사슬의 타이트니스와 관련된 일반적인 자세 보상 패턴은 발등굽힘 제한, 무릎 젖힘, 뒤넙다리근 단축, 엉치뼈 뉴테이션, 위쪽 목뼈의 젖힘, 그리고 뒤통수의 돌림 등을 포함한다.

등과 팔에 붙어 있는 크고 중요한 근육인, 넓은등근도 이때 종종 스트레칭될 수 있다.

넓은등근은 배가로근과 연결되어 있고, 만약 이런 스트레칭 동안 손상되는 느낌이 들면, 척추를 보호하는데 이용될 수 있다.

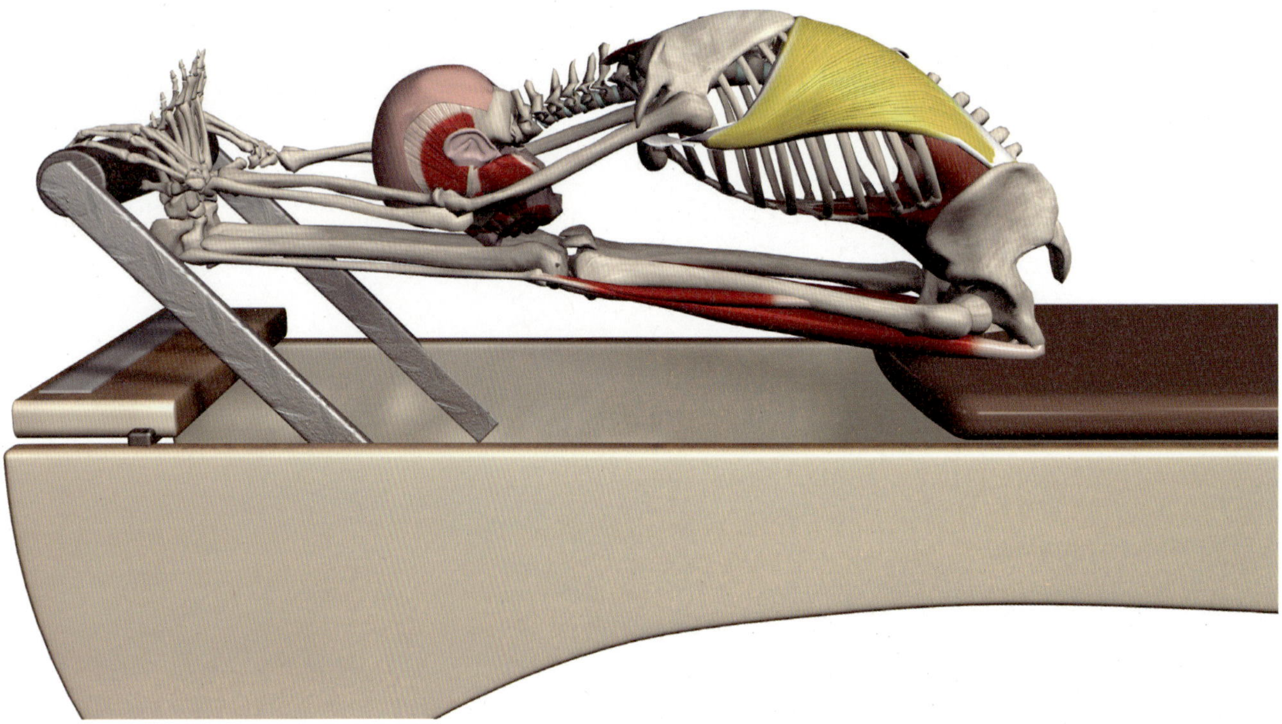

이런 스트레칭과 근력강화를 통합시키는 팁과 큐를 위해 온라인 워크샵인 "Safeguarding the Spine"를 참고하기 바란다.

☆ www.innovationsinpilates.com의 "Safeguarding the Spine" **온라인샵.**

크고 강력한 큰볼기근이 넙다리뼈에 붙어 있기 때문에, 이 자세 때 큰볼기근도 스트레칭될 수 있다.

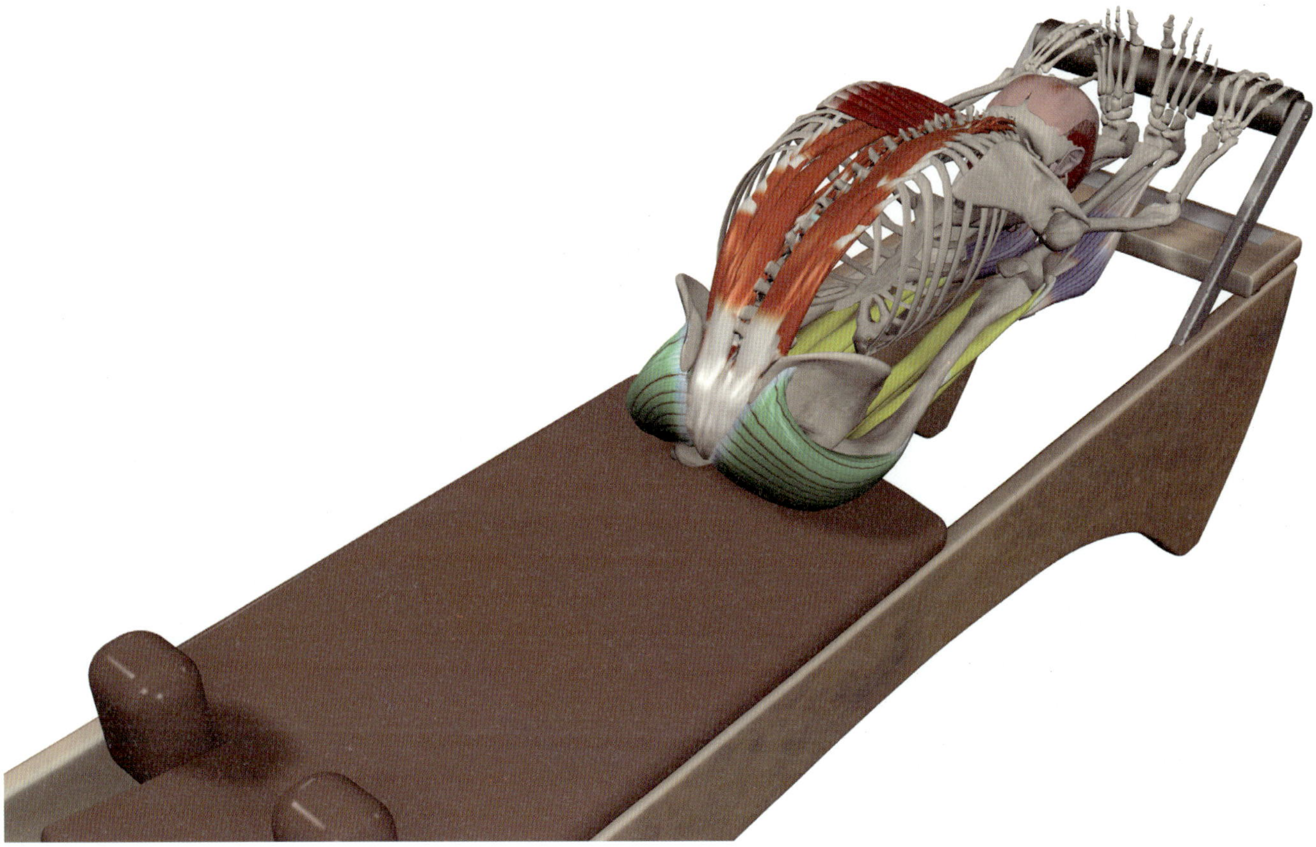

만약 여러분이 타이트하고, 어깨뼈가 위쪽으로 돌림되어 있다면, 여러분의 마름근(능형근)도 어느 정도 스트레칭될 것이다.

뒤쪽 스트레칭 3.0 (The Posterior Stretch 3.0)

- **기준:** 고급자 • **스프링 장력:** 약함 – 중간
- **강조 근육:** 모든 척추 폄근(얕은층에서 깊은층까지), 뒤넙다리근, 장딴지근육, 큰모음근, 큰볼기근, 넓은등근

A: 스트레칭하는 방법

긴장 지점까지 양쪽 다리를 천천히 뻗는다.
턱을 가슴으로 가져간다.

A: 수축하는 방법

양쪽 발로 풋바를 압박한다.

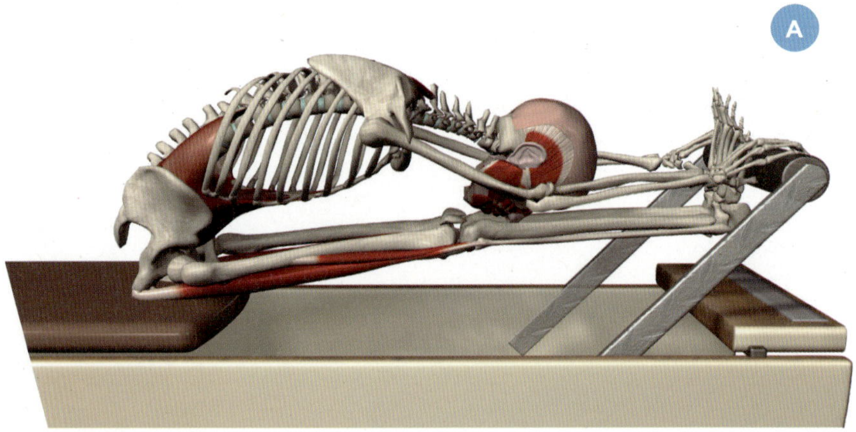

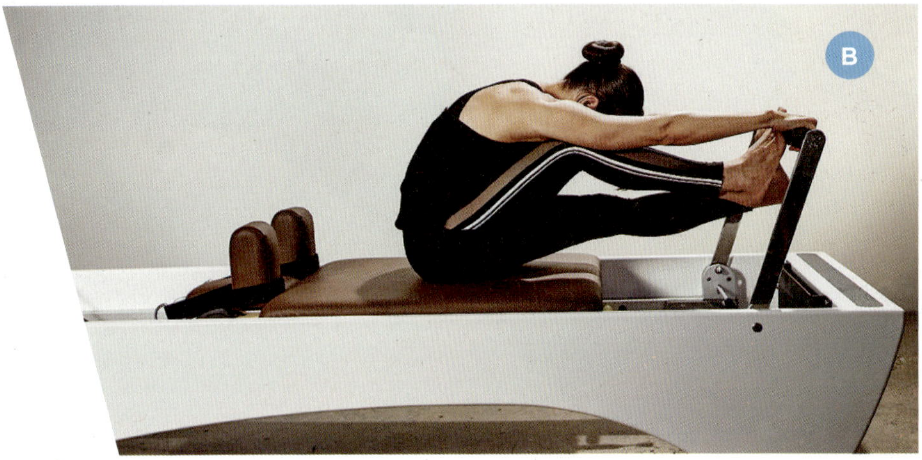

B & C: 추가 스트레칭 하는 방법

한쪽 발꿈치를 내리고, 다른 쪽 다리를 굽힘하거나 양쪽 발꿈치를 내린다.

조심해야 할 것

- 너무 빠르게 캐리지를 움직인다.
- 턱을 가슴으로 가져가지 못한다.
- 등뼈가 너무 굽힘되고, 여전히 양쪽 다리가 굽힘되어 있다.

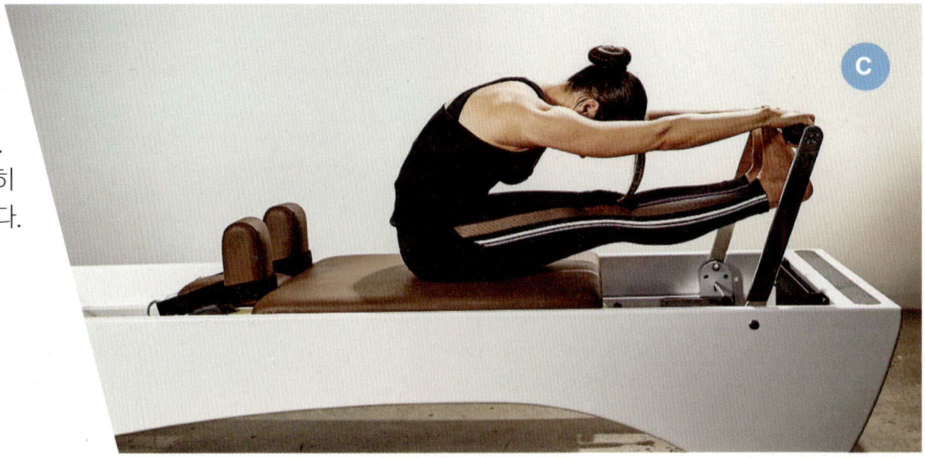

뒤쪽 스트레칭 4.0 (The Posterior Stretch 4.0)

- **기준:** 고급자
- **스프링 장력:** 약함 – 중간
- **강조 근육:** 뒤넙다리근, 장딴지근육, 큰모음근, 큰볼기근

A: 스트레칭 하는 방법

긴장 지점까지 양쪽 다리를 천천히 뻗고 풋바 밑으로 양쪽 발꿈치를 내린다.

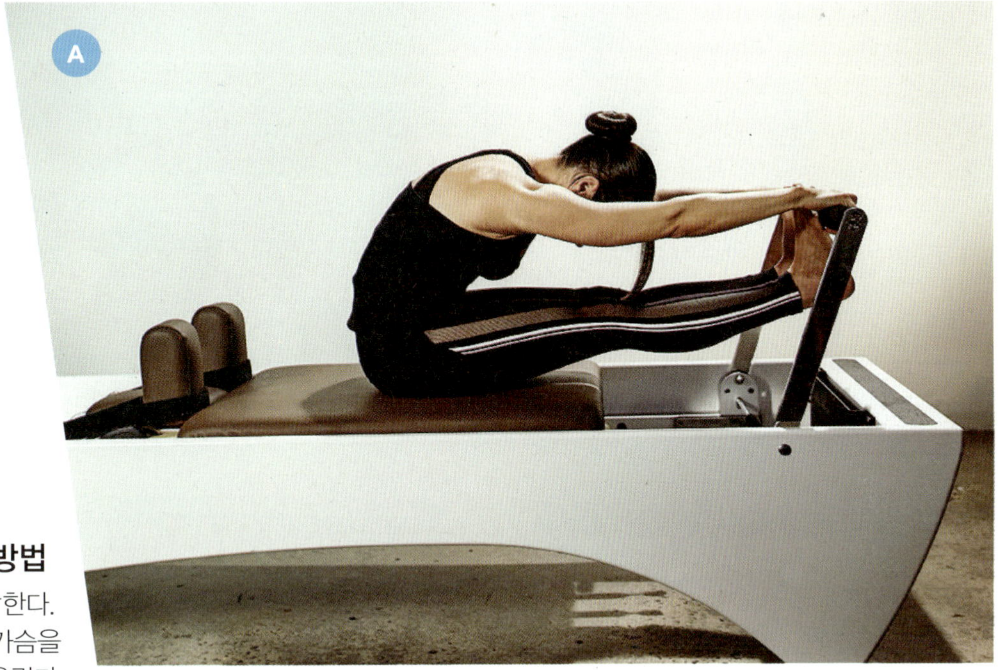

B: 수축하는 방법

양쪽 발로 풋바를 압박한다. 척추를 곧게 펴하기 위해 가슴을 들어올린다.

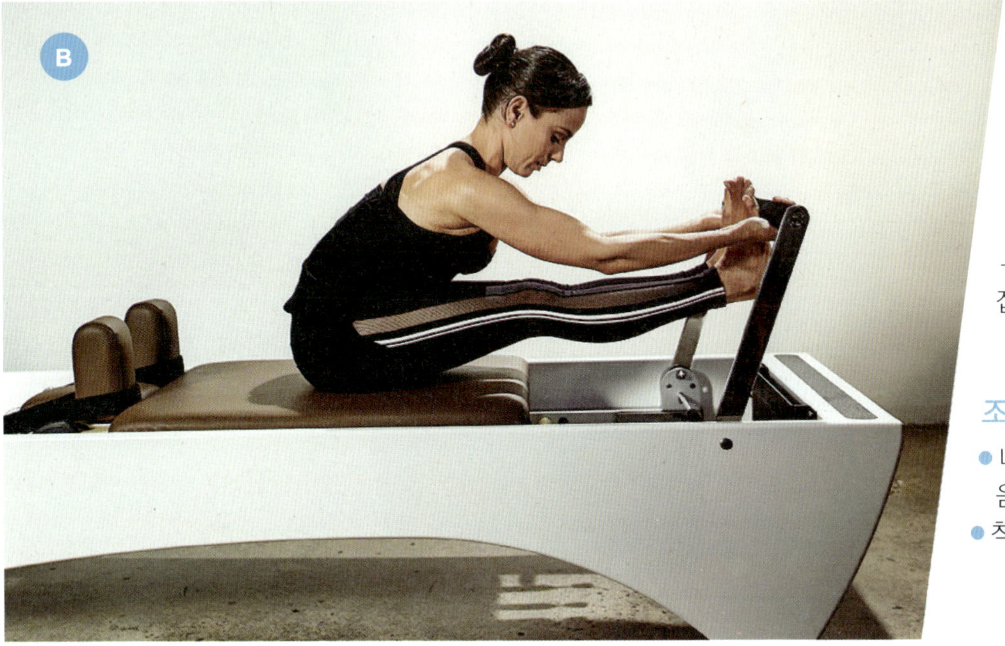

B: 추가 스트레칭 하는 방법

양쪽 발꿈치를 조금 더 내린다.
척추를 뒤쪽으로 휜다(폄)
다리 쪽으로 가슴을 당긴다
– 손을 밑으로 한 풋바 잡기를 참고한다.

조심해야 할 것

- 너무 빠르게 캐리지를 움직인다.
- 척추를 굽힘한다.

당기고 밀기 (The Pull Push)

- **기준:** 누구나
- **스프링 장력:** 없음
- **강조 근육:** 모든 척추 폄근, 마름근, 중간등세모근과 위등세모근, 어깨올림근

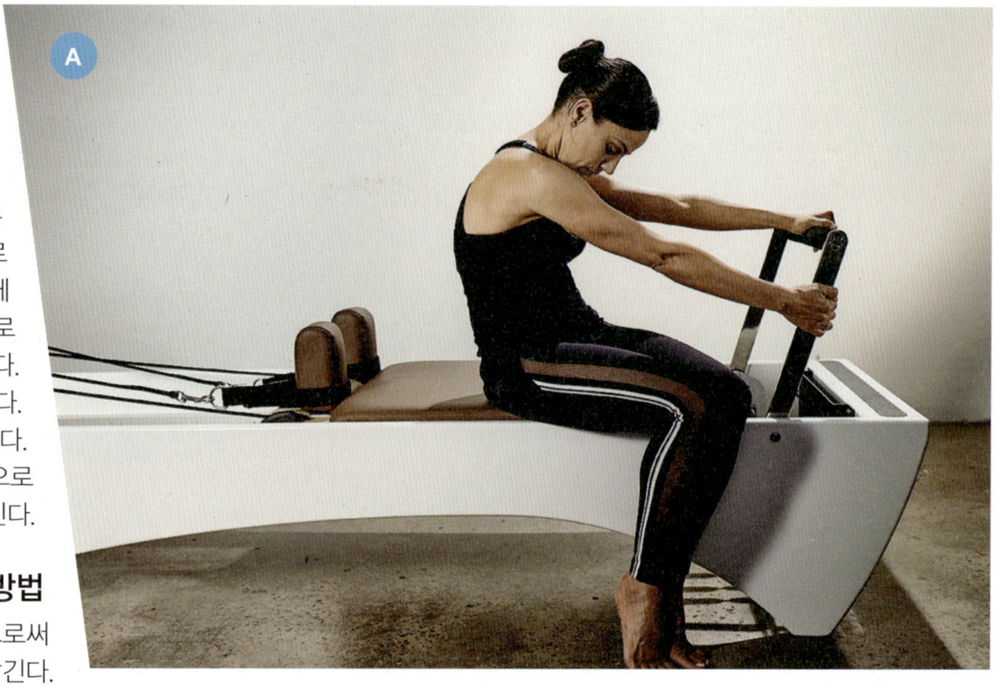

A: 스트레칭 하는 방법

풋바와 비스듬한 각도로 앉는다. 풋바 쪽으로 두덩뼈를 보냄으로써 캐리지를 움직이지 않도록 하고, 골반을 뒤쪽으로 롤링한다. 사진처럼 풋바에 양 손을 배치한다. 팔로 사이드바를 가볍게 당긴다. 풋바에 놓인 팔로 강하게 민다. 턱을 가슴 쪽으로 당긴다. 몸 전체를 강하게 뒤쪽으로 기울인다.

A: 수축하는 방법

어깨뼈를 뒷당김함으로써 사이드바를 강하게 당긴다.

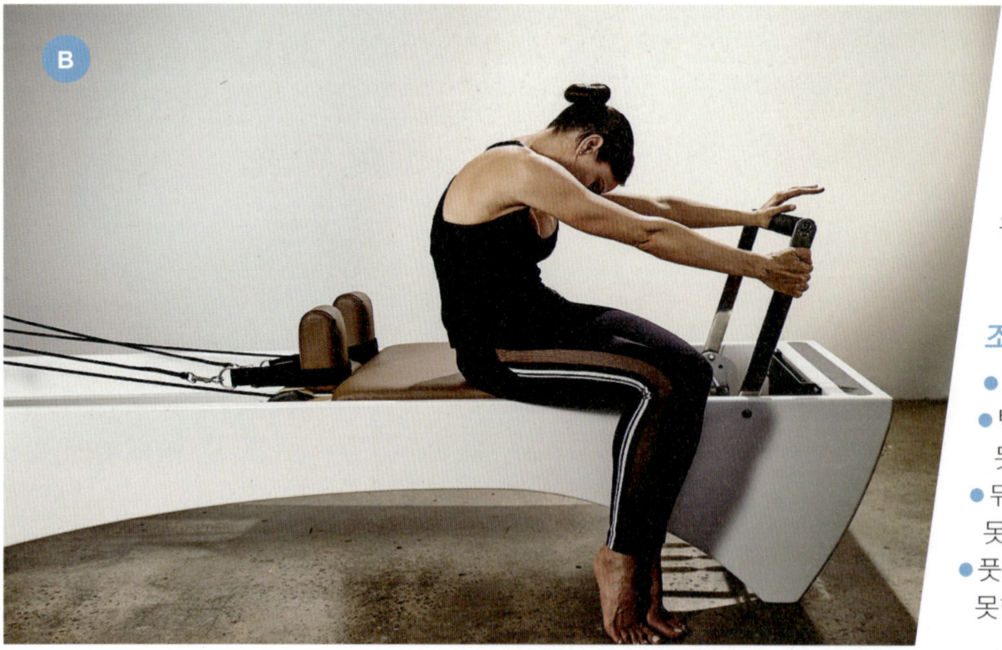

B: 추가 스트레칭 하는 방법

뒤쪽으로 조금 더 기울인다. 배근육을 타이트하게 만든다. 귀를 위쪽 팔 (사진의 경우는 왼쪽) 쪽으로 기울인다.

조심해야 할 것

- 캐리지를 움직이는 것
- 턱을 가슴으로 가져가지 못한다.
- 뒤쪽으로 몸을 기울이지 못한다.
- 풋바 쪽으로 골반을 밀지 못한다.

마름근과 함께, 중간등세모근과 위등세모근이 스트레칭할 것이다; 사이드바에 놓인 팔 쪽의 근육. 반드시 바꾸어 양쪽을 모두 스트레칭한다.

여러분이 턱을 가슴으로 가져갈 때,
어깨올림근과 머리널판근도
스트레칭될 것이다.

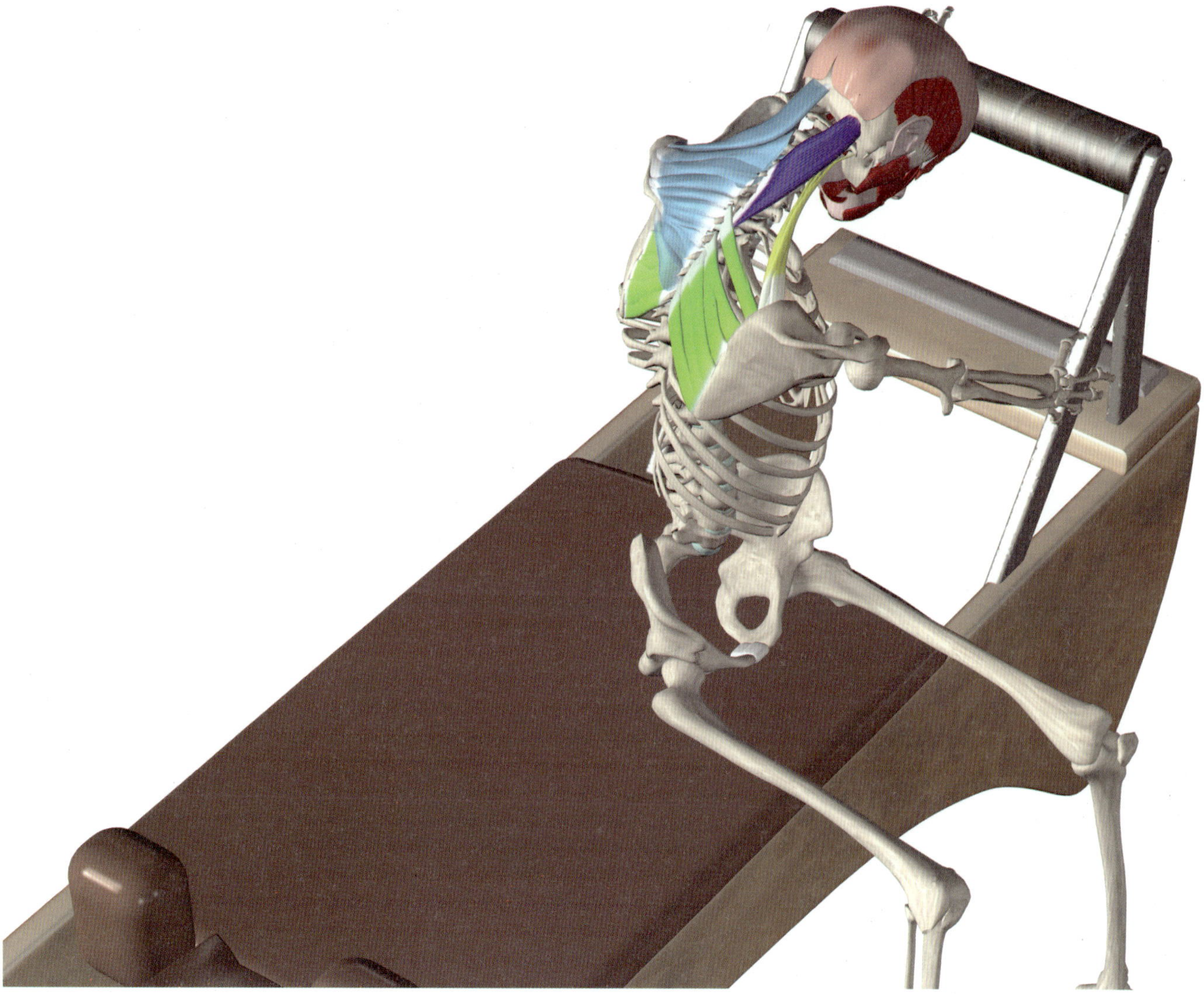

매달린 자세 (The Dangler)

- **기준:** 누구나 • **스프링 장력:** 강함
- **강조 근육:** 뒤쪽 척추 근육 전체, 원반 뒤쪽, 배속빗근의 뒤쪽섬유, 배가로근, 허리네모근

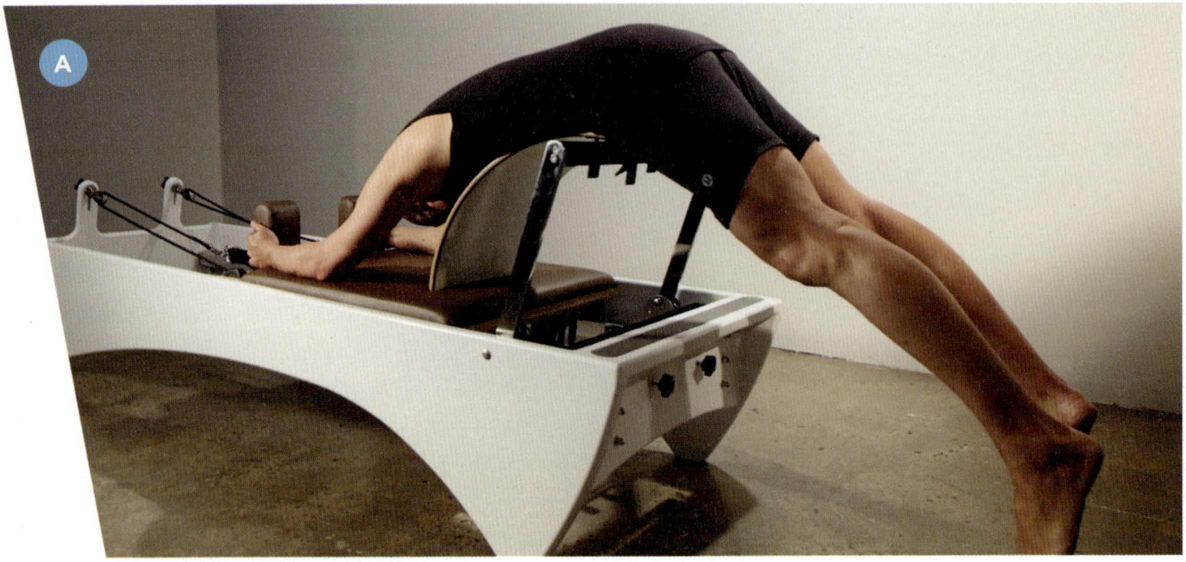

A: 스트레칭하는 방법 사진처럼, 캐리지와 어깨 받침대를 잡는다. 양쪽 다리를 매단다. 90초간 자세를 유지한다.

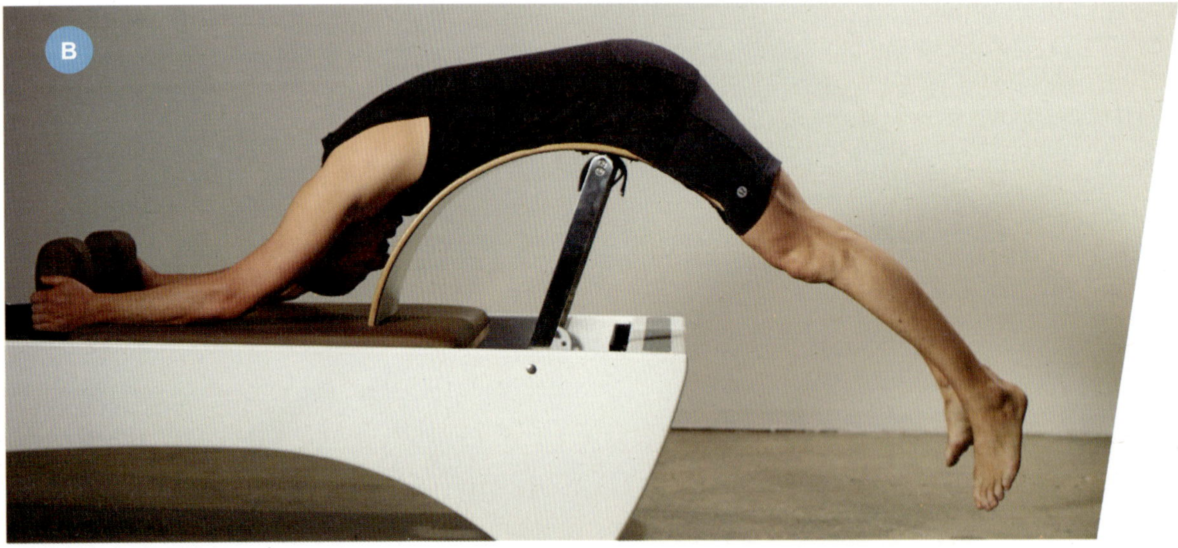

호흡하는 방법 배 부위를 팽창하기 위해 깊은 복식호흡을 한다.

조심해야 할 것

- 척추 근육을 관여시켜, 머리나 발을 들어올린다.
- 얕은 호흡
- 너무 빠르게 스트레칭을 수행한다.

돌림

Rotation

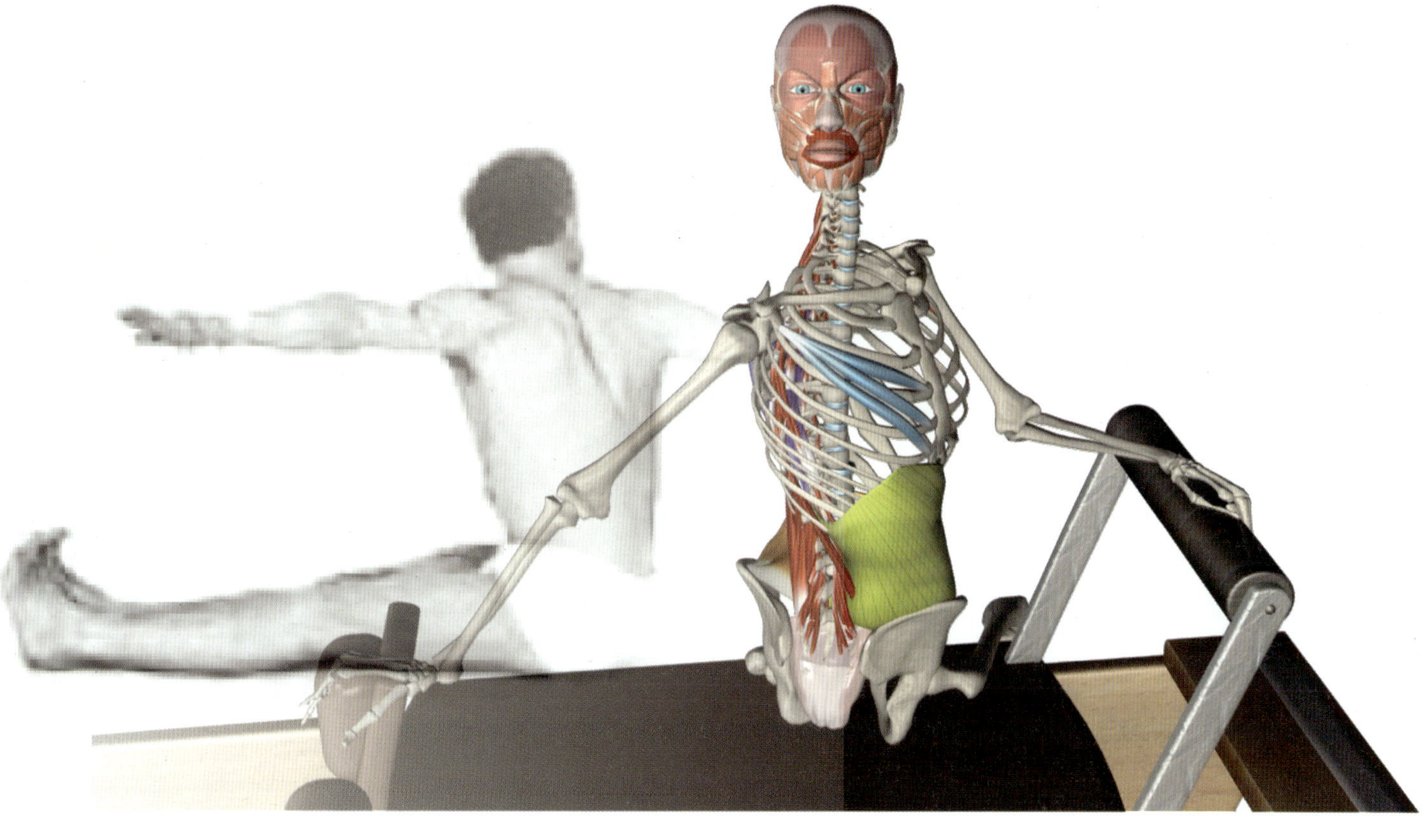

테이블 밑으로 뻗기 (Reaching Under the Table)

- **기준:** 중급자/고급자
- **스프링 장력:** 강함
- **강조 근육:** 마름근,, 중간등세모근, 배빗근, 뒤어깨세모근

A & B:
스트레칭하는 방법

캐리지 위에 놓인 무릎을 풋바로부터 팔길이 만큼 띄우고, 풋바와 평행하게 배열시킨다.
양쪽 엉덩관절을 양쪽 무릎 위에 위치시킨다.
캐리지가 움직이지 않도록 한다.
풋바의 아래쪽을 잡기 위해 가쪽 팔을 밑으로 뻗는다.
위쪽 팔로 풋바를 강하게 민다.
몸 전체를 강하게 뒤쪽으로 기울인다.

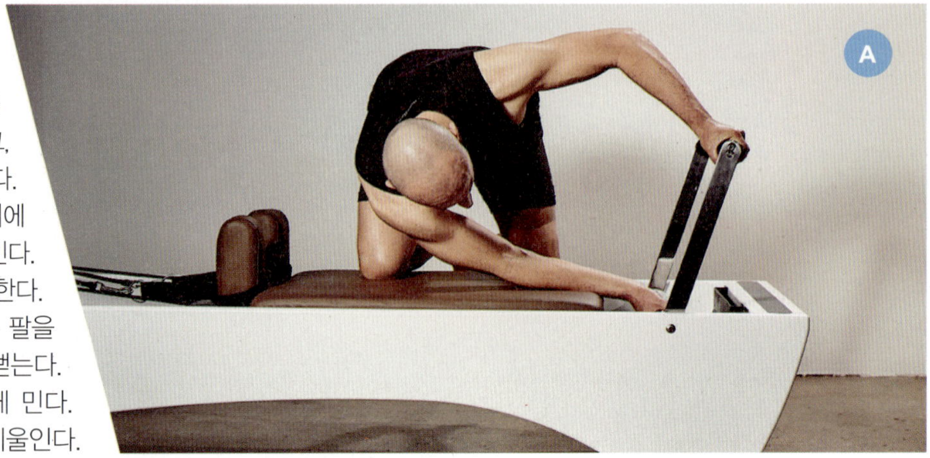

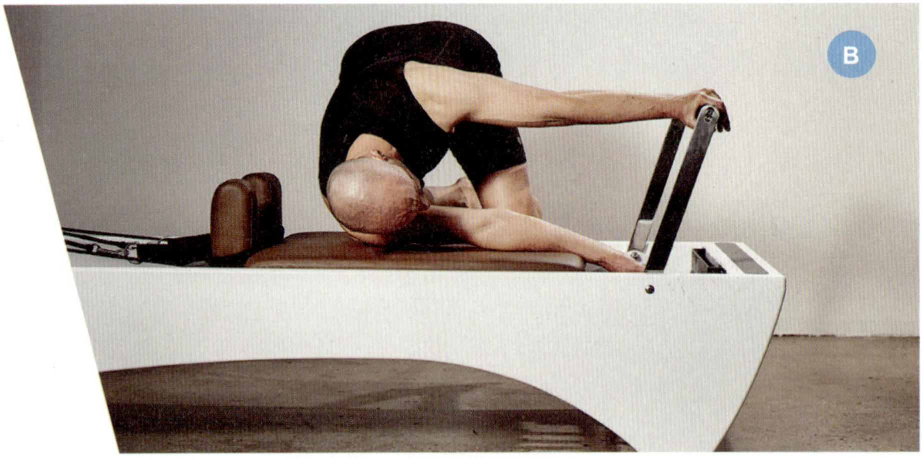

B: 수축하는 방법

아래쪽 어깨뼈를 뒷당김함으로써, 아래쪽 손과 어깨로 풋바의 아래쪽을 당긴다.

C: 추가 스트레칭
하는 방법

조금 더 뒤쪽으로 기울인다.
가능하면 위쪽 팔을 뻗는다.
가능하면 수직 자세로 풋바를 이동시킨다.

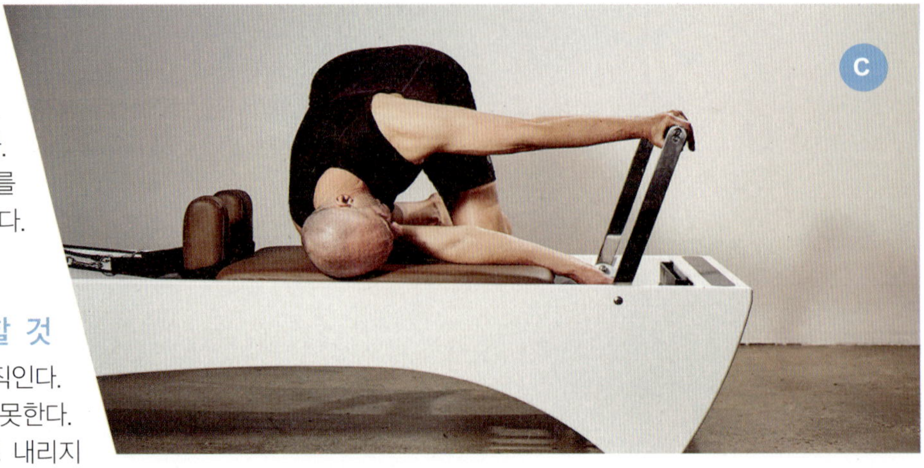

조심해야 할 것

- 캐리지를 움직인다.
- 뒤쪽으로 기울이지 못한다.
- 가슴과 어깨를 캐리지 쪽으로 내리지 못한다.

돌림 - 앉은 자세 (Seated Rotation)

- **기준:** 누구나
- **스프링 장력:** 강함
- **강조 근육:** 배빗근, 갈비사이근, 깊은 척추돌림근, 척추 관절과 원반

A & B: 스트레칭하는 방법

풋바와 비스듬한 각도로 앉는다.
다리를 풋바 옆에 배치한다.
풋바에 놓인 손으로 당긴다.
어깨 받침대에 놓인 손으로 민다.
가슴을 들어올리고, 어깨뼈를 모음한다.
머리를 돌림한다.

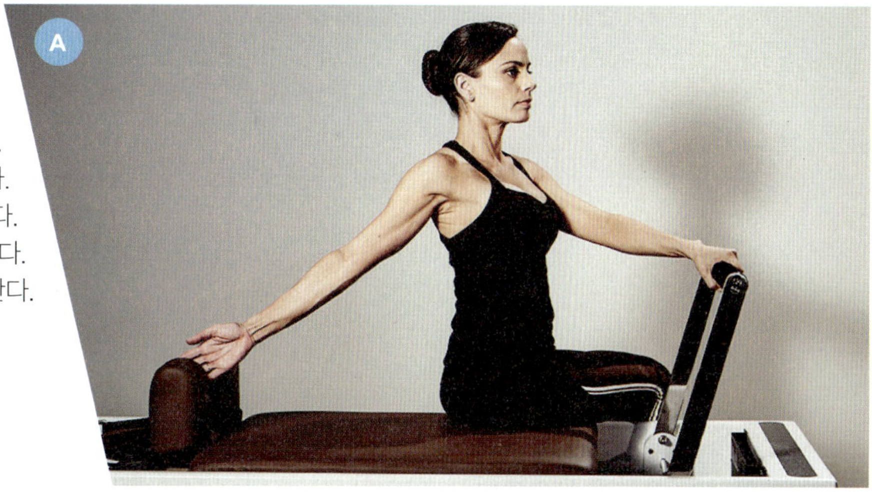

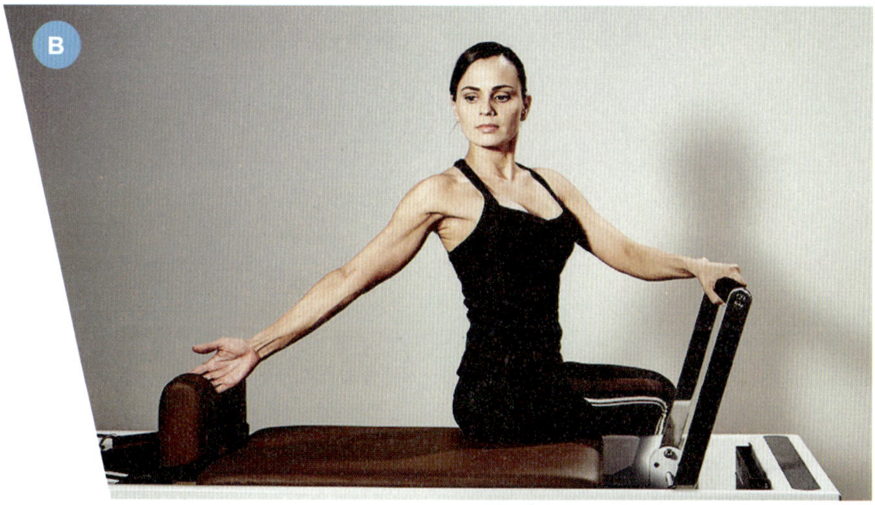

B: 수축하는 방법

배근육을 이용하여 시작자세 쪽으로 등을 비튼다.

C: 추가 스트레칭 하는 방법

조금 더 돌림된 자세로 비튼다.

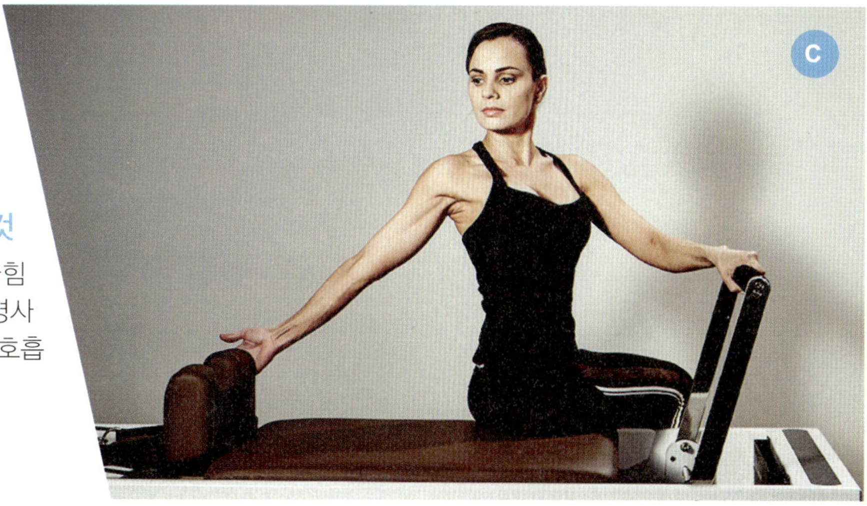

조심해야 할 것

- 척추 굽힘
- 골반 뒤쪽경사
- 얕은 호흡

배바깥빗근이 스트레칭될 것이다. 특히 여러분이 복강을 팽창하기 위해 너무 강하게 호흡할 때 더욱 그러하다.

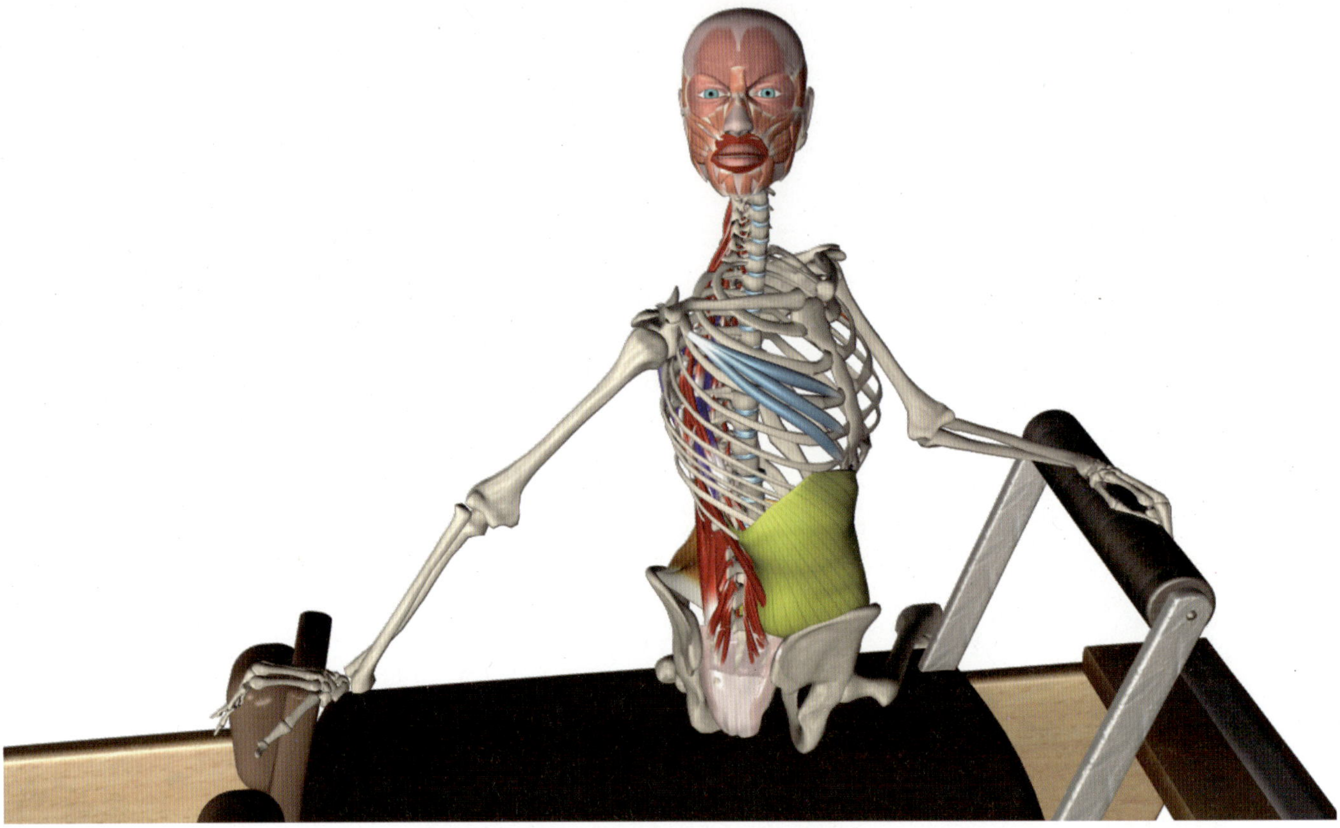

똑바른 앉은 자세를 유지하기 위해서는 척추 폄근이 강하게 작용할 것이다.

작은가슴근은 갈비우리를 들어올림으로써 호흡에 도움을 줄 것이다.

중간등세모근과 아래등세모근이
어깨뼈를 뒷당김하고 내림하기 위해
강하게 작용한다. 이것은 가슴을
열고, 작은가슴근으로
앞쪽 가슴벽을 들어올리도록 만든다.

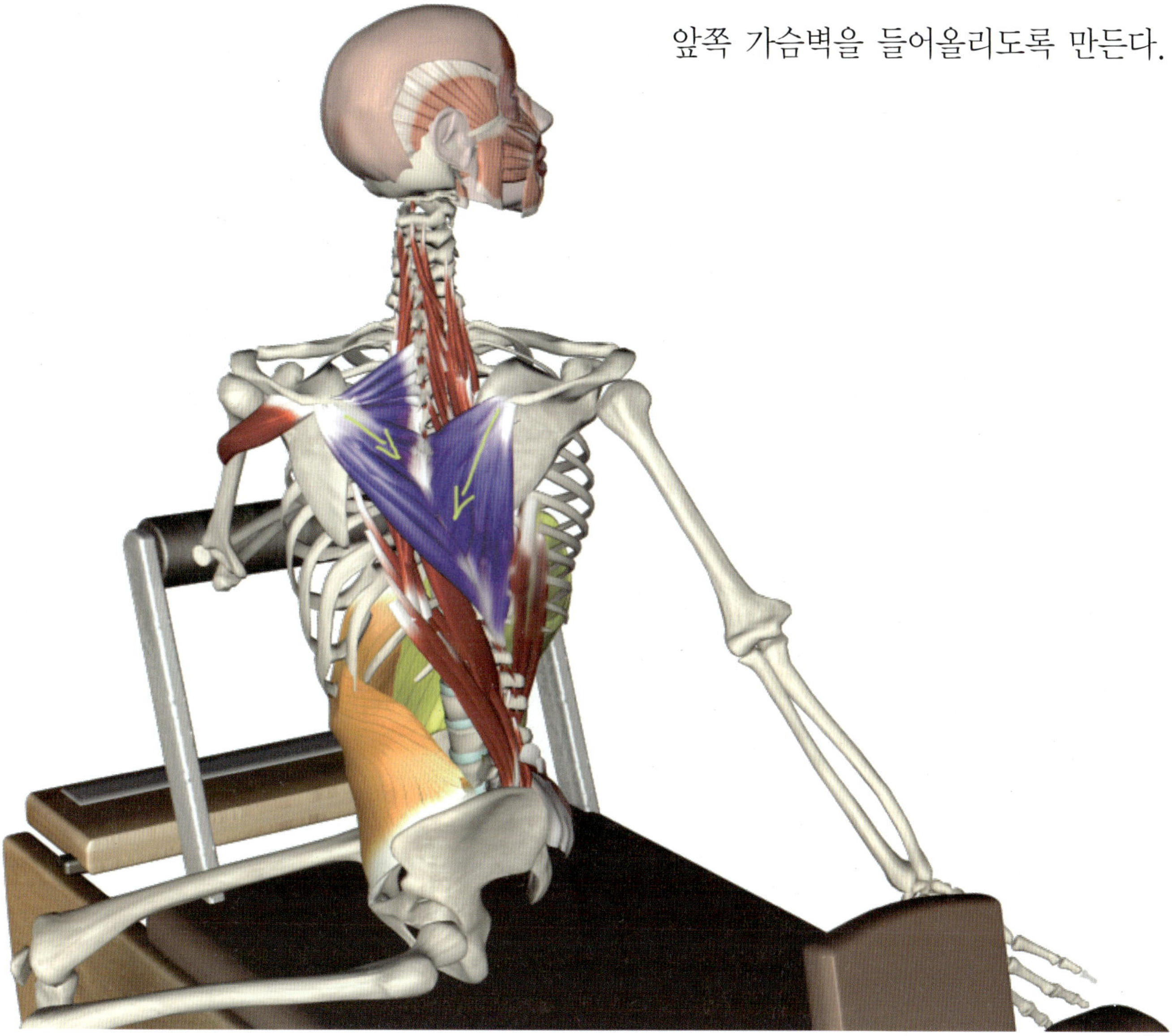

돌림 - 누운 자세 (Lying Rotation)

- **기준:** 누구나
- **스프링 장력:** 강함
- **강조 근육:** 가슴근, 앞어깨세모근, 앞톱니근, 척추 폄근, 배빗근, 볼기근육, 모음근

A: 스트레칭하는 방법

리포머의 측면이나 밑을 손으로 잡고, 팔꿈치를 내린다.
척추의 정렬과 늘임을 유지하기 위해 반대쪽 엉덩뼈를 캐리지의 중심으로 가져간다.
위쪽 팔과 반대되는 방향으로 엉덩이와 다리를 돌림한다.
리포머의 가쪽에 다리를 배치한다.
자유로운 팔로 그 다리를 아래쪽으로 압박한다.

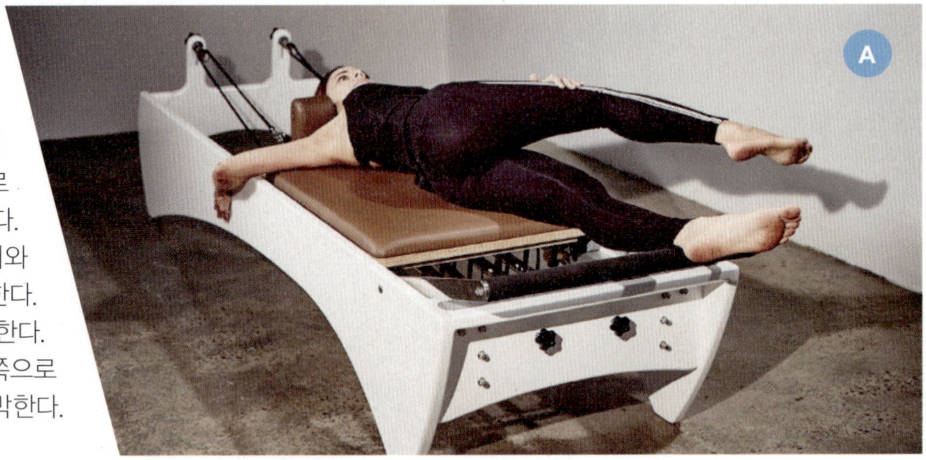

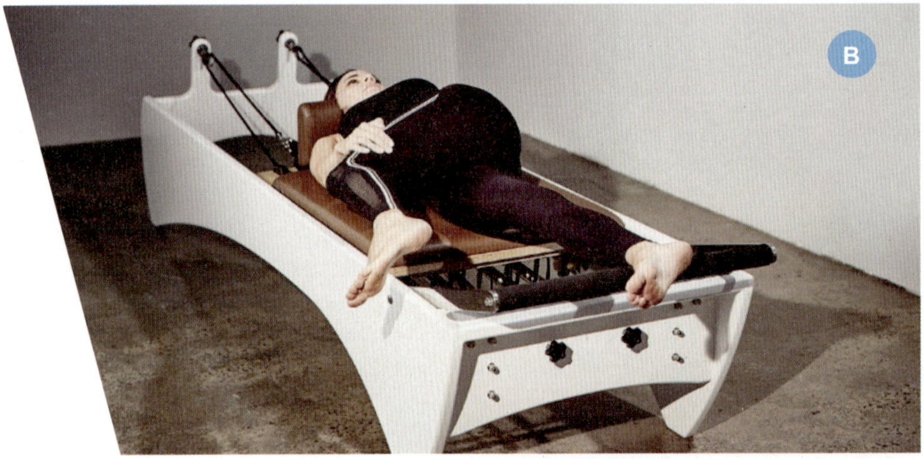

B: 수축하는 방법

팔로 리포머를 압박한다.
위쪽 다리로 자유로운 팔을 압박한다.

C: 추가 스트레칭하는 방법

돌림된 자세 쪽으로 몸을 조금 더 비튼다.
굽힘된 무릎을 아래쪽으로 압박한다.

조심해야 할 것

- 초기에 캐리지 중심 쪽으로 엉덩이를 이동하지 못한다.
- 얕은 호흡

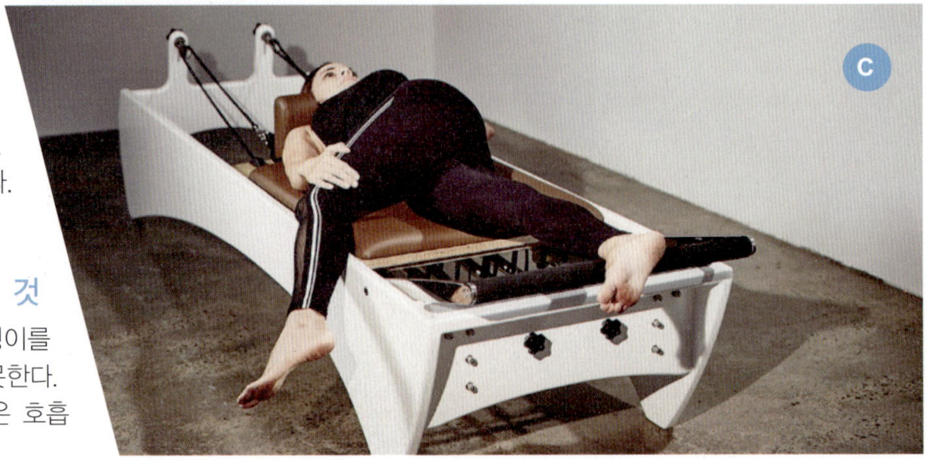

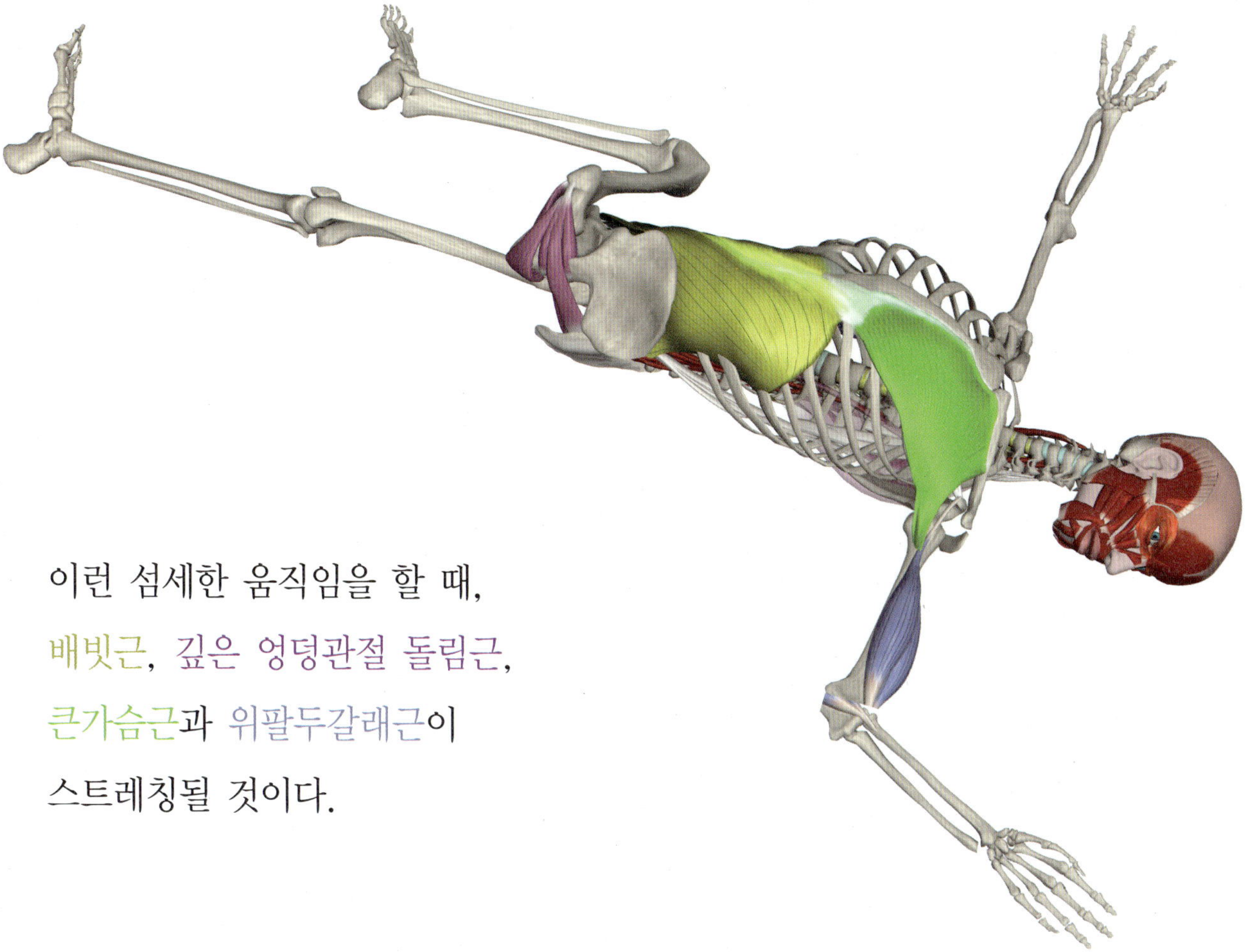

이런 섬세한 움직임을 할 때,

배빗근, 깊은 엉덩관절 돌림근,

큰가슴근과 위팔두갈래근이

스트레칭될 것이다.

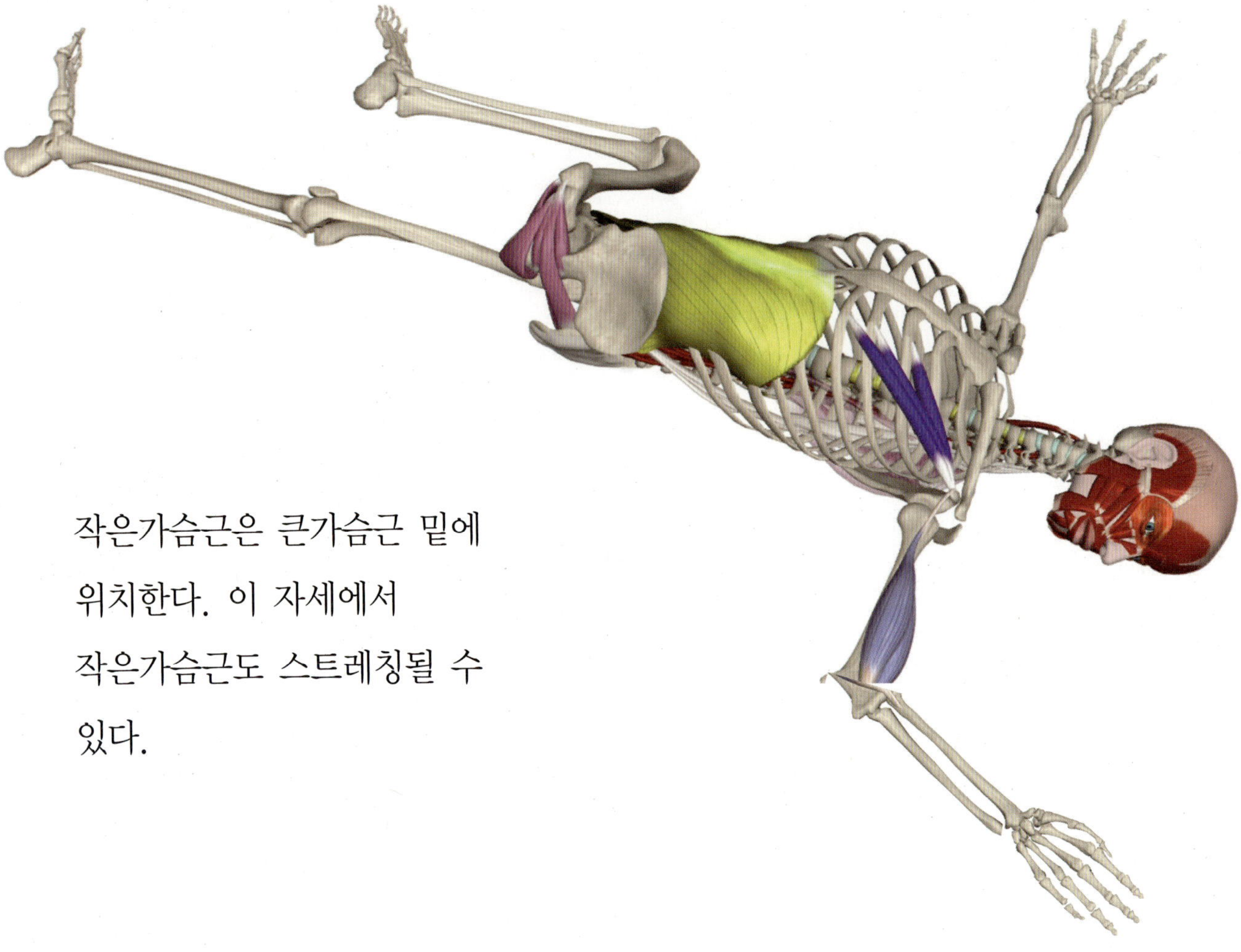

작은가슴근은 큰가슴근 밑에 위치한다. 이 자세에서 작은가슴근도 스트레칭될 수 있다.

"우리는 구부정한 시대에 살고 있다"

Lolita San Miguel, 2015

폄

Extension

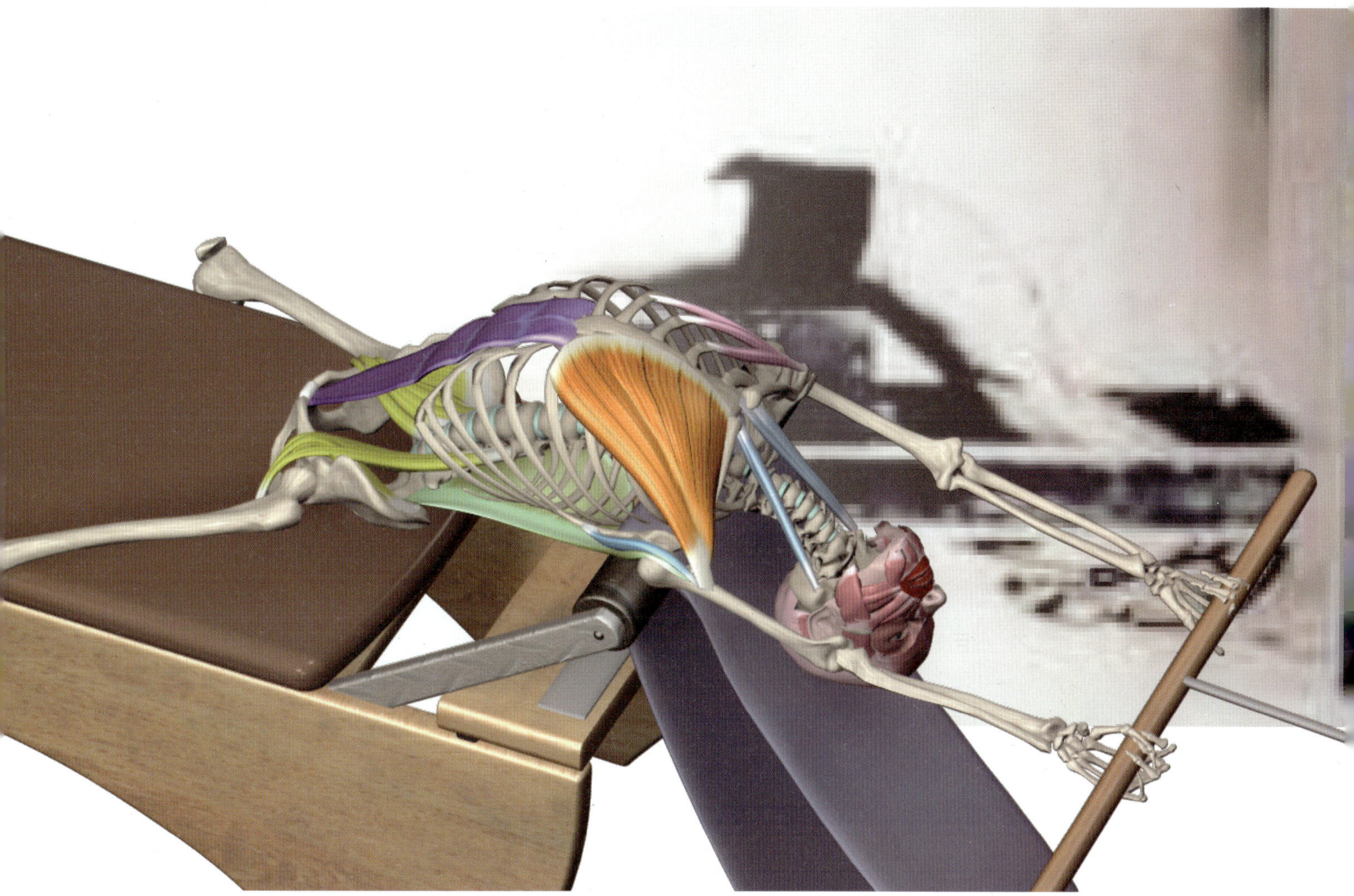

체스트 프레스 (Chest Press)

- **기준:** 누구나 ● **스프링 장력:** 강함
- **강조 근육:** 가슴근, 넓은등근, 위팔세갈래근 긴갈래, 등뼈 관절, 배곧은근

A & B:
스트레칭하는 방법

양쪽 다리를 어깨 받침대 사이에 배치하거나 어깨 받침대에 배치한다.
엉덩관절과 무릎관절을 수직으로 일직선되게 배치한다.
양쪽 팔을 풋바 위에 올려놓는다.
캐리지 쪽으로 가슴을 내린다.

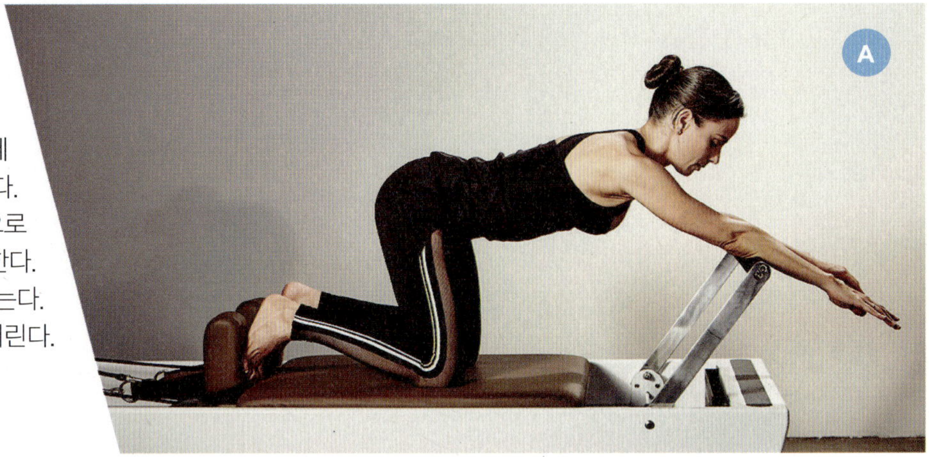

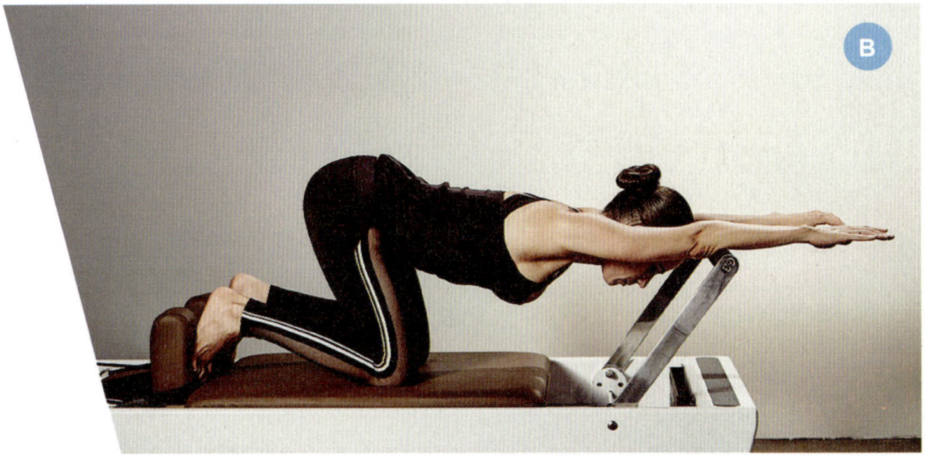

B: 수축하는 방법

양 팔로 풋바를 압박한다.

C: 추가 스트레칭 하는 방법

캐리지 쪽으로 가슴을 조금 더 내린다.

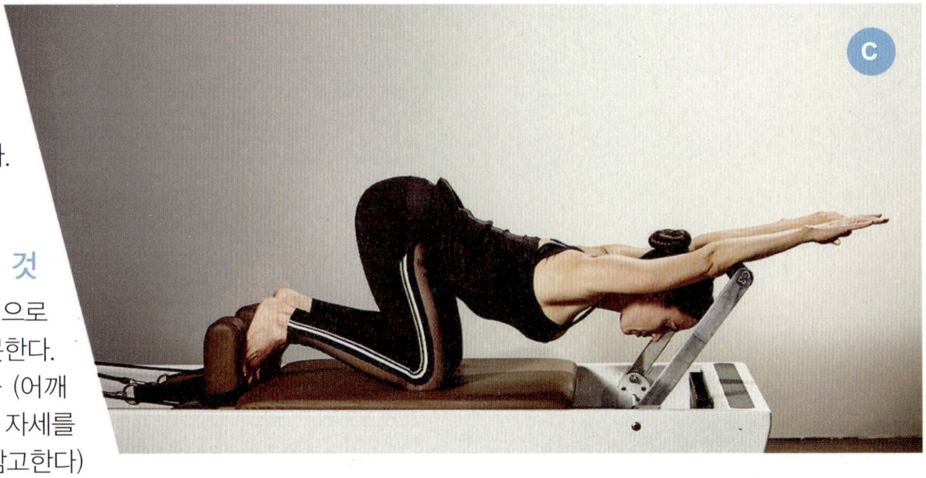

조심해야 할 것

- 엉덩관절과 무릎관절을 수직으로 일직선되게 배열하지 못한다.
- 어깨 통증/어깨 충돌증후군 (어깨 통증이 발생하면, 다른 팔 자세를 참고한다)

변형(Variations) 1

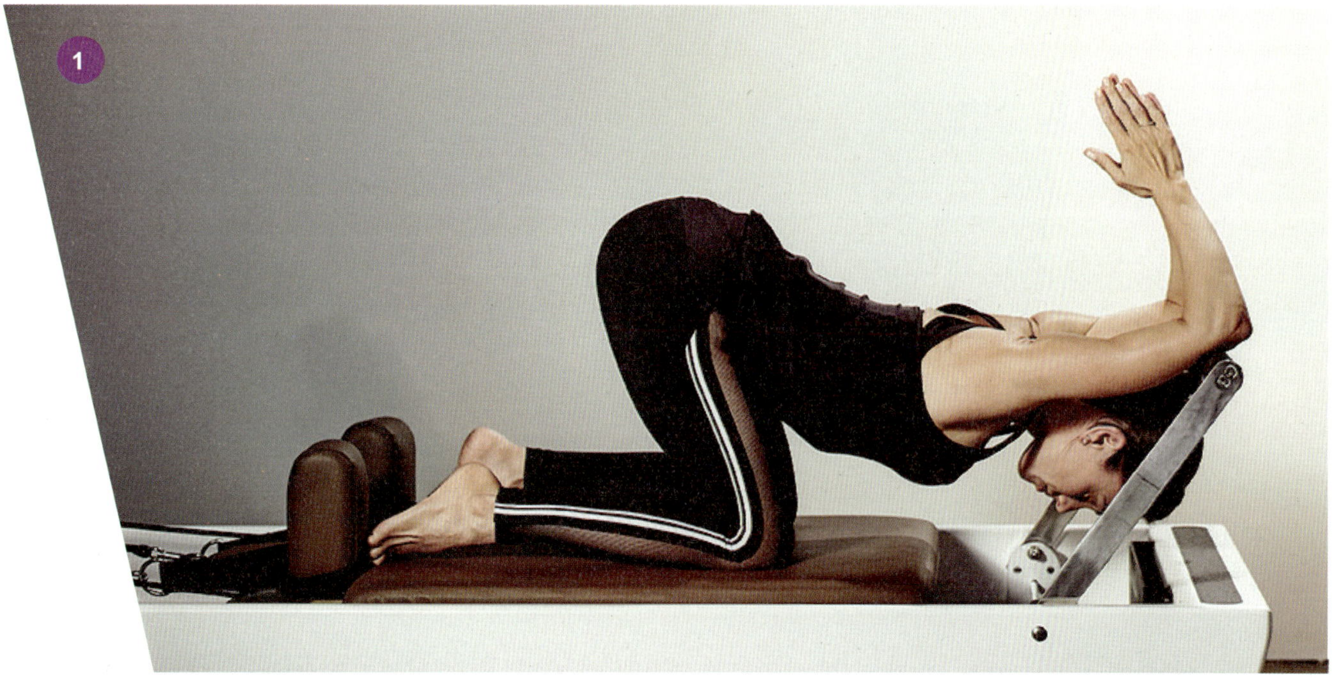

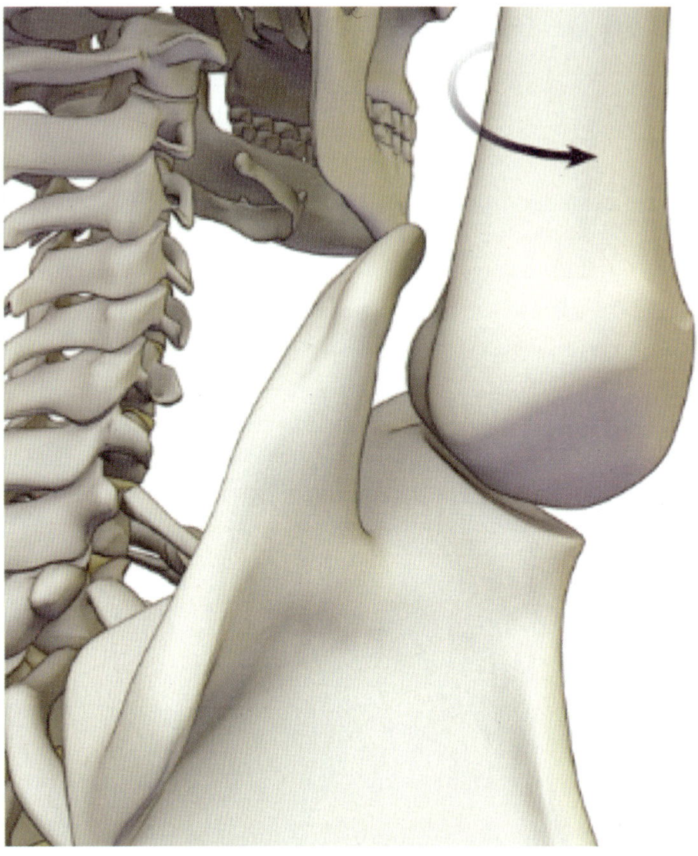

가쪽돌림은 통증성 충돌을 경감시키기 위해 봉우리돌기 밑에 공간을 만들 것이다.

변형(Variations) 2

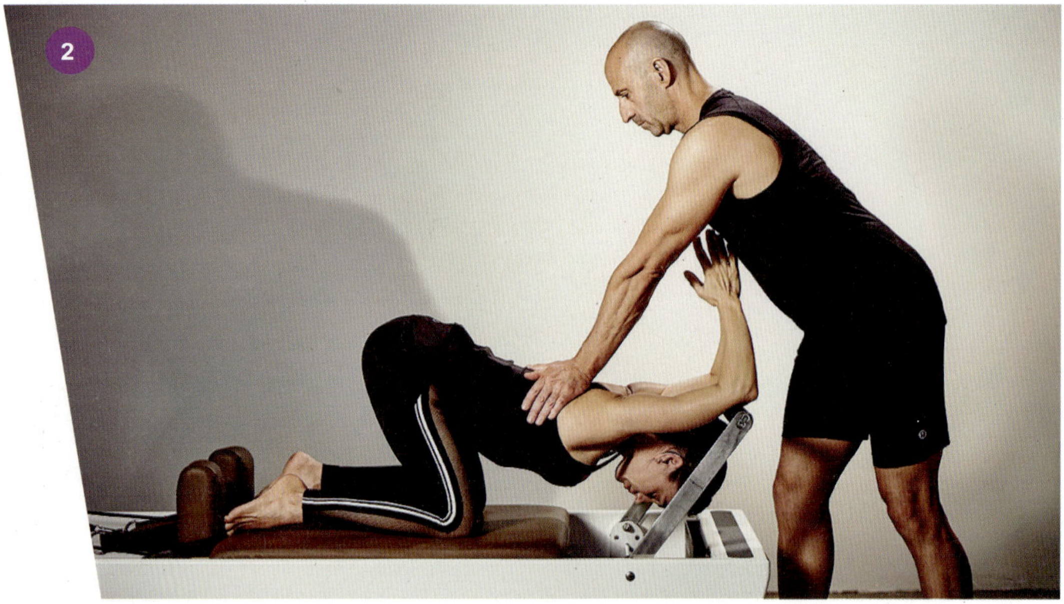

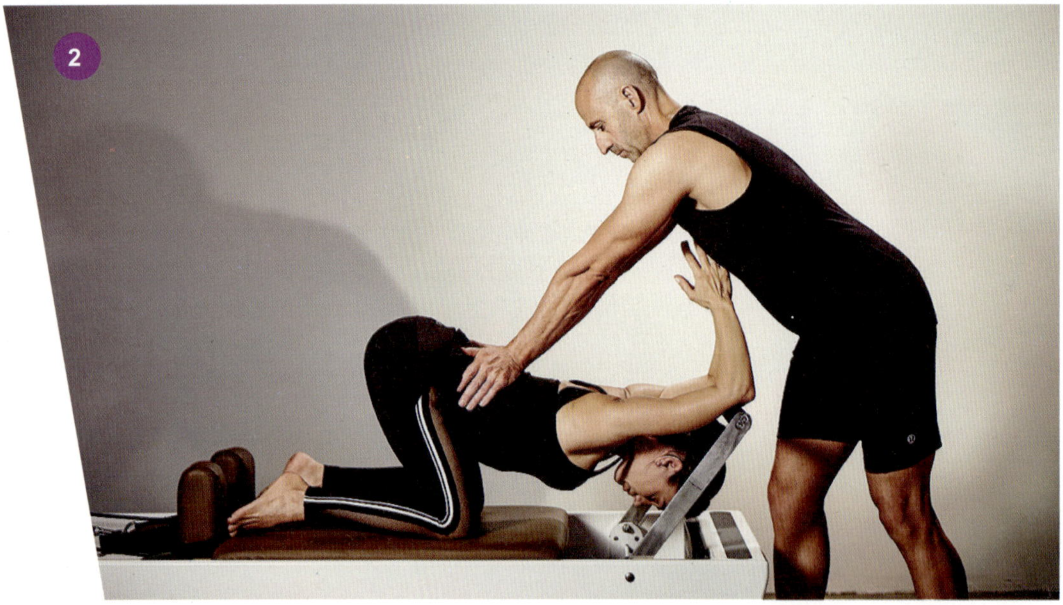

파트너는 맨 처음 양쪽 어깨뼈 사이를 압박하고, 점차 아래쪽으로 이동하여 허리뼈까지 압박을 적용할 수 있다.

코브라 자세 (The Cobra)

- **기준:** 누구나
- **스프링 장력:** 약함 – 중간
- **강조 근육:** 배근육, 원반의 앞쪽, 엉덩관절 굽힘근

A & B: 스트레칭 하는 방법

양 손을 풋 보드 위에 배치한다. 척추를 중립위로 배치한다. 매우 느리게 캐리지를 움직인다. 양쪽 어깨가 손목 위에 거의 도달할 때, 엉덩이를 바닥으로 내린다.

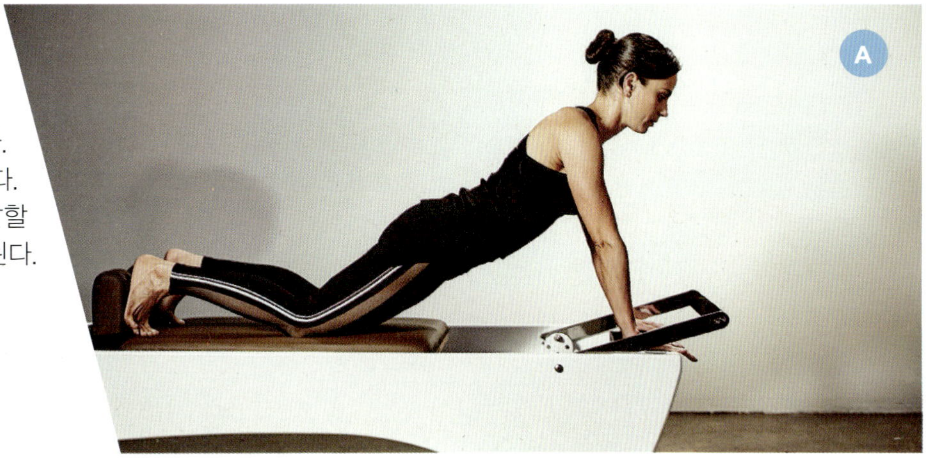

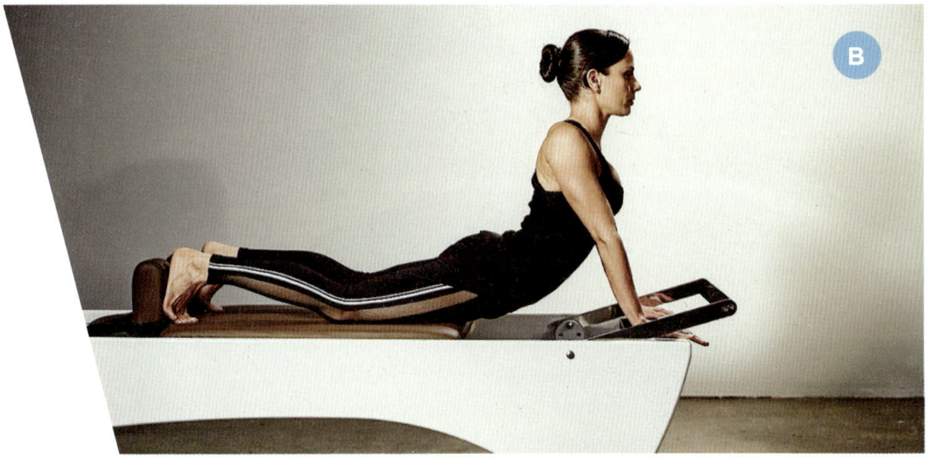

B: 수축하는 방법

양 손과 발을 이용해 아래쪽 방향으로 압박한다.

C: 추가 스트레칭 하는 방법

양쪽 엉덩이를 캐리지/바닥 쪽으로 조금 더 내린다. 어깨와 넓은등근을 포함해 모든 근육을 이완한다. 양쪽으로 부드럽게 돌림한다.

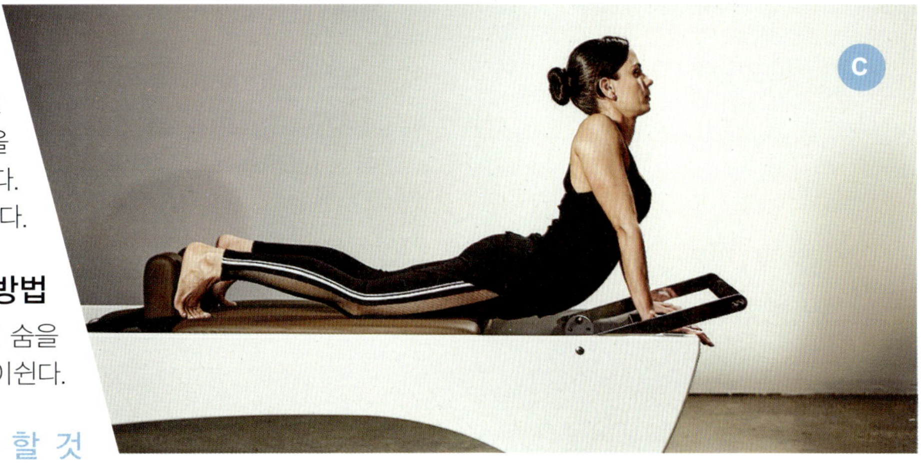

호흡하는 방법

배 전체가 가득 차도록 깊게 숨을 들이쉰다.

조심해야 할 것

- 아래쪽 등 근육과 볼기근육이 이완하지 못한다.

코브라 자세 2.0 (The Cobra 2.0)

- **기준:** 중급자/고급자
- **스프링 장력:** 약함 – 중간
- **강조 근육:** 배근육, 원반의 앞쪽, 목 굽힘근, 발내재근, 엉덩관절 굽힘근

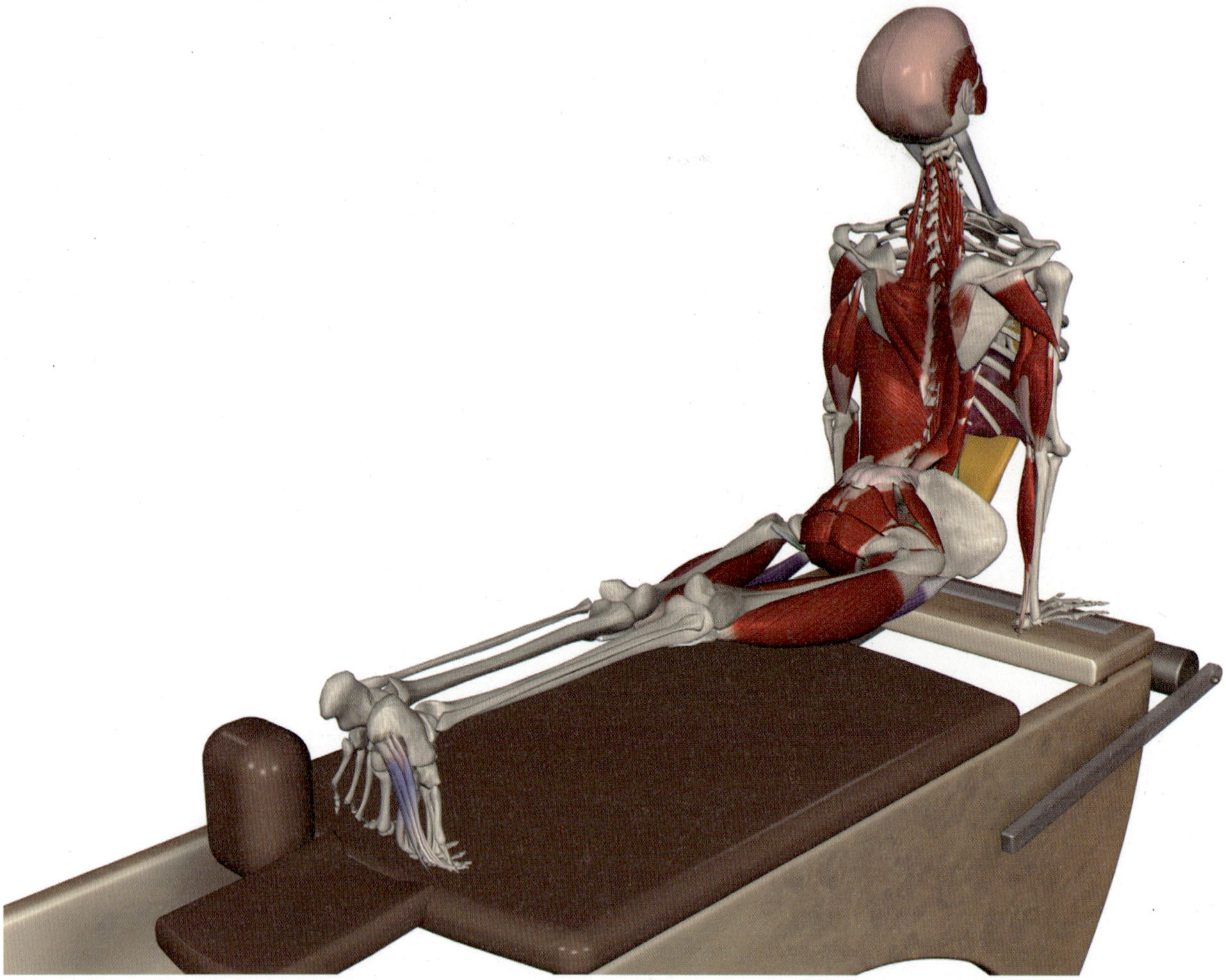

스트레칭하는 방법

시작자세를 위해 버전 1의 사진을 참고한다. 시작자세를 취했다면, 버전 2.0은 뒤쪽 폄근의 일부를 이용하여 앞쪽 스트레칭을 더 많이 한다. 척추를 뒤쪽으로 휘기 위해 척주세움근, 중간등세모근과 아래등세모근을 수축한다. 허리 폄을 최대로 하기 위해 볼기근육의 이완을 유지한다. 만약 불편하지 않다면 머리를 뒤쪽으로 움직인다. 캐리지를 매우 조금 움직인다.

호흡하는 방법 배 전체가 가득 차도록 깊게 숨을 들이쉰다. 30–60초 동안 호흡을 멈춘다.

조심해야 할 것 • 볼기근육을 이완하지 못한다.

코브라 자세 3.0 (The Cobra 3.0)

- **기준:** 중급자/고급자
- **스프링 장력:** 약함 – 중간
- **강조 근육:** 배근육, 원반의 앞쪽, 엉덩관절 굽힘근

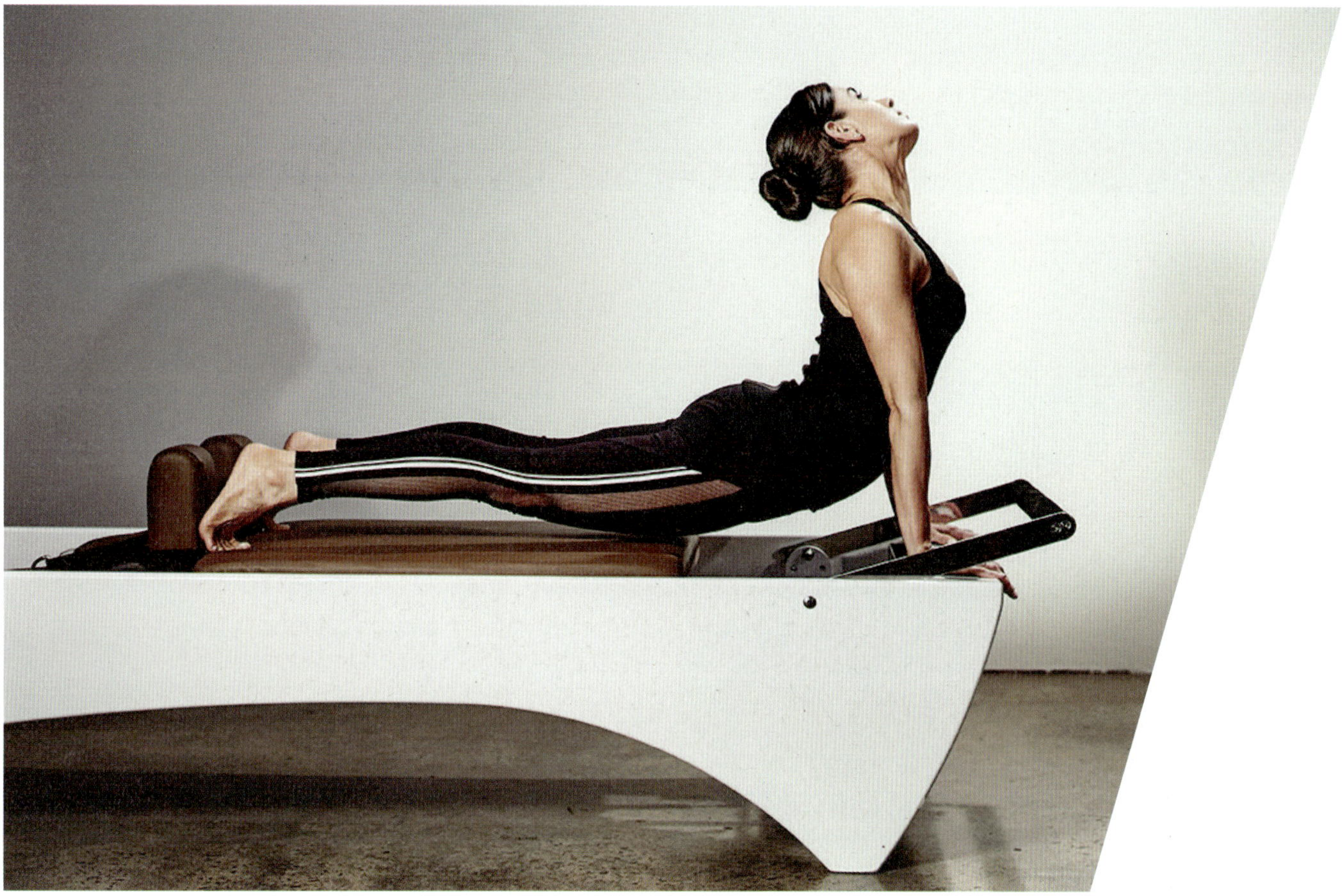

스트레칭하는 방법

버전 1과 버전 2의 시작자세를 따르고, 이런 시작자세를 취했다면, 양쪽 무릎을 들어올리기 위해 넙다리네갈래근을 수축한다. 이것은 스트레칭을 더욱 강하게 할 것이고, 조금 더 강한 근력을 이용한다. 머리를 폄한 후, 천천히 좌우로 기울인다.

큰 차이점 머리를 양쪽으로 기울인다. 양쪽 다리를 뻗기 위해 양쪽 무릎을 들어올린다.

호흡하는 방법 배 전체가 가득 차도록 깊게 숨을 들이쉰다. 30–60초 동안 호흡을 멈춘다.

넙다리네갈래근이 양쪽 다리를 쭉 뻗기 위해 수축할 것이다. 결과적으로, 넙다리곧은근이 골반을 앞쪽으로 당겨, 스트레칭을 더욱 강하게 만들 것이다.

엉덩허리근도 스트레칭될 것이다. 가로막은 깊은 들이쉬기에 의해 강화될 수 있다. 가로막을 내림할 때, 복부장기로부터 저항을 받게 될 것이다. 들이쉬기를 최대로 하는 것은 이런 저항을 통해 가로막을 강화시키는 것이다.

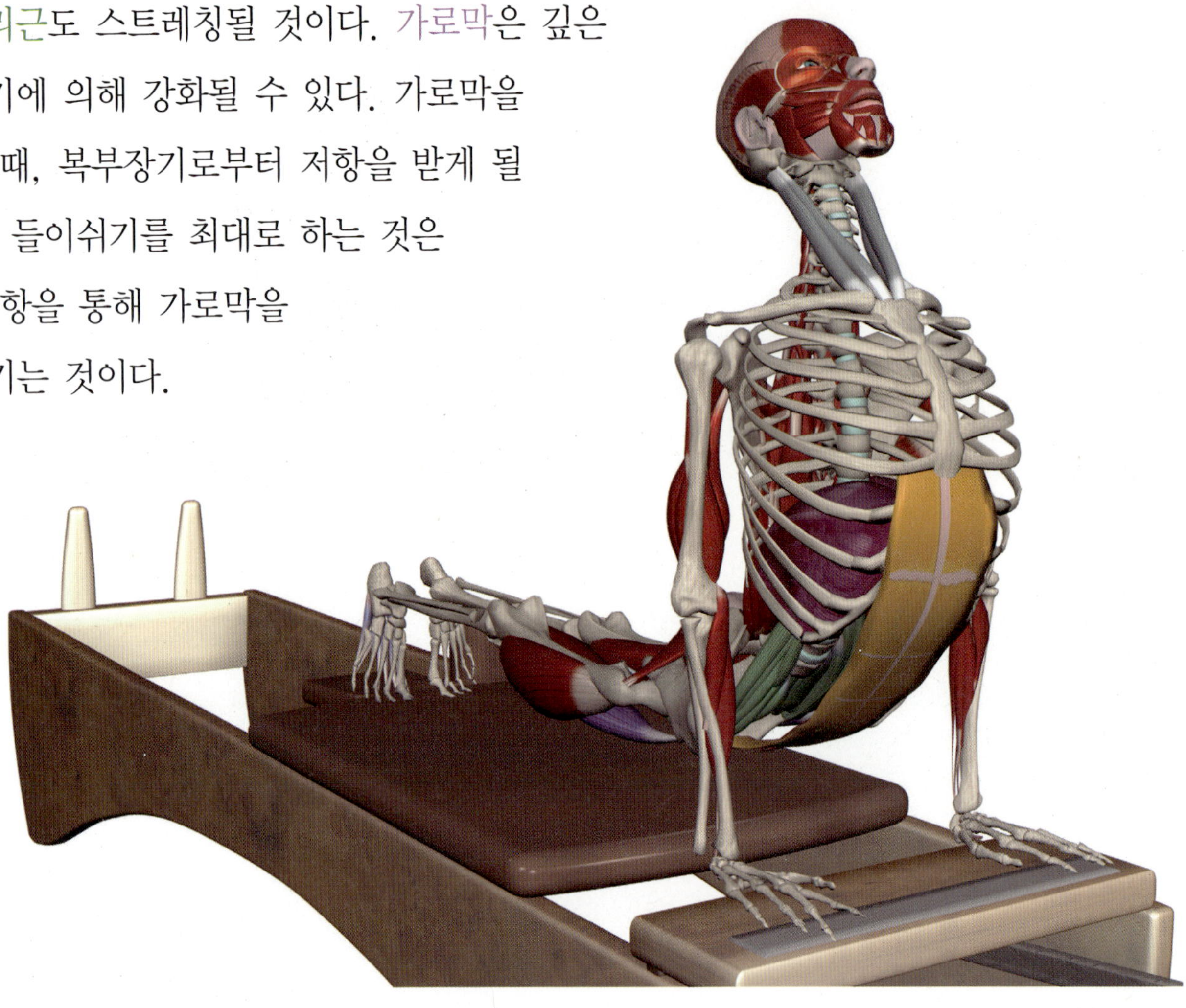

가로막이 내려가서 배를 팽창시키면, 배근육이 스트레칭될 것이다. 머리를 폄함으로써 목빗근이 스트레칭될 것이다.

높은 브릿지 동작: 발을 올린 상태 (The High Bridge: Elevated Feet)

- **기준:** 고급자
- **스프링 장력:** 중간 – 강함
- **강조 근육:** 엉덩관절 굽힘근, 배근육, 가슴근, 넓은등근, 목 앞근육

NB. 발을 들어올리면, 허리뼈의 굽힘을 필요로 하지 않는다.

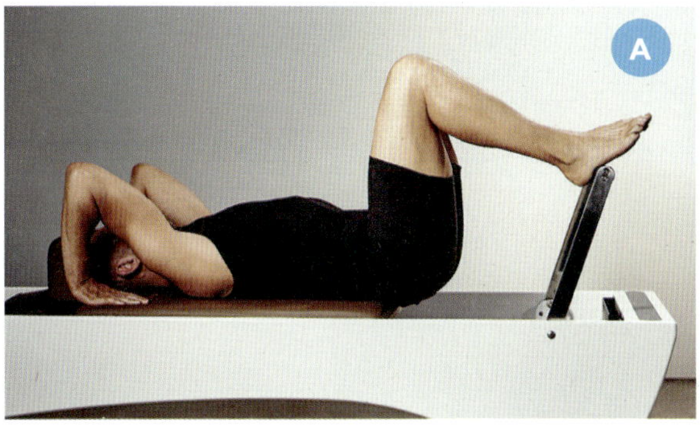

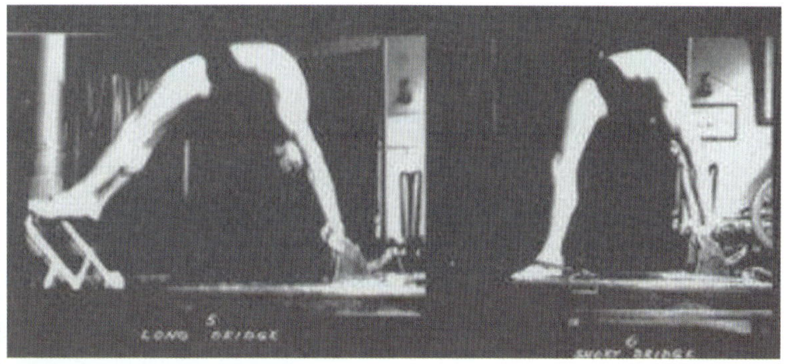

A, B & C: 스트레칭하는 방법

캐리지 위에 누워서, 어깨 받침대로부터 약간 활주한다.
머리를 바닥에 대고 들어올린다.
완전한 브릿지를 위해 몸을 위쪽으로 들어올린다.

C: 수축하는 방법

양 손과 양 발이 서로 멀어지도록 압박한다.

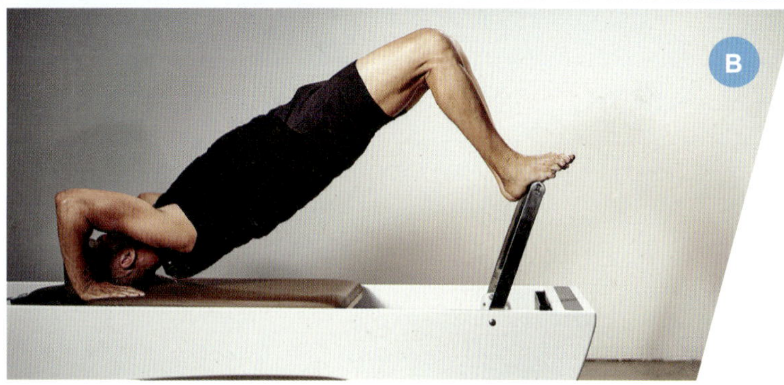

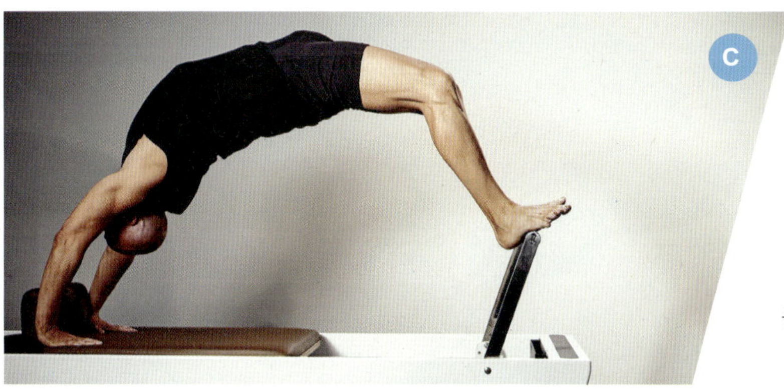

D: 추가 스트레칭하는 방법

풋바 쪽으로 캐리지를 조금 더 움직인다.
등뼈 폄을 증가시키기 위해 양쪽 다리로 압박하고, 어깨를 손 위로 가져간다.

조심해야 할 것

- 양쪽 팔이 굽힘된다.
- 엉덩이가 떨어진다.
- 다리/발이 평행한 자세를 유지하지 못한다.

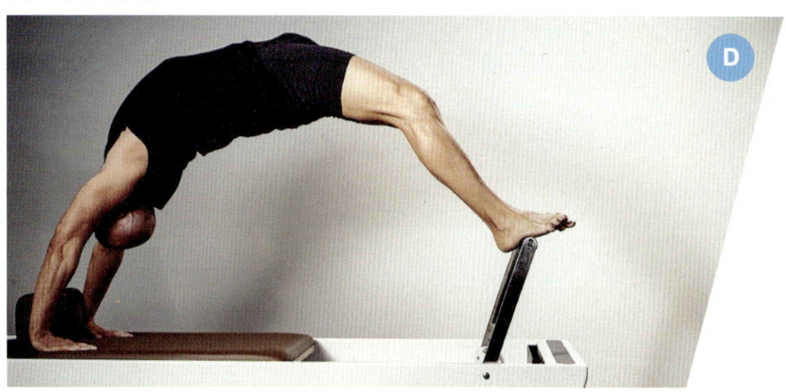

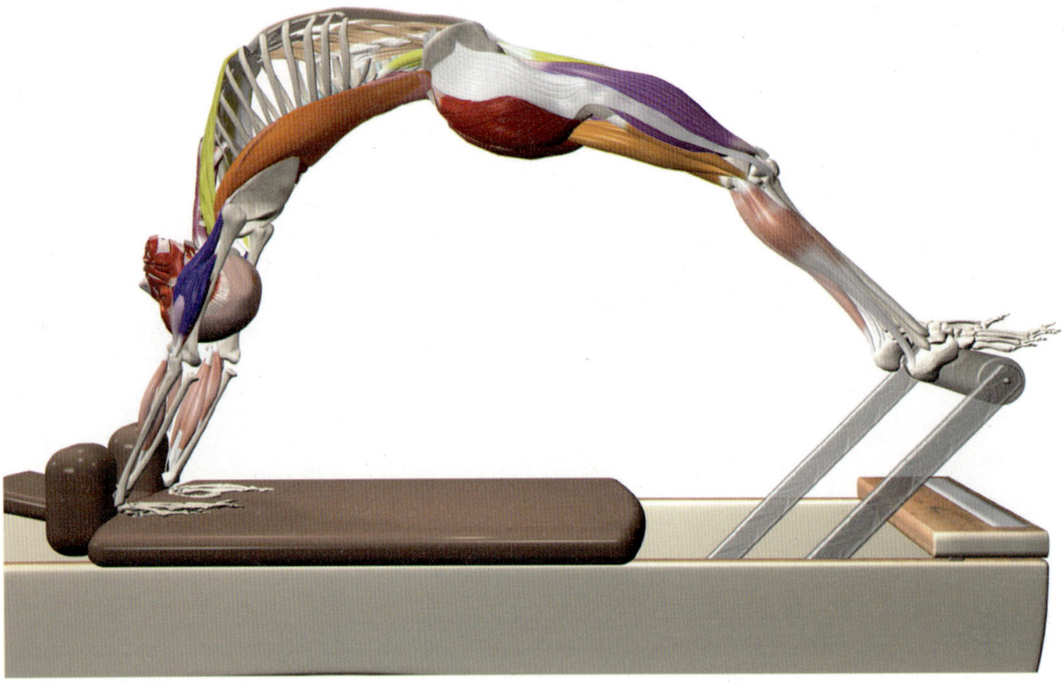

이것은 강한 스트레칭이면서 근력강화 운동이다. 만곡의 안쪽에 있는 근육들은 자세를 들기 위해 작용하고, 그 다음 그 자세를 유지한다. 여러분은 뒤넙다리근, 큰볼기근, 위팔세갈래근이 수축하고 있음을 볼 수 있다. 만곡의 바깥쪽(몸의 앞쪽면)에서, 엉덩허리근, 넙다리곧은근, 배곧은근, 큰가슴근이 스트레칭된다.

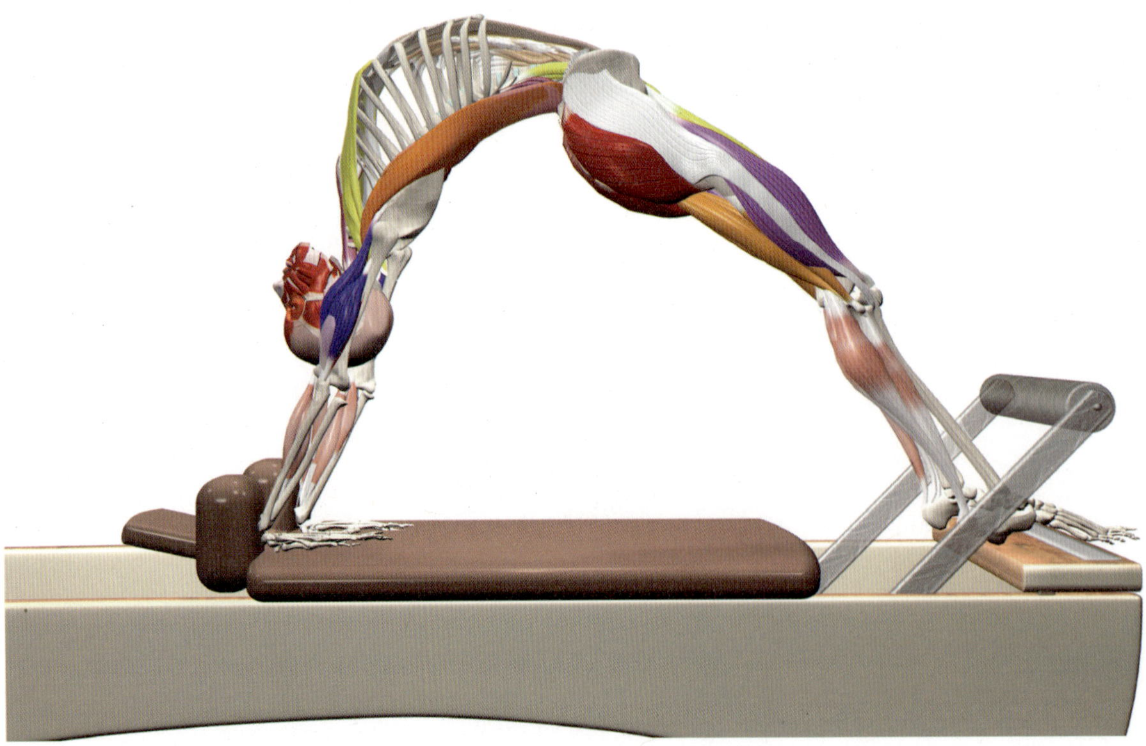

높은 브릿지 동작 (The High Bridge 2.0)

- **기준:** 고급자
- **스프링 장력:** 중간 – 강함
- **강조 근육:** 엉덩관절 굽힘근, 배근육, 가슴근, 넓은등근, 목 앞근육

NB. 발을 내리면, 허리뼈의 굽힘이 더 많이 요구된다.

A & B:
스트레칭하는 방법

캐리지 위에 누워서, 어깨 받침대로부터 약간 활주한다. 머리나 어깨를 바닥에 대고 들어올린다. 완전한 브릿지를 위해 몸을 위쪽으로 들어올린다. 등뼈 폄을 증가시키기 위해 양쪽 다리를 약간 더 뻗는다.

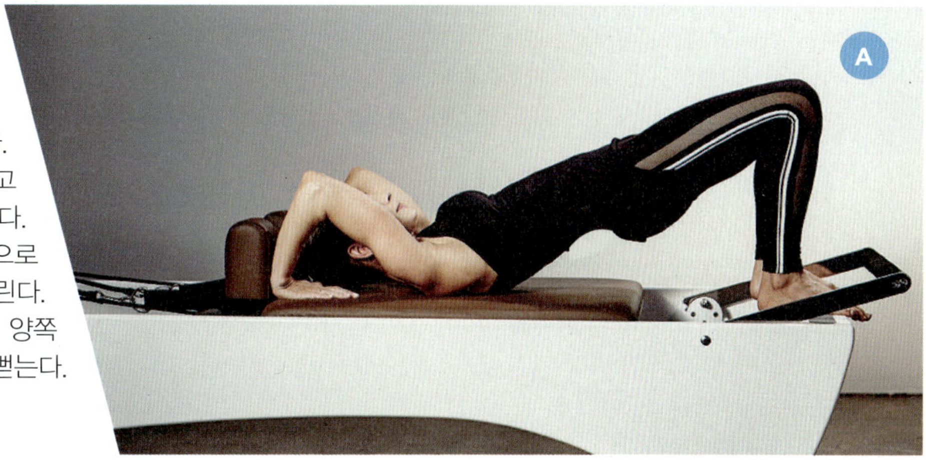

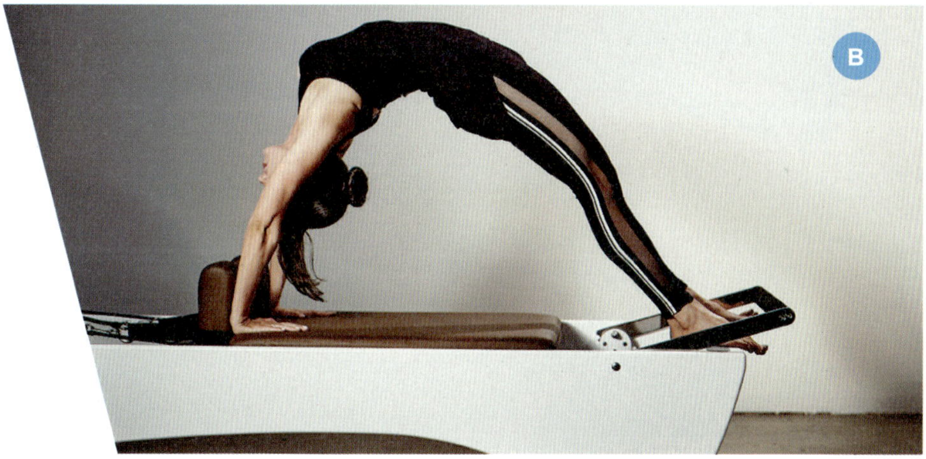

B: 수축하는 방법

양 손과 양 발이 서로 멀어지도록 압박한다.

C: 추가 스트레칭 하는 방법

풋바 쪽으로 캐리지를 조금 더 움직인다.

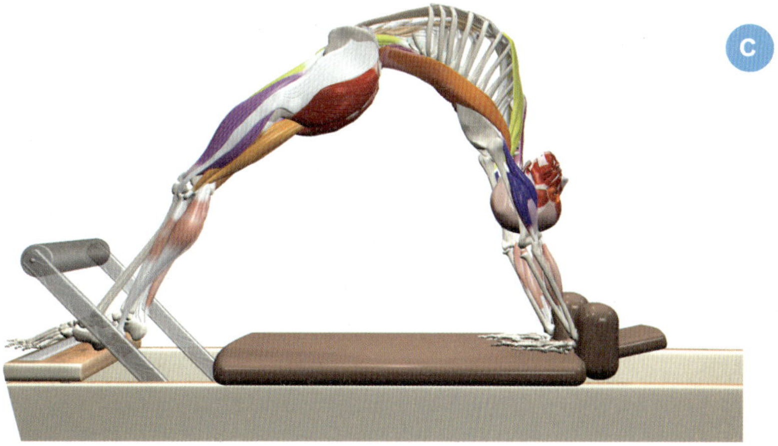

조심해야 할 것

- 양쪽 팔이 굽힘된다.
- 엉덩이가 떨어진다.

뒤쪽 굽힘 - 앉은 자세 (Seated Backbend)

- **기준:** 초급자/중급자 ● **스프링 장력:** 강함
- **강조 근육:** 허리근, 넙다리근곧은근, 배근육, 가슴근, 넓은등근, 목 앞근육, 위팔세갈래근 긴갈래, 돌림근띠

스트레칭하는 방법

머리를 지지하기 위해 풋바 뒤에 상자를 배치한다.
풋바 쪽으로 캐리지를 배치하고, 그 위에 앉는다.
어깨뼈 바로 아래쪽에 풋바가 위치하도록 하고, 풋바에 등을 대고 앉는다.
양 손과 머리를 천천히 뒤쪽으로 가져간다.

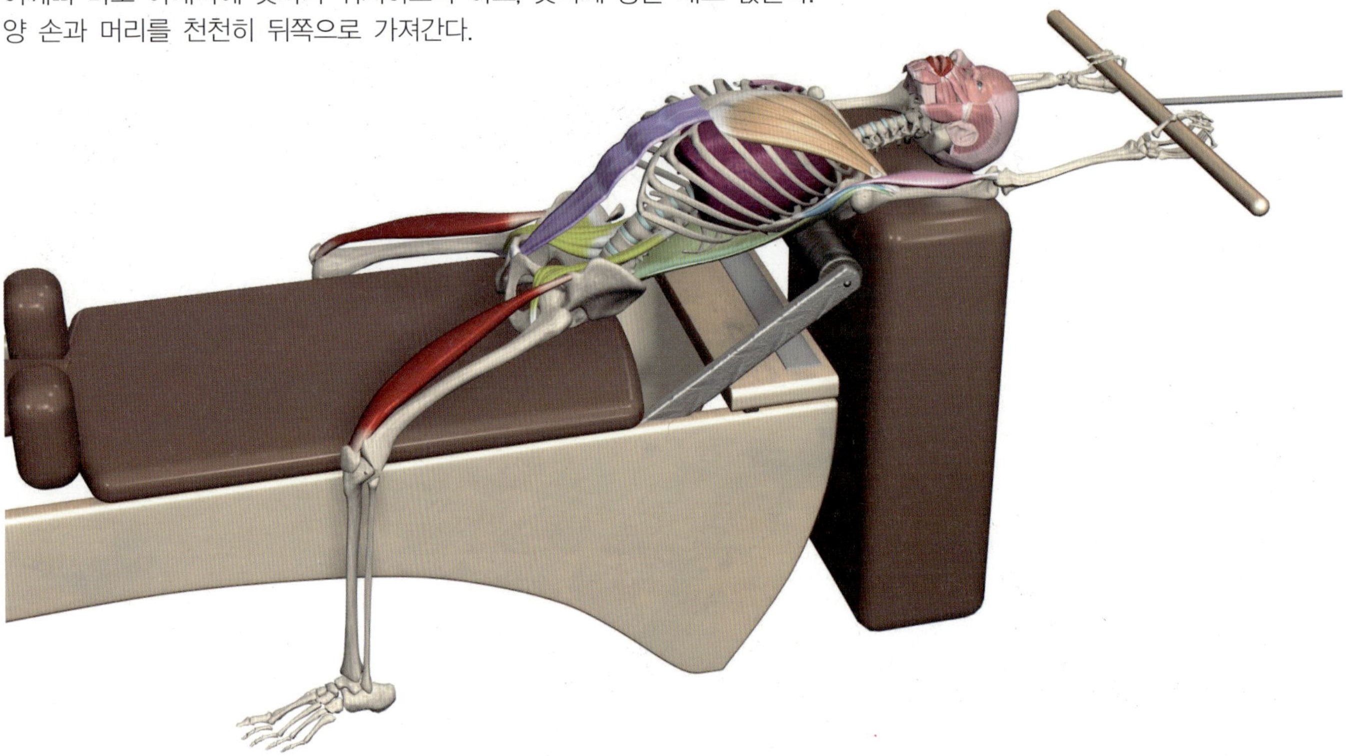

수축하는 방법

양 손과 허벅지를 천장 쪽으로 압박한다.

추가 스트레칭하는 방법

골반, 다리 및 팔을 떨어뜨린다.
파트너는 팔을 아래쪽으로 당기고, 한 쪽씩 교대로 조금 더 당긴다.

조심해야 할 것

- 팔, 목 및 위에 불필요한 긴장이 발생한다.
- 어지러움이 발생하면, 즉각 중단한다.

뒤쪽 굽힘 - 앉은 자세 2.0 (Seated Backbend 2.0)

- **기준:** 중급자/고급자
- **스프링 장력:** 강함
- **강조 근육:** 허리근, 배근육, 큰가슴근, 작은가슴근, 넓은등근, 목빗근, 위팔세갈래근 긴갈래, 돌림근띠

스트레칭하는 방법

캐리지를 풋바 쪽으로 이동시키고, 그 위에 앉는다.
어깨뼈 바로 아래쪽에 풋바가 위치하도록 하고, 풋바에 등을 대고 앉는다.
양 손과 머리를 천천히 뒤쪽으로 가져간다.

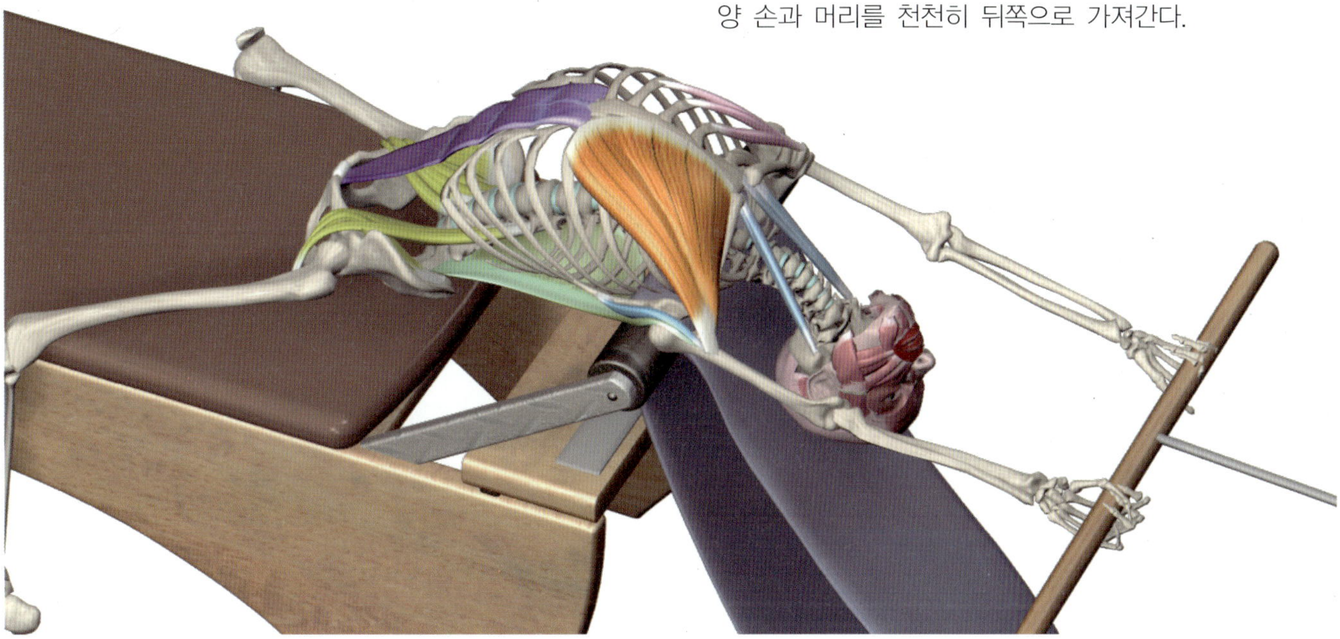

수축하는 방법

양 손과 허벅지를 천장 쪽으로 압박한다.

추가 스트레칭하는 방법

골반, 다리 및 팔을 떨어뜨린다.
파트너는 팔을 아래쪽으로 당기고, 한 쪽씩 교대로 조금 더 당긴다.

조심해야 할 것

- 팔, 목 및 위에 불필요한 긴장이 발생한다.
- 어지러움증

변형:

풋바에 닿는 척추 부위를 다양하도록 앉은 자세를 바꾼다. 편안함/내성에 따라 뒤쪽에서 아래쪽으로 당김 방향을 바꾼다.

옆굽힘

Lateral Flexion

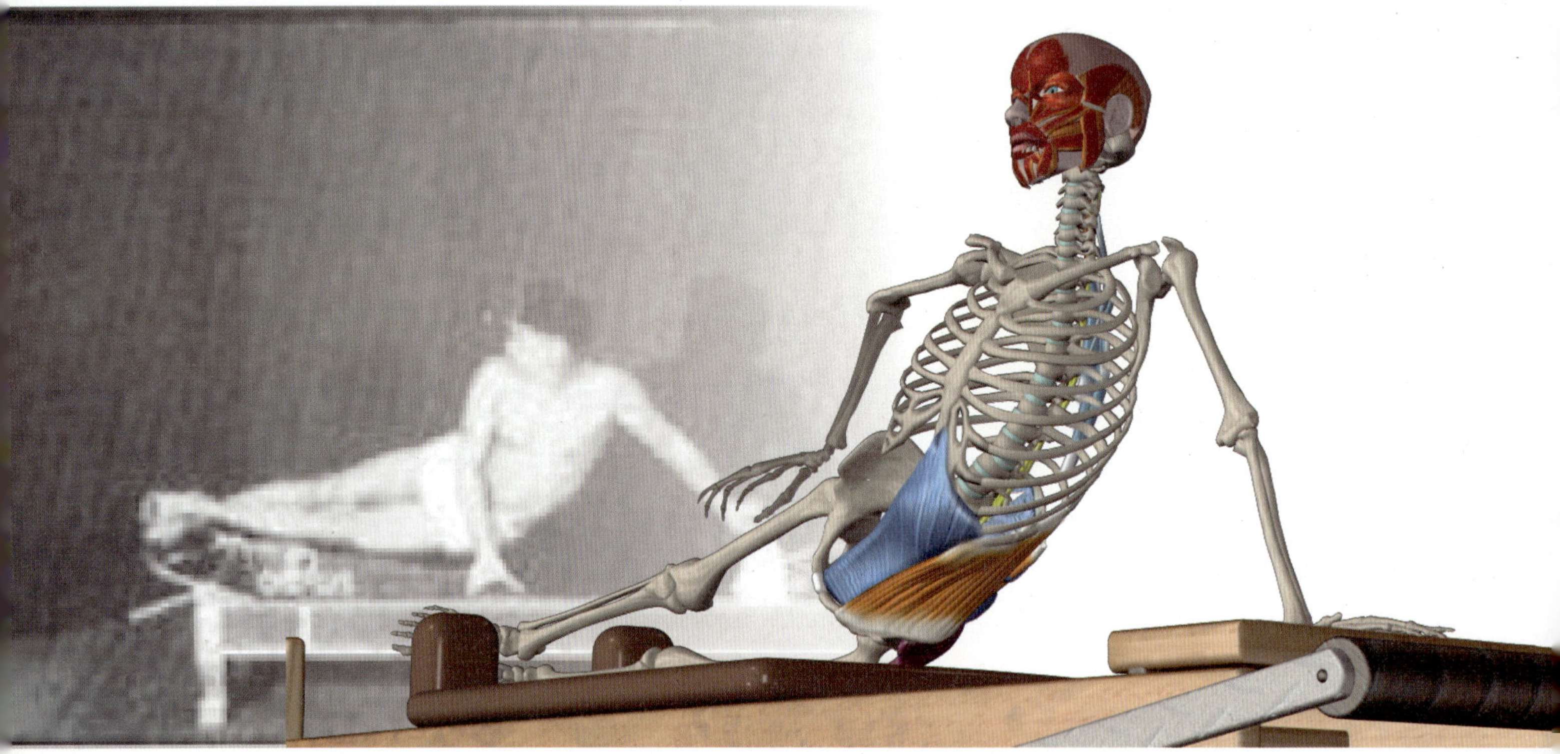

인어공주 자세 (The Mermaid)

- **기준:** 초급자/중급자
- **스프링 장력:** 약함 – 중간
- **강조 근육:** 배빗근, 허리네모근, 갈비사이근, 벌림근

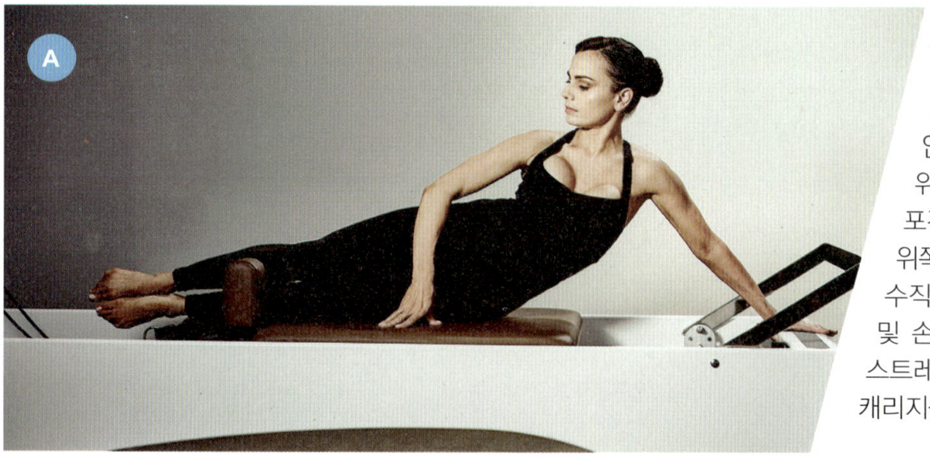

A & B: 스트레칭하는 방법

캐리지를 활주하고, 그 중앙 부위에 앉는다.
위쪽 다리/발을 아래쪽 다리/발 위에 포갠다.
위쪽 엉덩관절과 아래쪽 엉덩관절이 수직으로 배열되도록, 양쪽 발, 엉덩이 및 손을 정렬시킨다.
스트레칭을 찾기 위해 긴장 지점까지 캐리지를 활주한다.

B: 수축하는 방법

양 손과 양 발로 바닥을 압박한다.

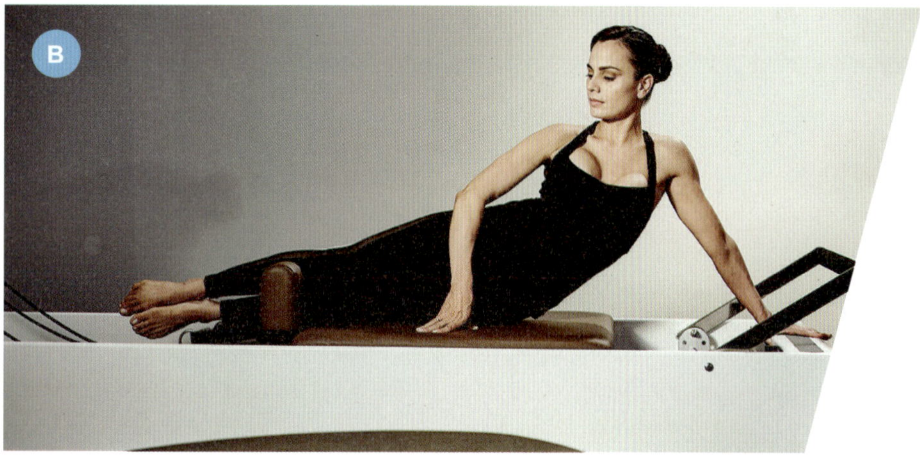

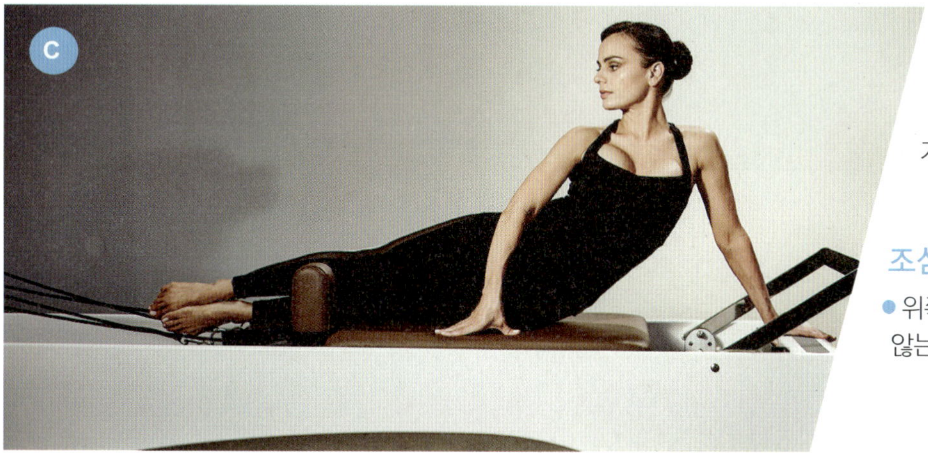

C: 추가 스트레칭 하는 방법

캐리지를 조금 더 활주시킨다.
가능하면 깊게 들이쉰다.

조심해야 할 것

- 위쪽 엉덩관절과 양 발이 정렬되지 않는다.

변형(Variations)

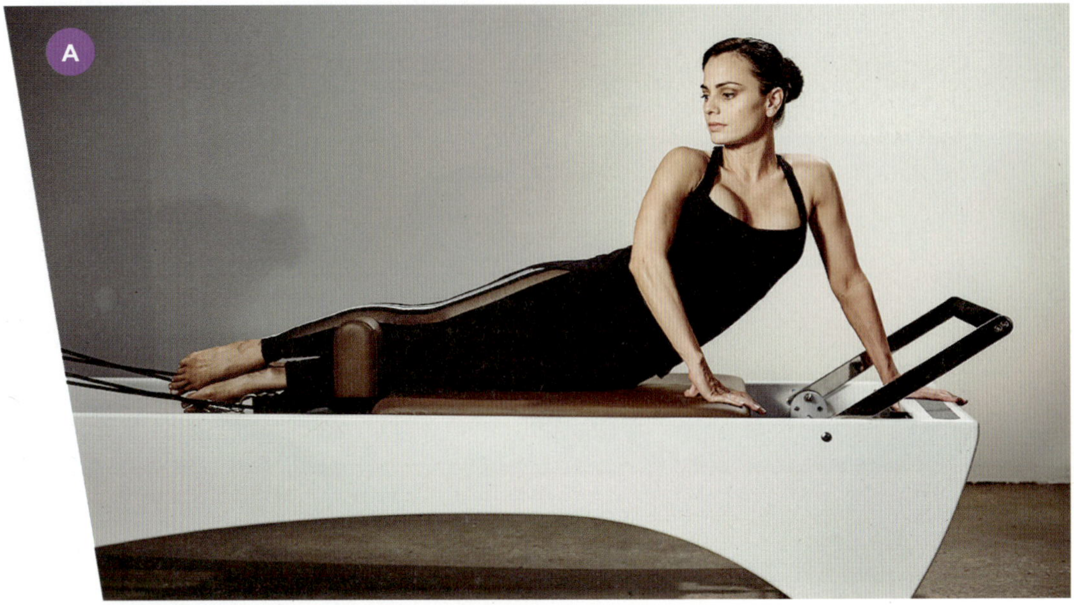

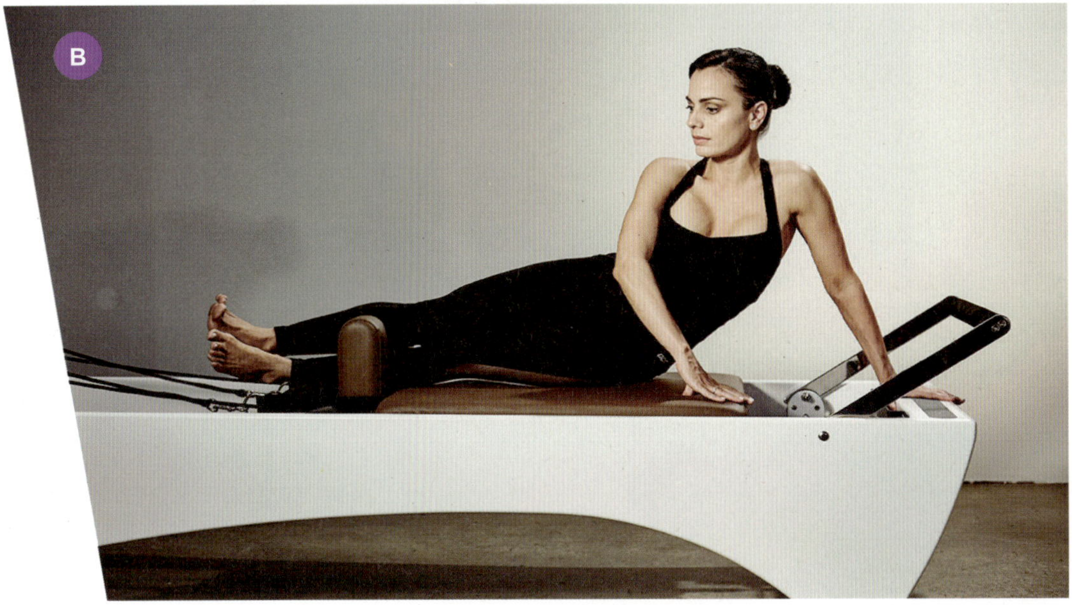

스트레칭을 이동시키기 위해 위쪽 엉덩관절을 앞쪽(A)과 뒤쪽(B)으로 롤링한다.

캐리지가 활주할 때, 척추는 조금 더 옆쪽으로 굽힘된다. 배속빗근이 엉덩관절 벌림근(중간볼기근/작은볼기근, 허리네모근, 그쪽 척주세움근)과 함께 스트레칭될 것이다.

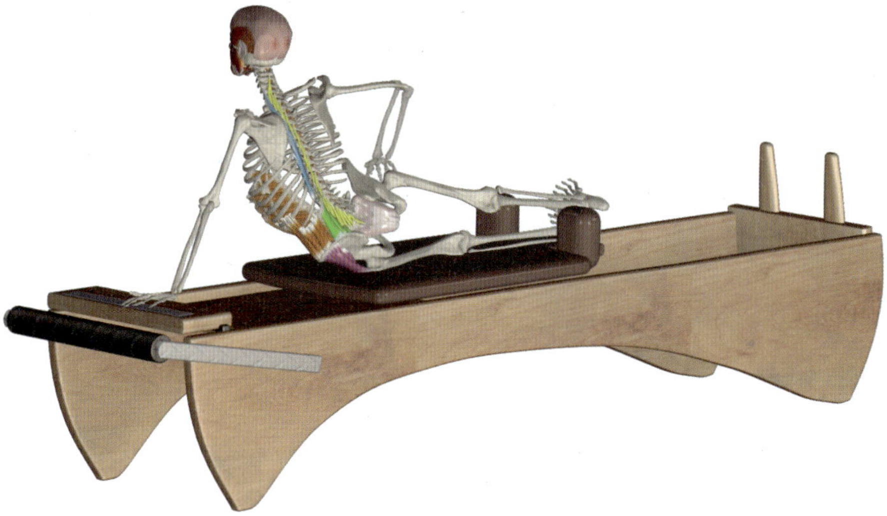

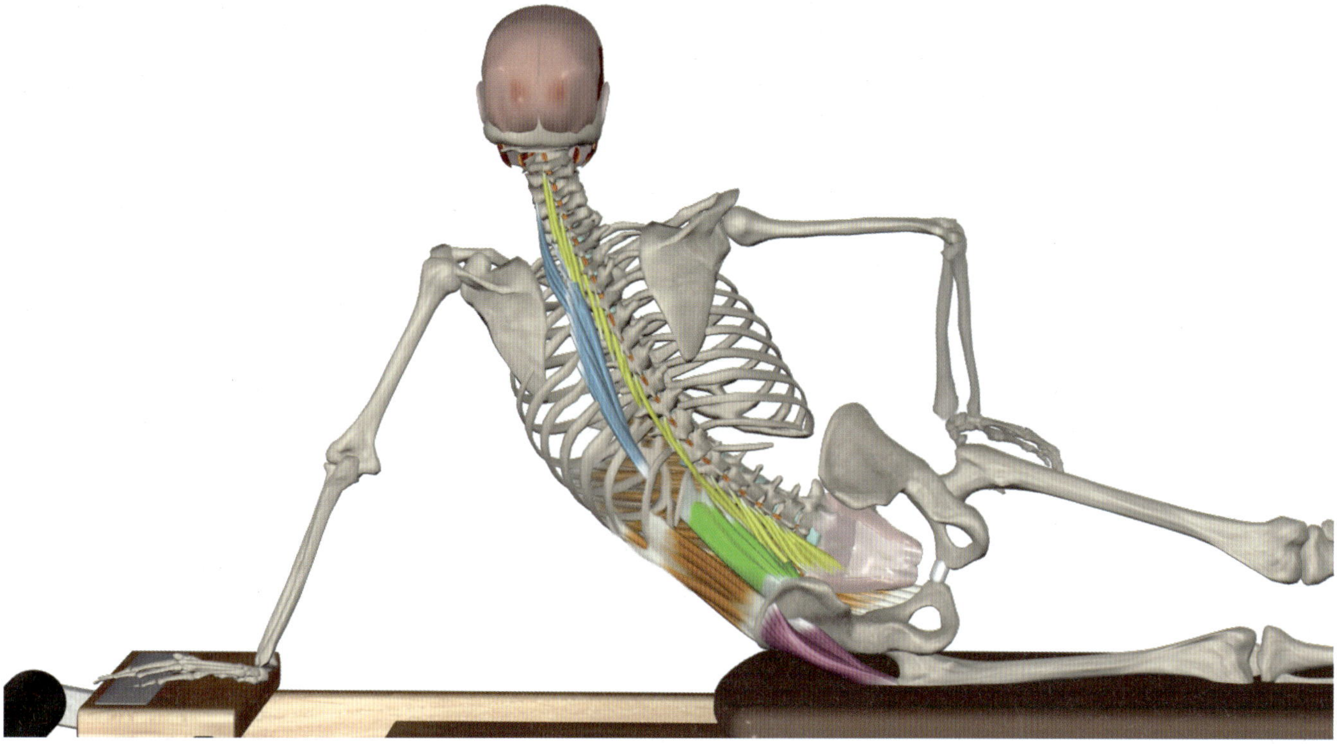

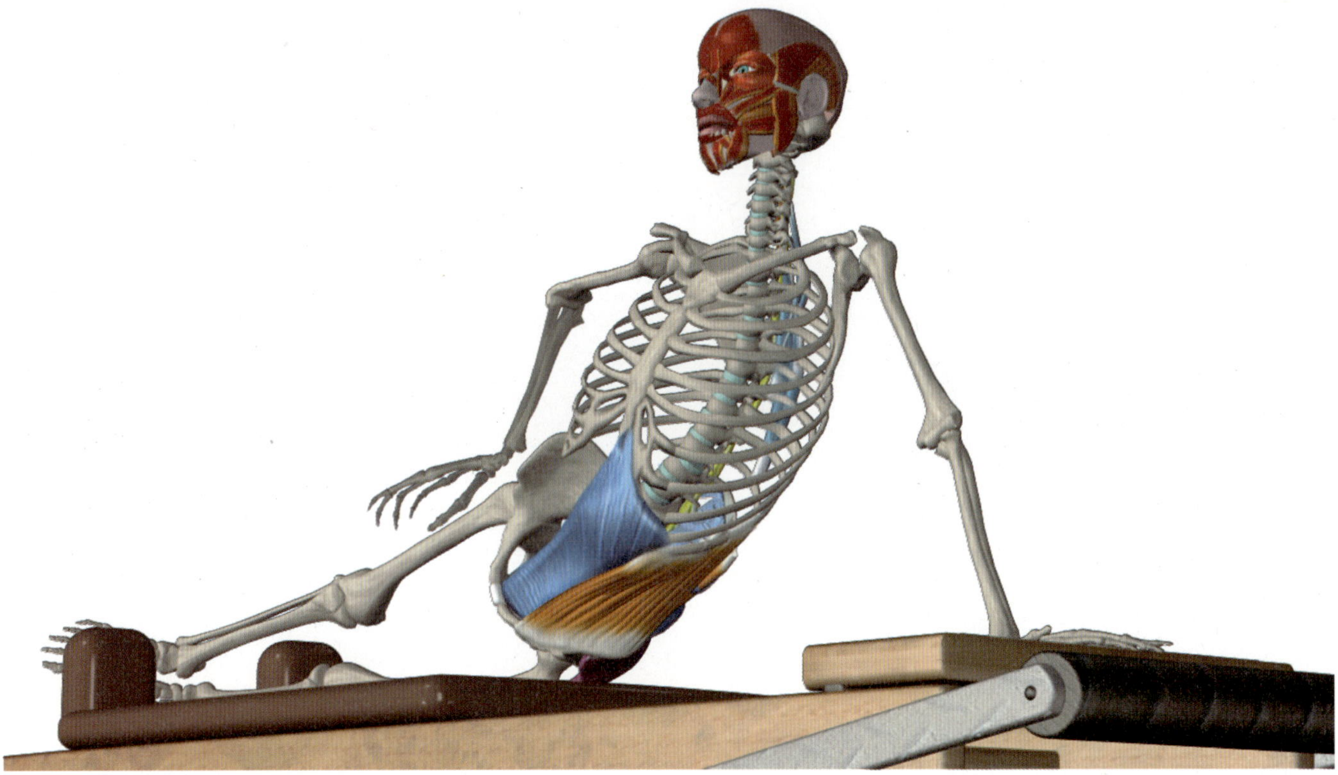

배속빗근은 배바깥빗근 밑에 위치하고, 다른 엉덩관절 각도에서 스트레칭될 것이다.

깊은 호흡은 스트레칭을 증가시킬 것이다. 가로막이 내려가면, 비압박성 복부장기를 배빗근 쪽으로 이동시켜, 배빗근을 더욱 스트레칭시킬 것이다.

옆굽힘 – 앉은 자세 (The Seated Side Bend)

- **기준:** 초급자/중급자
- **스프링 장력:** 약함 – 중간
- **강조 근육:** 배빗근, 허리네모근, 갈비사이근, 넓은등근, 한쪽 척주세움근, 위팔세갈래근의 긴갈래

A: 스트레칭하는 방법

캐리지를 바깥으로 밀고, 양쪽 궁둥뼈가 캐리지 위에 유지되도록 한다.

팔을 머리 위로 뻗고, 풋바 쪽으로 척추와 갈비우리를 굽힌다.

A: 수축하는 방법

풋바와 반대되는 방향으로 가쪽 어깨를 민다고 상상한다.

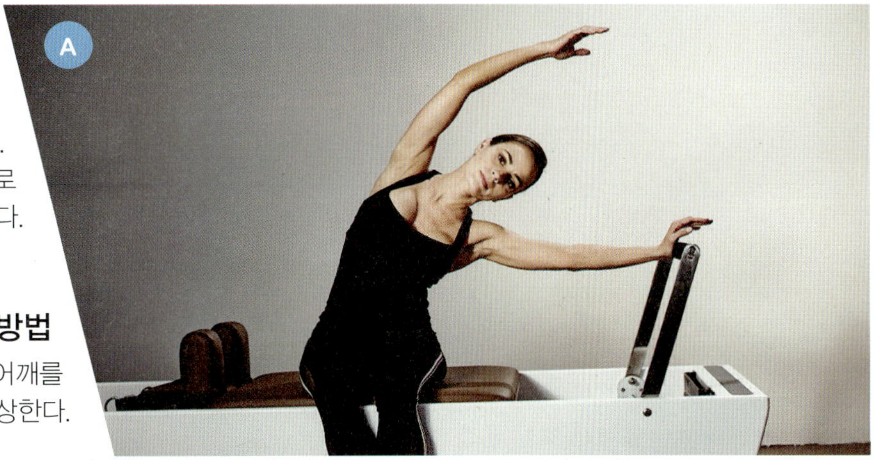

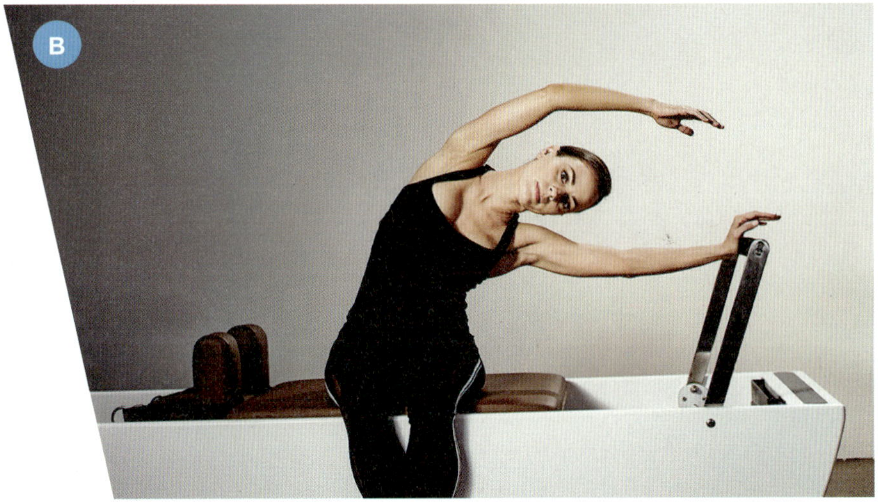

B & C: 추가 스트레칭하는 방법

캐리지를 조금 더 활주시킨다.
가능하면 많이 깊게 들이쉰다.
편안하다면, 척추와 머리를 많이 옆굽힘한다.

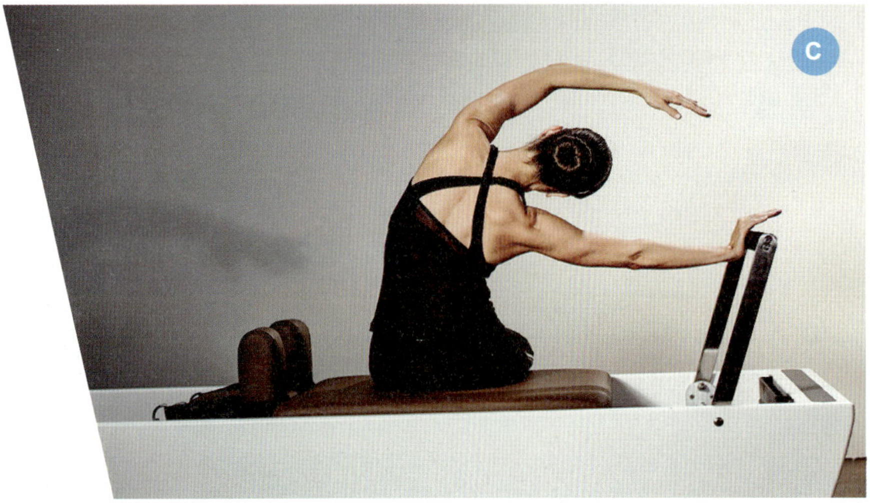

변형(Variations)

A:
앞쪽 배 부위를 스트레칭하기 위해 위쪽 어깨를 뒤쪽으로 롤링시킨다. 깊게 들이쉰다.

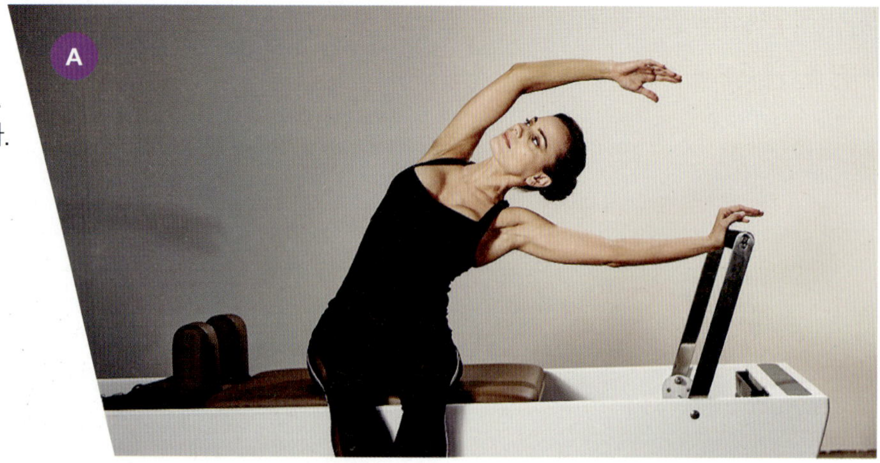

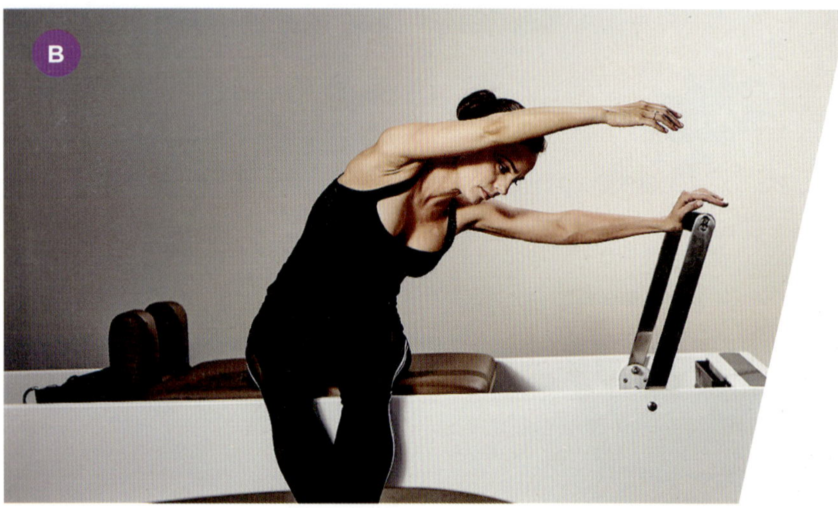

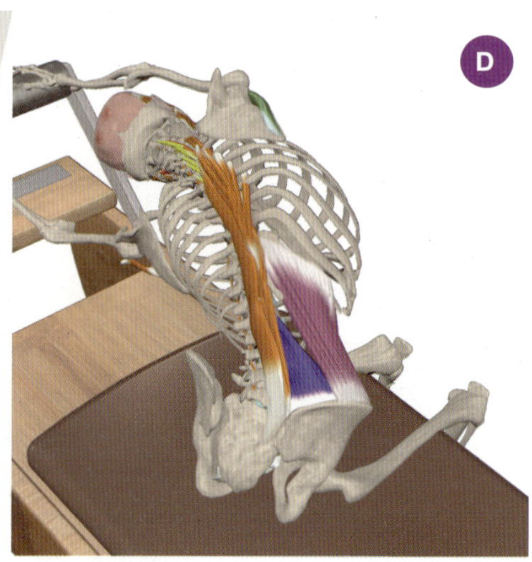

B, C & D:
아래 등의 스트레칭에 초점을 맞추기 위해 위쪽 어깨를 앞쪽으로 롤링한다.

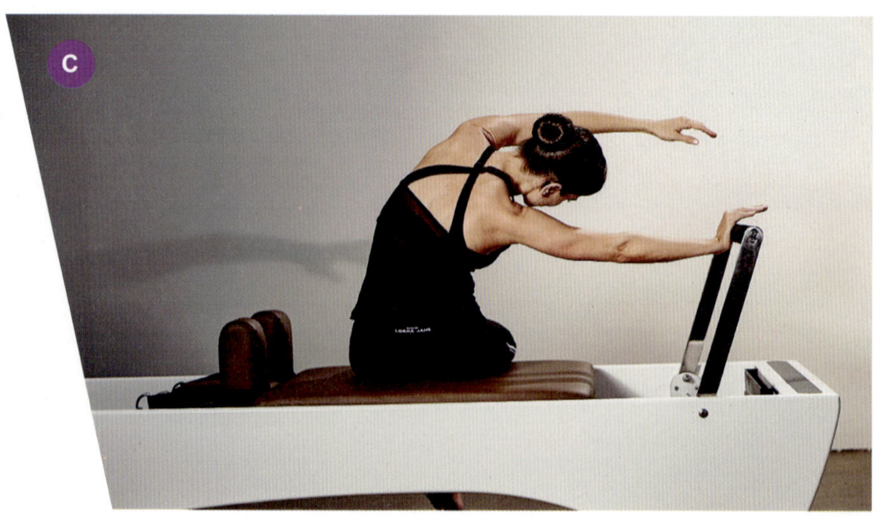

파트너 도움(Partner Assist)

A:
파트너는 골반을 고정하기 위해 한쪽 손을 허벅지 위쪽에 배치하고 그쪽으로 체중을 기울인다. 옆굽힘을 증가시키기 위해 겨드랑이를 가볍게 압박한다.

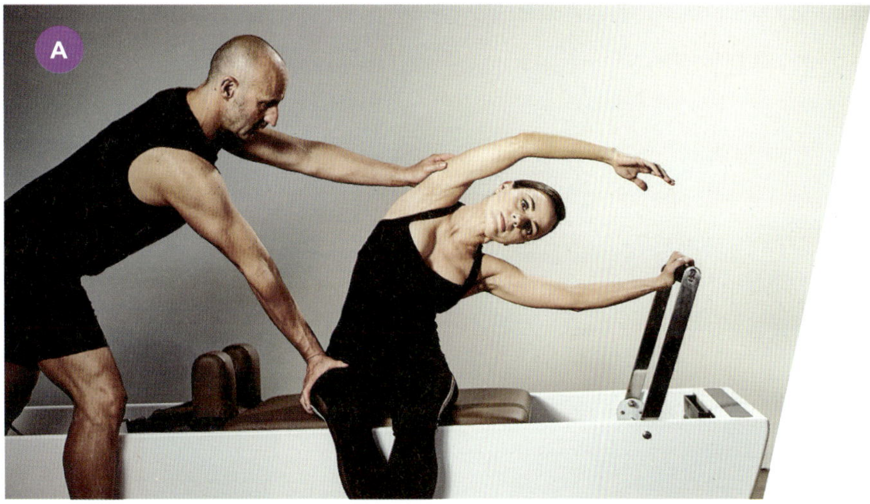

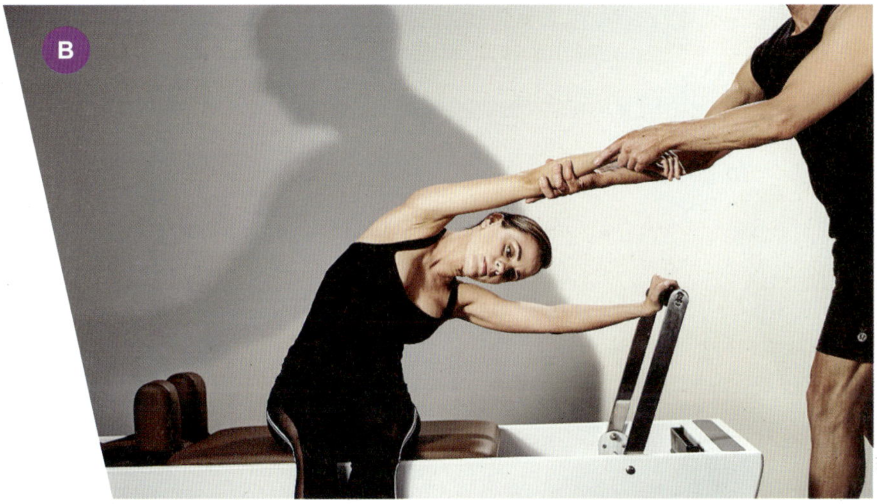

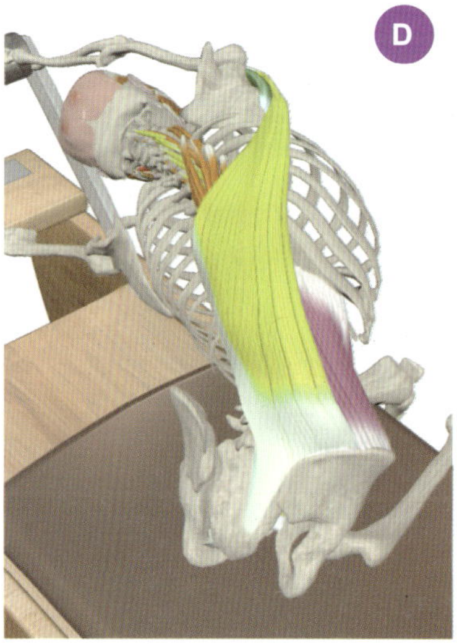

B & D:
파트너는 옆굽힘을 증가시키고, 넓은등근을 스트레칭하기 위해 아래팔과 손을 잡고 가볍게 당긴다.

C:
파트너는 당김 방향을 변화시키고 돌림을 증가시키기 위해 자세를 바꾼다. 이것은 아랫등의 근육을 조금 더 스트레칭하기 위해 움직이는 것이다. 앞 페이지의 이미지를 참고한다.

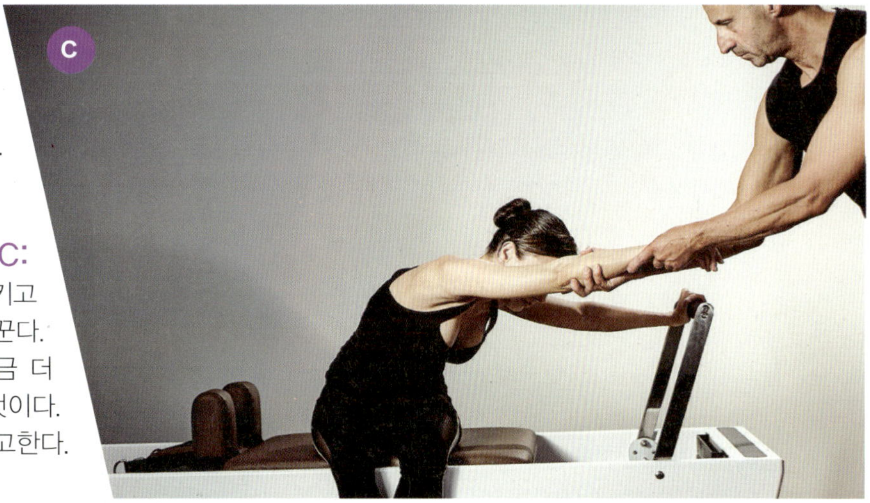

바나나 – 무릎꿇은 자세 (Kneeling Banana)

- **기준:** 중급자 • **스프링 장력:** 중간
- **강조 근육:** 배빗근, 허리네모근, 갈비사이근, 넓은등근, 엉덩관절 벌림근

A & B: 스트레칭 하는 방법

캐리지를 조금만 밀고, 발, 무릎 및 손을 정렬시킨다.
스프링 쪽으로 양쪽 엉덩이를 내린다.

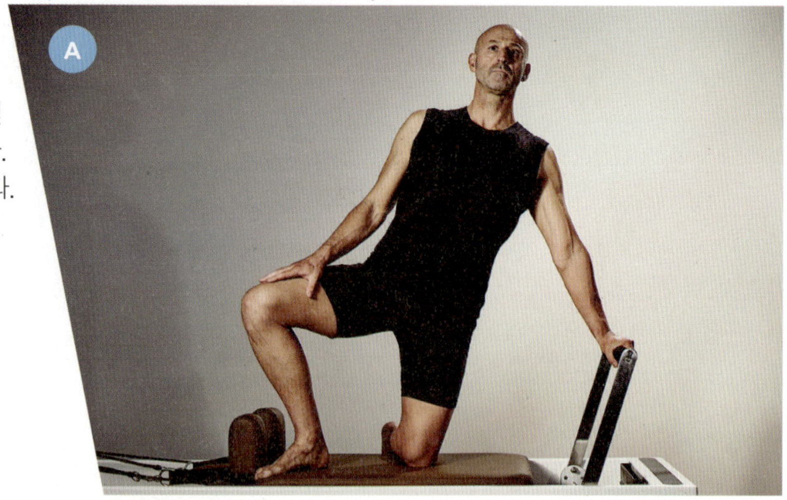

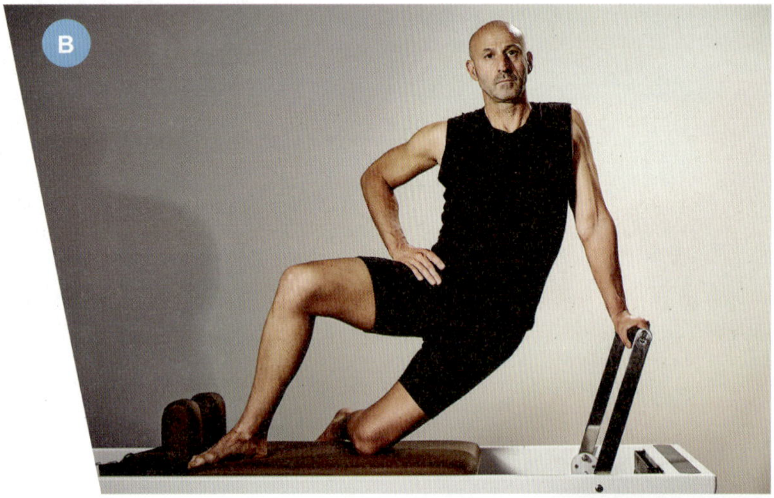

B: 수축하는 방법

양쪽 엉덩이로 손을 압박한다.

C: 추가 스트레칭 하는 방법

양쪽 엉덩이를 조금 더 내린다.
가능하면 깊게 들이쉰다.

조심해야 할 것

- 캐리지를 너무 민다.
- 양쪽 엉덩이를 충분히 내리지 못한다.
- 위에서 설명된 정렬을 하지 못한다.

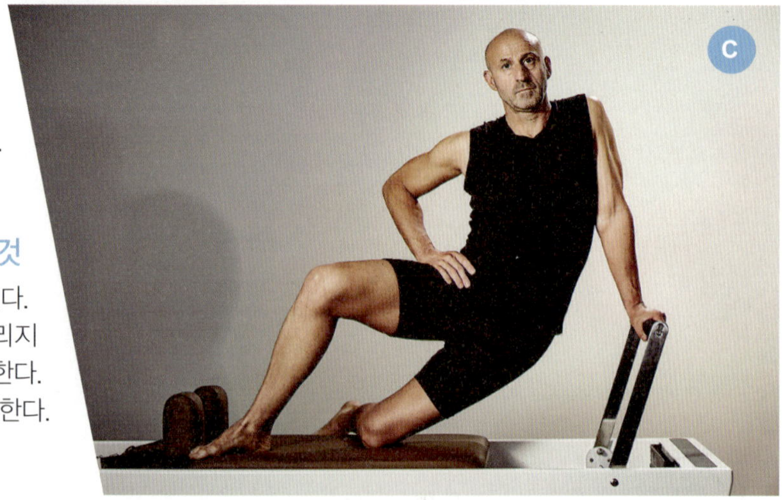

변형(Variations)

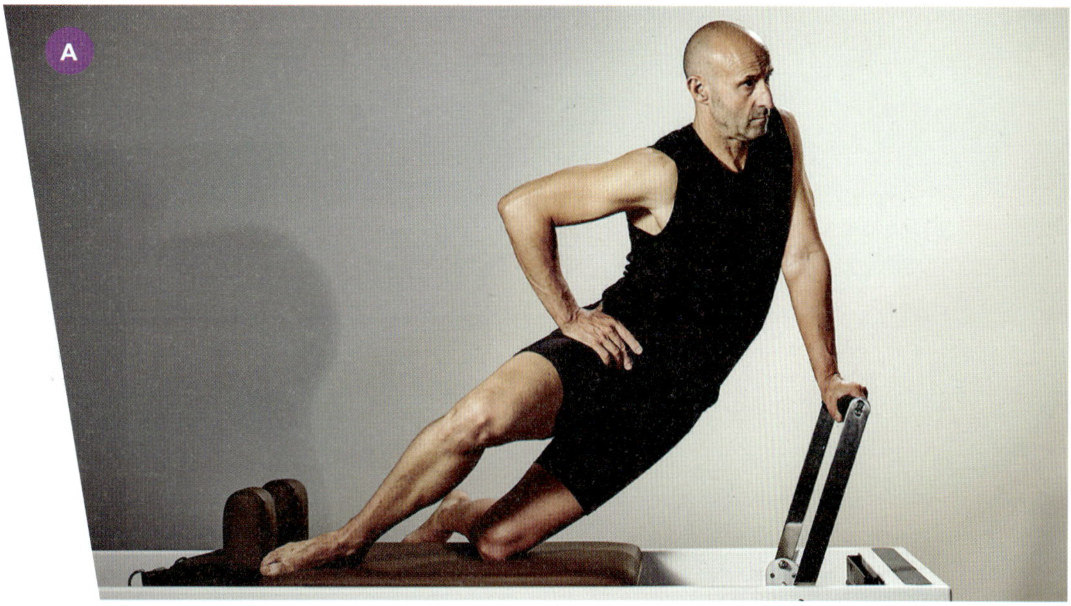

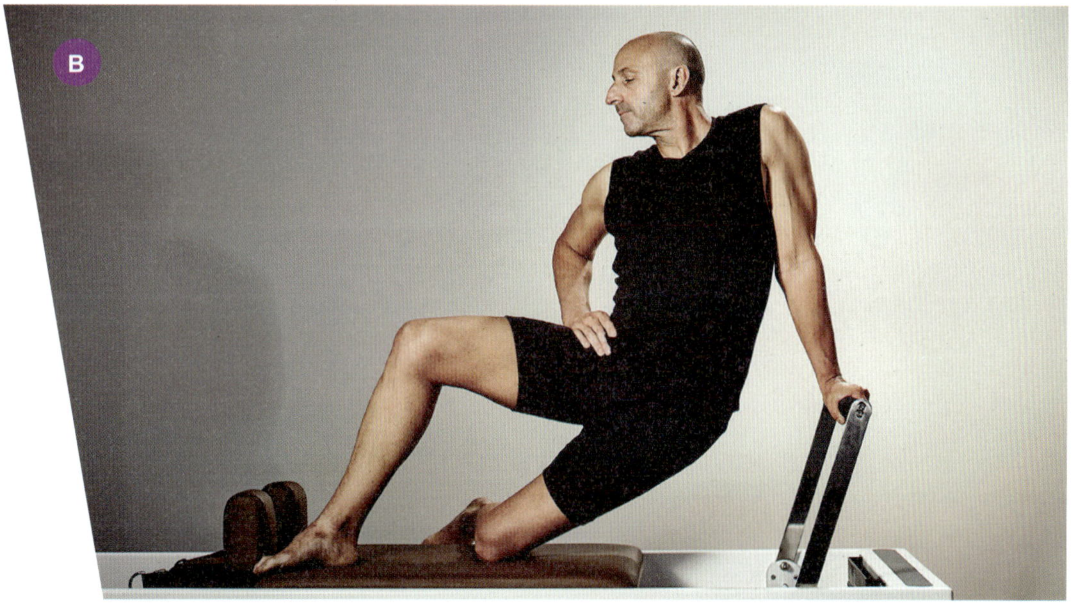

스트레칭을 하기 위해 위쪽 엉덩이를 앞쪽 (A)와 뒤쪽 (B)로 롤링한다.

바나나 – 선 자세 (The Standing Banana)

- **기준:** 중급자/고급자 • **스프링 장력:** 중간
- **강조 근육:** 배빗근, 허리네모근, 갈비사이근, 넓은등근, 엉덩관절 벌림근

A: 스트레칭하는 방법

캐리지를 밀어서, 바닥쪽 다리를 뻗는다.
풋바에 손을 배치하고, 바닥쪽 엉덩이와 발을 정렬시킨다.
척추와 90°되게 팔을 지지한다.
B. 더 큰 지지를 위해, 위쪽 발을 반대쪽 무릎 앞으로 이동시킨다.
C. 양쪽 엉덩이를 내린다.

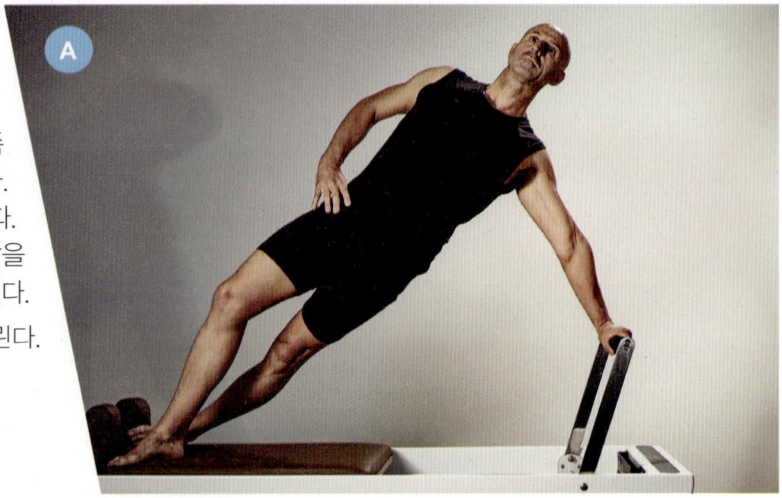

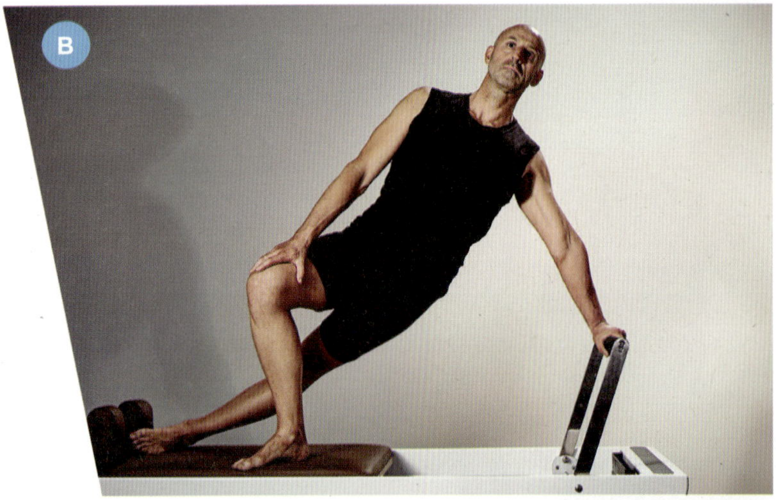

C: 수축하는 방법

양쪽 엉덩이를 위쪽으로 압박한다.

C: 추가 스트레칭 하는 방법

양쪽 엉덩이를 조금 더 내린다.
가능하면 깊게 들이쉰다.

조심해야 할 것

- 캐리지를 너무 민다.
- 양쪽 엉덩이를 충분히 내리지 못한다.
- 위에서 설명된 정렬을 하지 못한다.

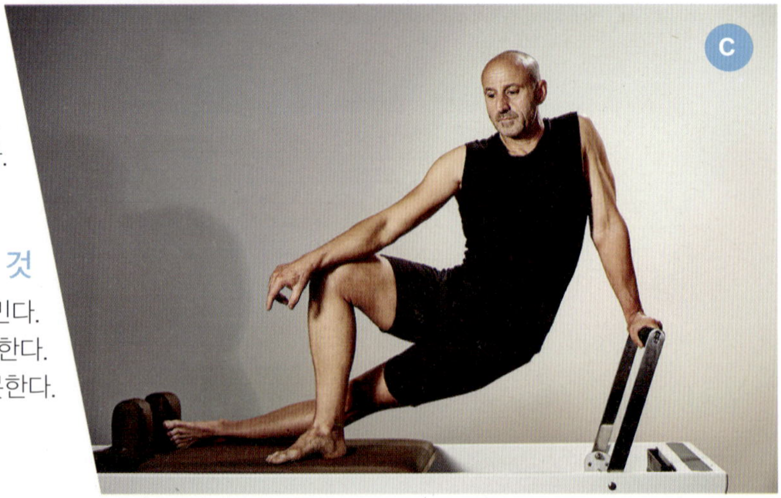

변형(Variations)

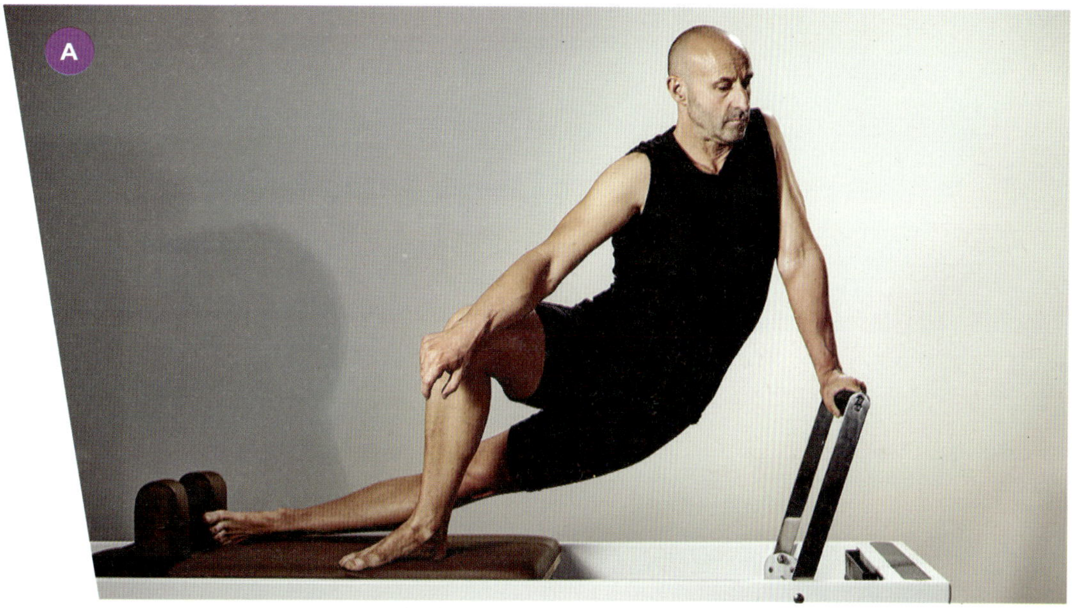

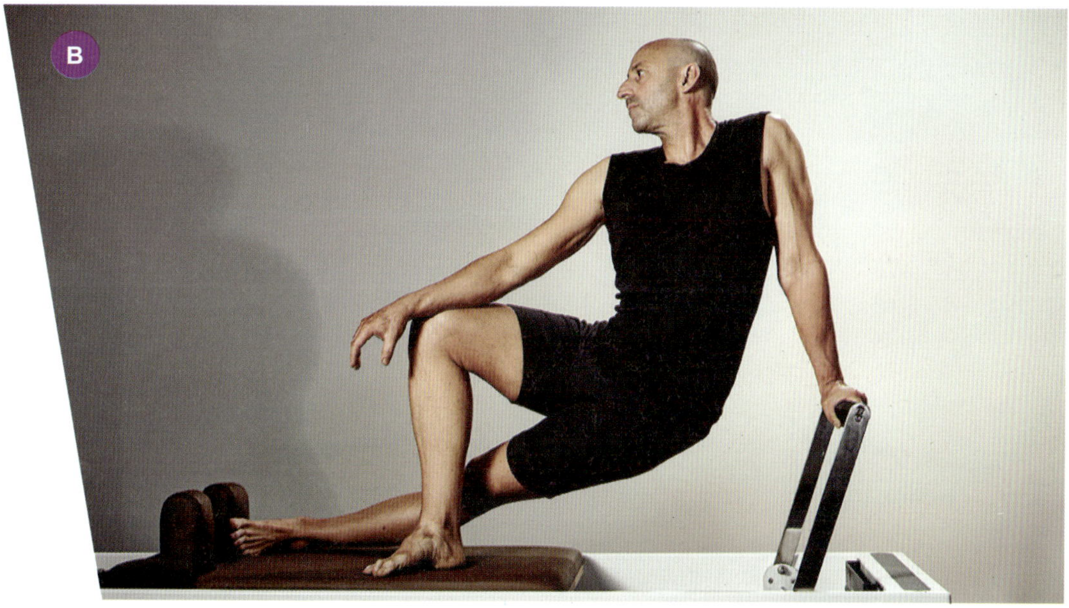

스트레칭을 하기 위해 위쪽 엉덩이를 앞쪽 (A)와 뒤쪽 (B)로 롤링한다.

Chapter 7

팔과 어깨

Arms & Shoulders

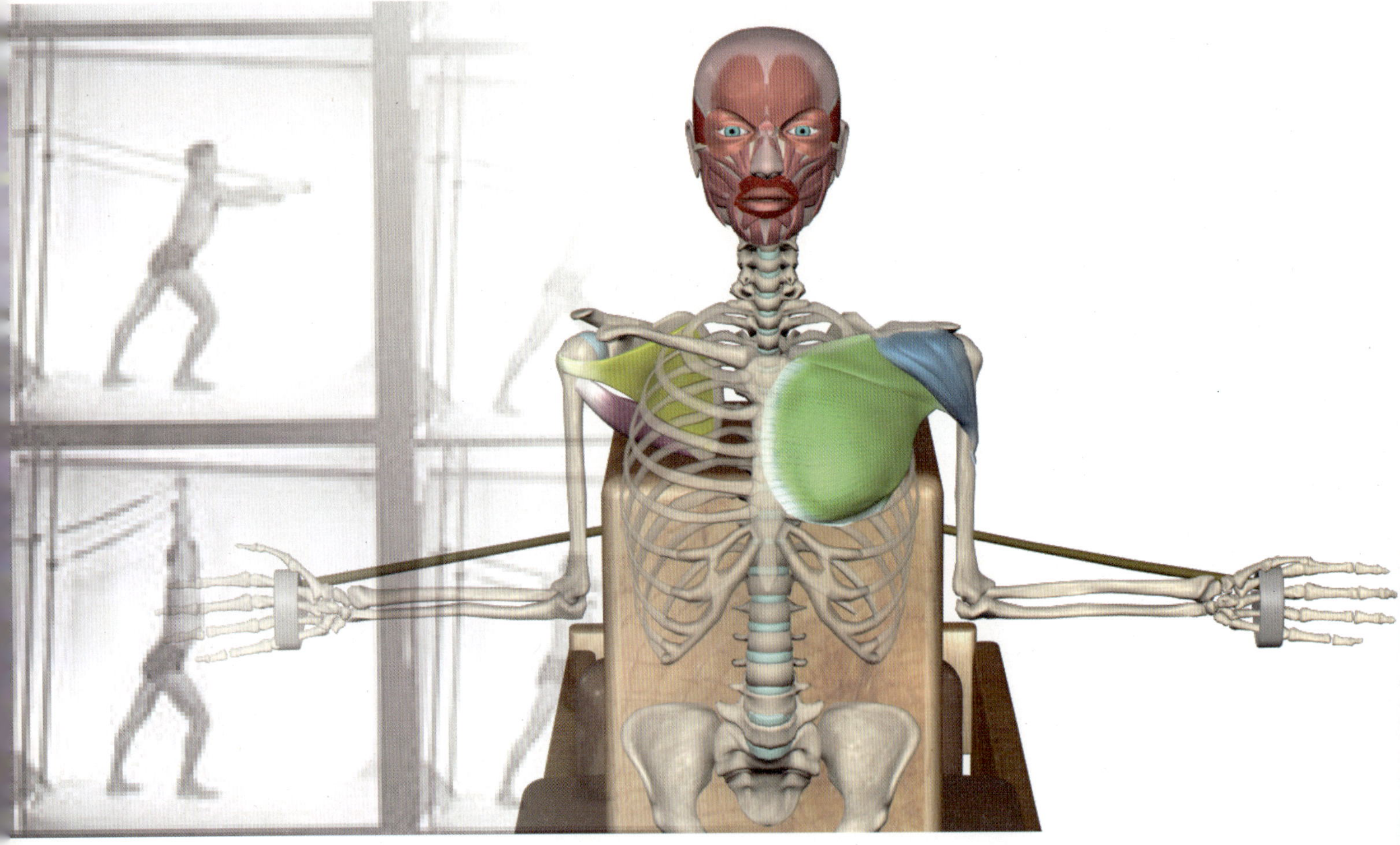

손목 굽힘근 (The Wrist Flexors)

- **기준:** 누구나
- **스프링 장력:** 없음
- **강조 근육:** 모든 손목 굽힘근

A: 스트레칭하는 방법

리포머 프레임의 안쪽에 선 자세를 취한다.
손바닥을 캐리지 위에 올려놓고, 손가락이 여러분 쪽으로 향하도록 한다.
스트레칭을 찾기 위해 캐리지를 활주시킨다.

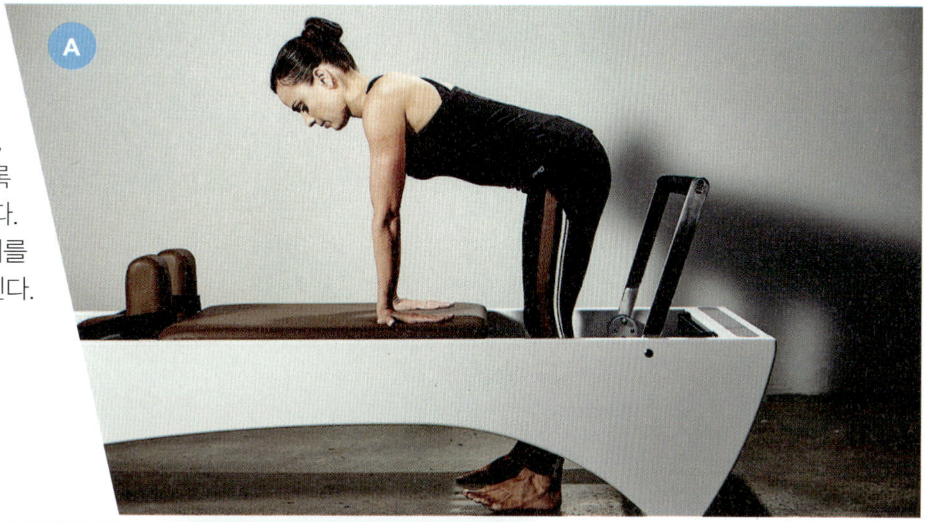

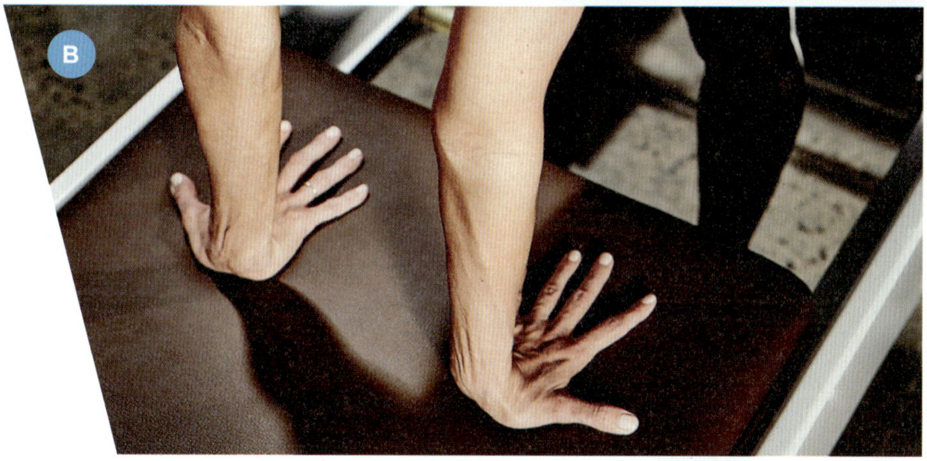

A & B: 수축하는 방법

손바닥과 손가락으로 캐리지를 압박한다.

C: 추가 스트레칭 하는 방법

캐리지를 조금 더 활주시킨다.

변형:

체중을 뒤쪽으로 이동시켜 손가락 위에 가해지도록 한다.

조심해야 할 것

- 손바닥을 위로 들어올린다.

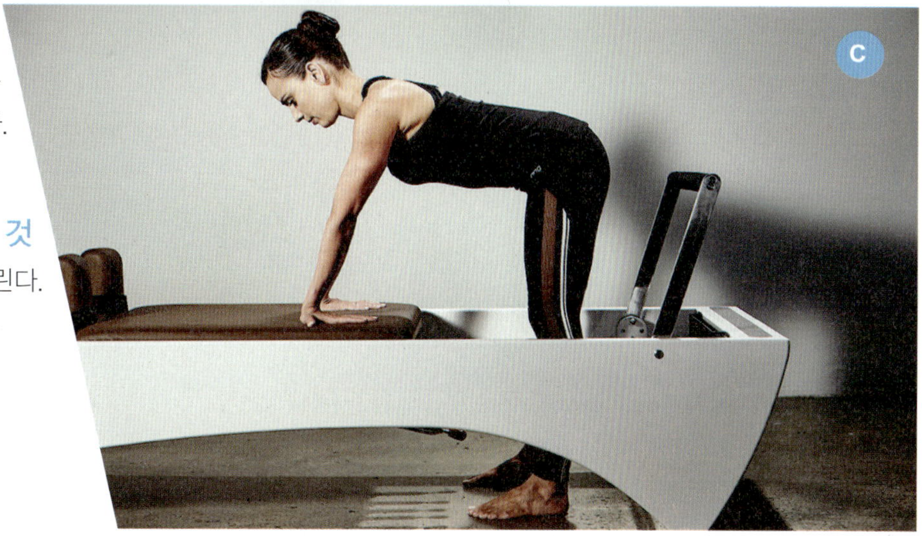

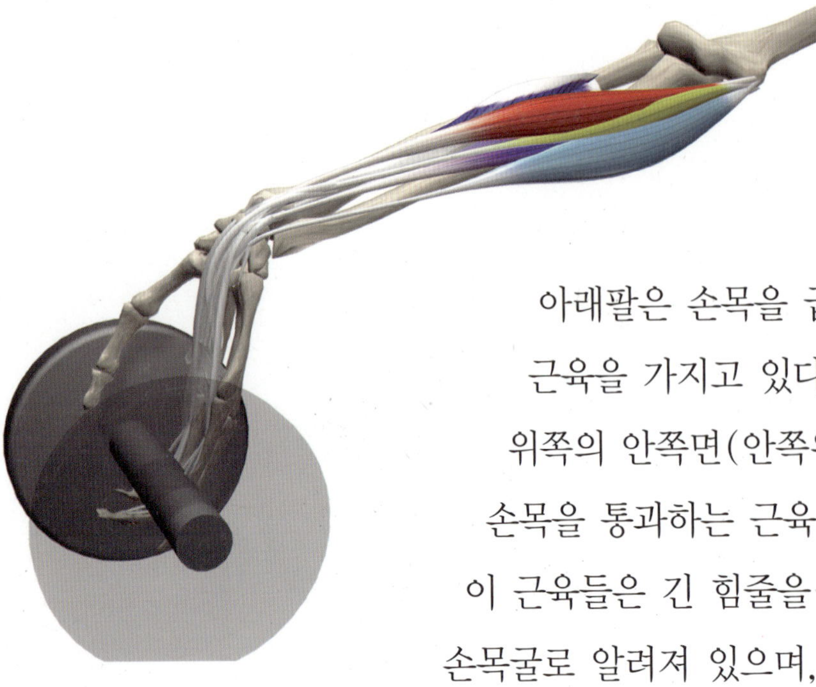

아래팔은 손목을 굽힘하는 1차 근육과 2차 근육을 가지고 있다. 여러분은 팔꿈치 바로 위쪽의 안쪽면(안쪽위관절융기)에서 시작해서, 손목을 통과하는 근육들을 볼 수 있을 것이다. 이 근육들은 긴 힘줄을 가지고 있다. 손목 부위는 손목굴로 알려져 있으며, 9개의 손목굽힘근 힘줄이 이 작은 부위(손목굴)를 통과한다. 스트레칭이 손목굴증후군을 예방하는데 도움을 줄 것이다.

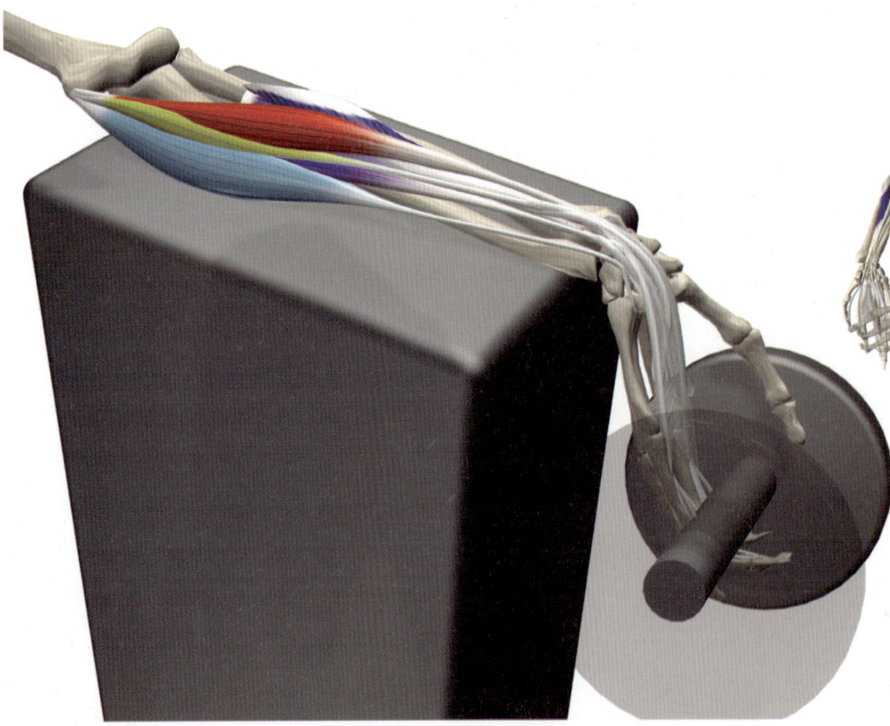

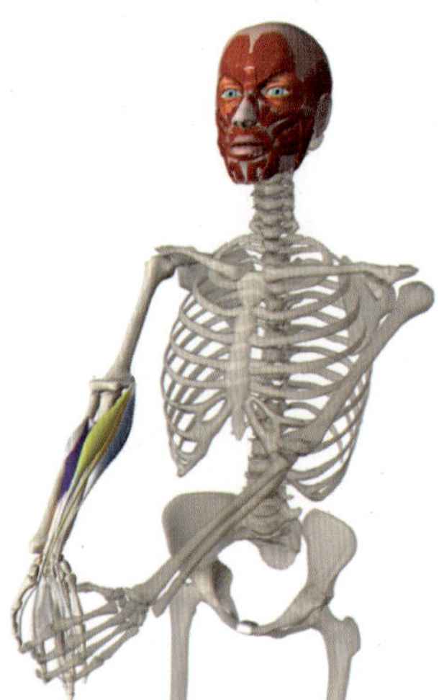

손목 폄근 (The Wrist Extensors)

- **기준:** 누구나
- **스프링 장력:** 없음
- **강조 근육:** 모든 손목 폄근

A: 스트레칭하는 방법

리포머 프레임의 안쪽에서 선 자세를 취한다.
손을 캐리지 위에 올려놓고, 손가락이 여러분 쪽으로 향하도록 한다.
스트레칭을 찾기 위해 캐리지를 활주시킨다.

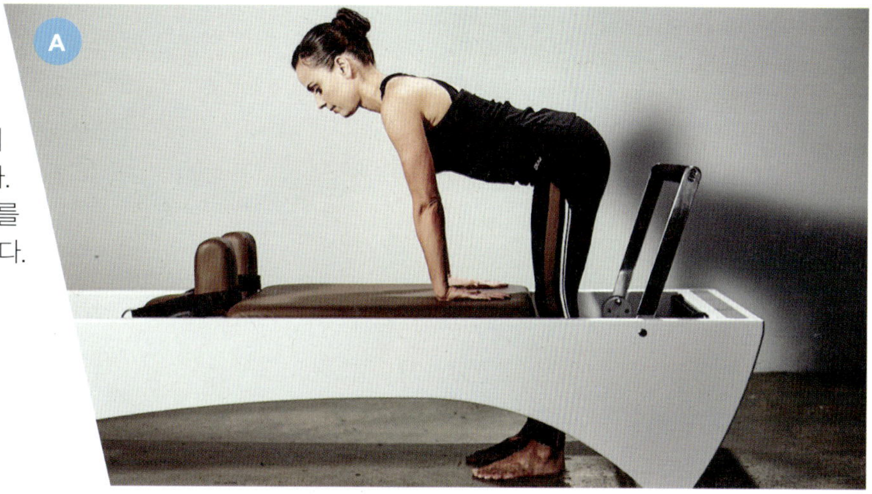

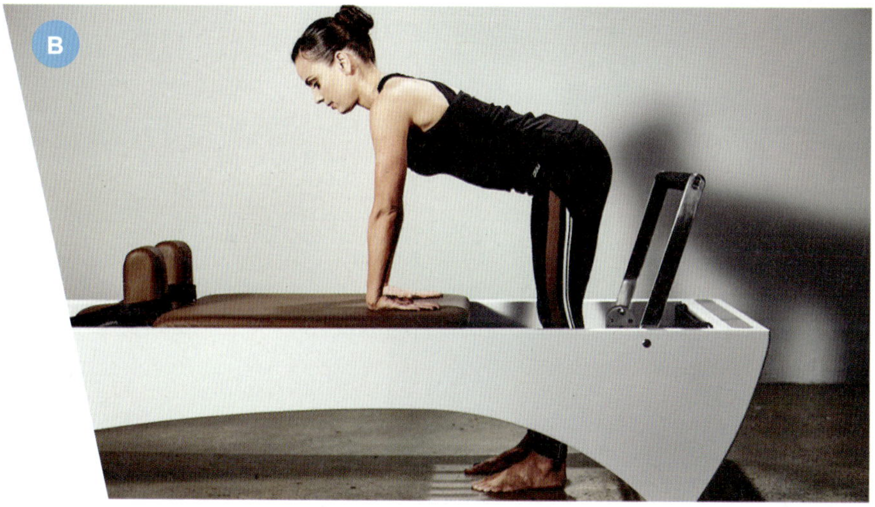

B: 수축하는 방법

손등과 손가락으로 캐리지를 압박한다.

C: 추가 스트레칭 하는 방법

캐리지를 조금 더 활주시킨다.

변형:

체중을 뒤쪽으로 이동시켜 손가락 위에 가해지도록 한다.

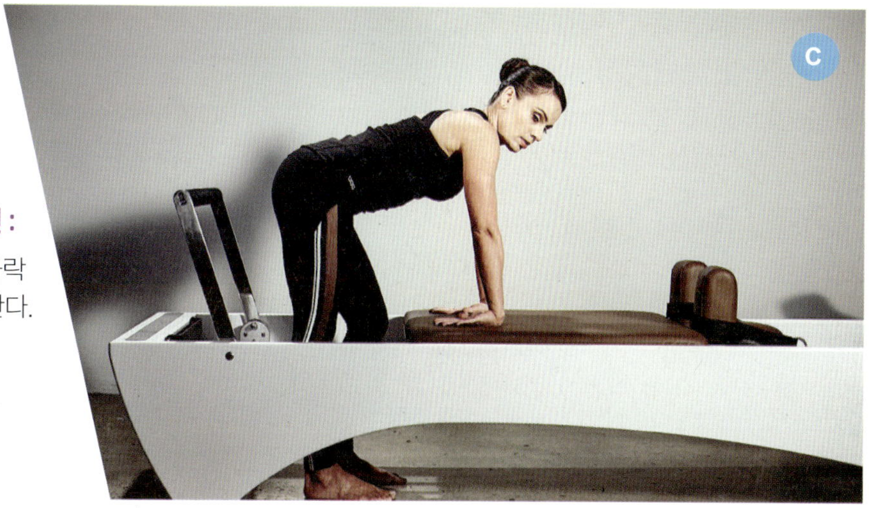

넓은등근 (Lats)

• **기준:** 누구나 • **스프링 장력:** 약함 – 중간

• **강조 근육:** 넓은등근, 배빗근, 허리네모근, 돌림근띠, 위팔세갈래근 긴갈래, 척주세움근

A: 스트레칭하는 방법

풋바에 양 손을 올려놓고, 캐리지의 가쪽에 앉는다. 가능하면 캐리지를 많이 이동시키고, 가슴을 내린다. 양쪽 어깨를 캐리지로부터 멀어지도록 기울인다.

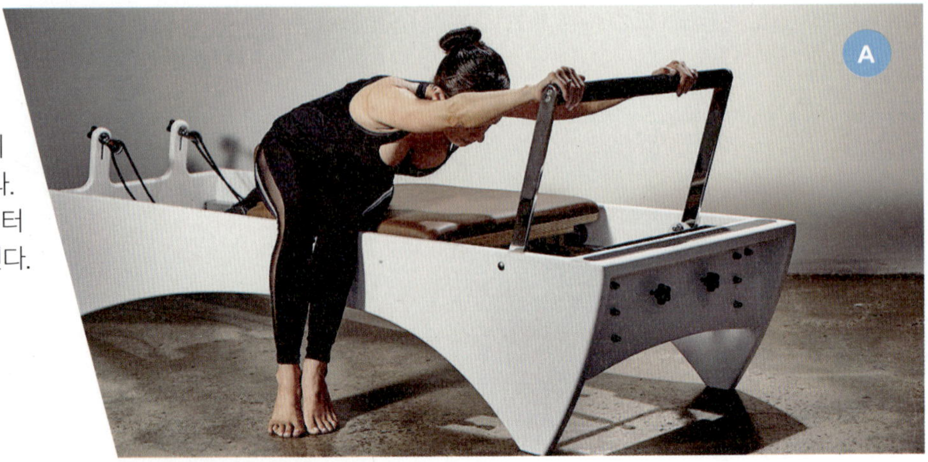

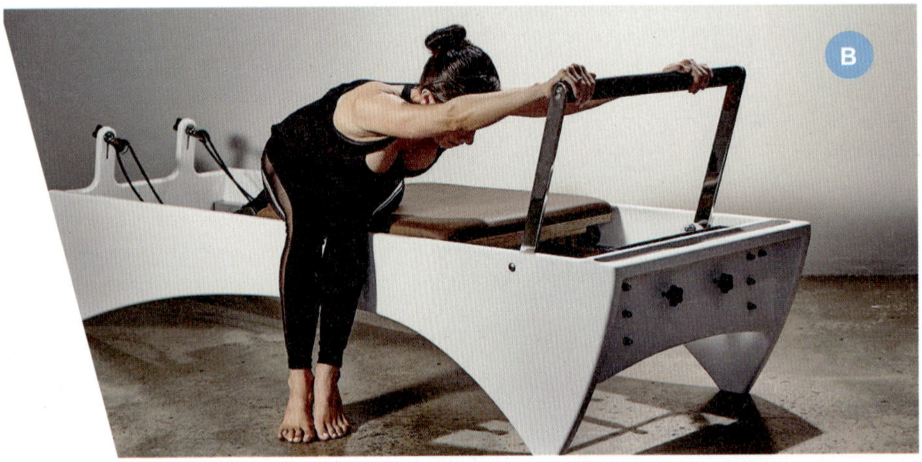

B: 수축하는 방법

가쪽 손 (풋바 끝에 가까운 손) 으로 풋바를 당긴다.

B & C: 추가 스트레칭하는 방법

캐리지를 조금 더 활주시킨다. 양쪽 어깨를 측면으로 조금 더 기울인다. 안쪽 손으로 풋바를 강하게 압박한다.

C: 변형

가쪽 어깨를 들어올리고, 안쪽 어깨를 내린다. 가쪽으로 계속 기울인다.

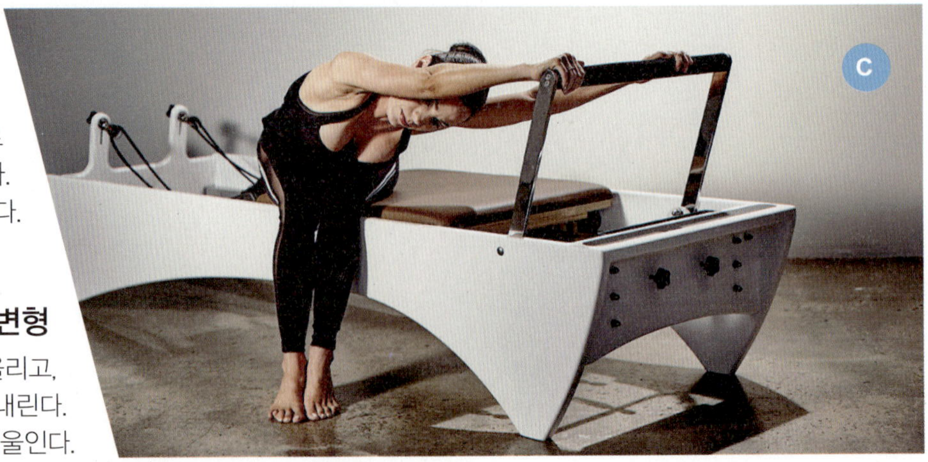

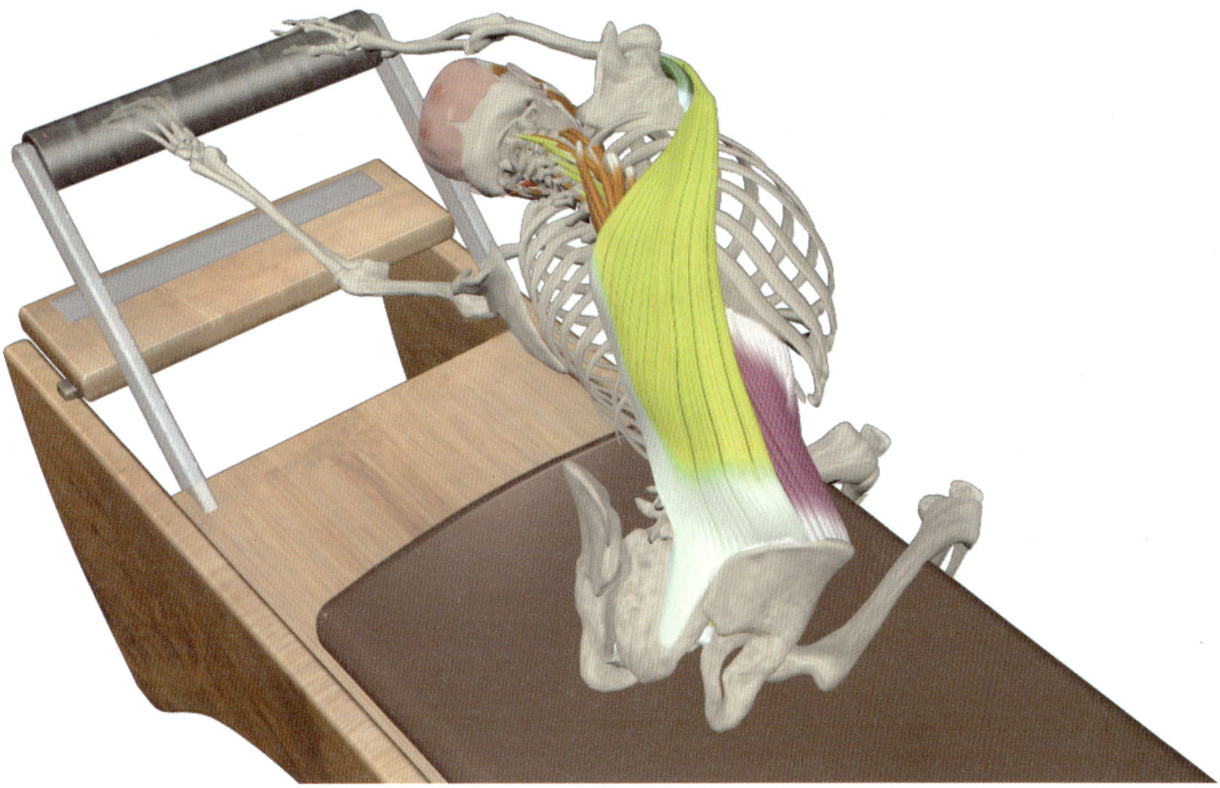

여러분이 리포머로부터 멀어지도록 기울일 때, 넓은등근과 큰원근이 강하게 스트레칭된다. 만약 여러분이 양쪽 궁둥뼈를 캐리지 위에서 유지할 수 있으면, 배속빗근이 강하게 스트레칭될 것이다.

허리네모근과 큰원근과 함께 그쪽의 척주세움근이 스트레칭된다.

척주세움근 밑에 위치하는 뭇갈래근도 스트레칭되는 것을 볼 수 있을 것이다. 뭇갈래근은 척추 관절을 안정화시키는 근육이다.

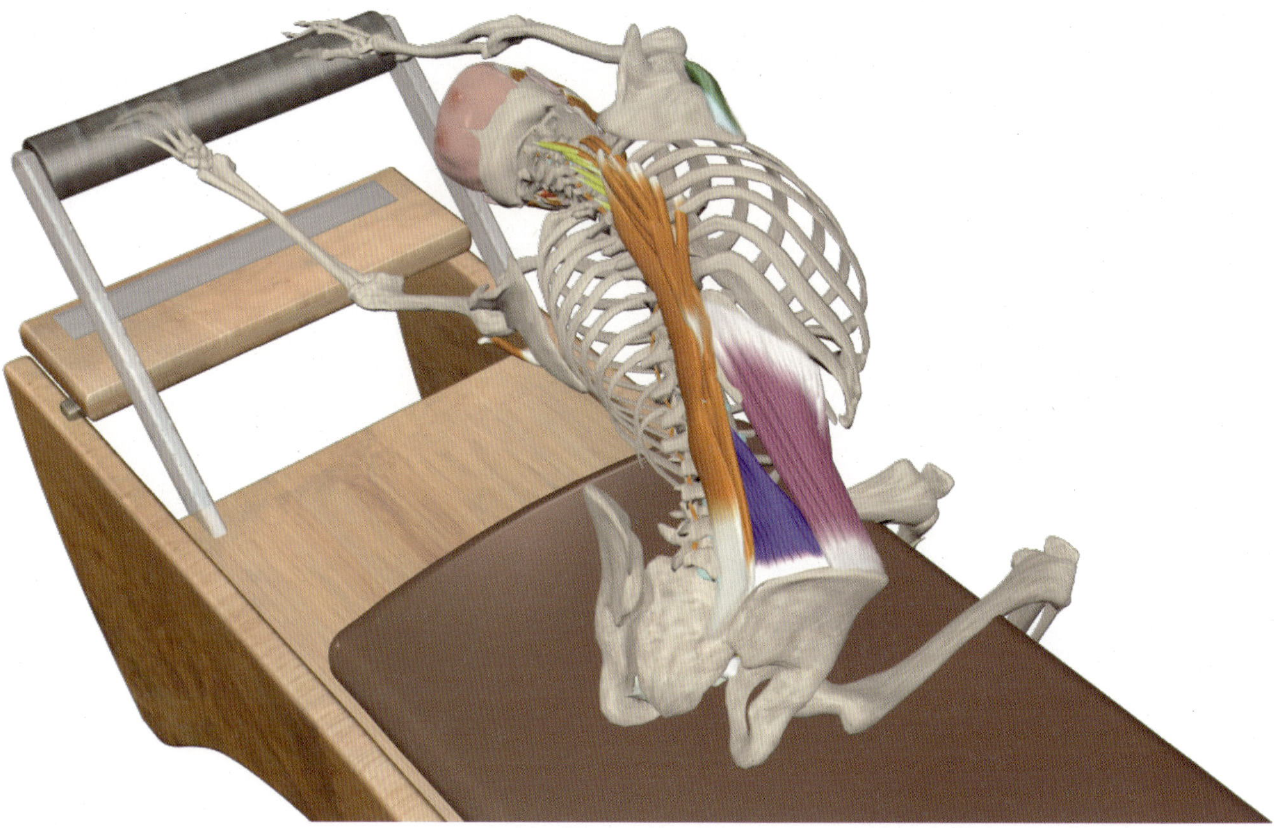

어깨 안쪽돌림근 (Internal Shoulder Rotators)

- **기준:** 누구나
- **스프링 장력:** 중간 – 강함
- **강조 근육:** 큰원근, 어깨밑근, 앞어깨세모근, 큰가슴근의 빗장갈래

A: 스트레칭하는 방법

상자 앞쪽의 캐리지 위에 앉는다. 양쪽 팔꿈치를 90°로 굽힌다. 양쪽 위팔을 몸통 가까이에 붙인다. 어깨의 스트레칭을 찾기 위해 캐리지를 활주시킨다. 양 발로 캐리지의 움직임을 조절한다.

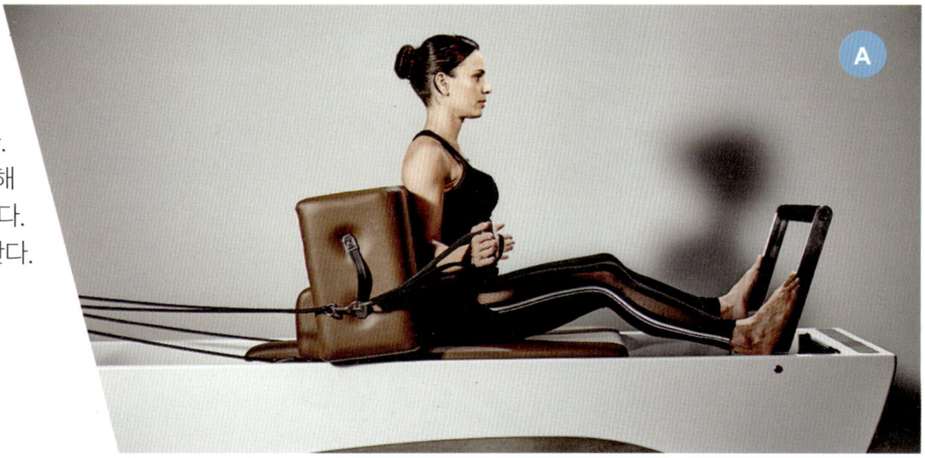

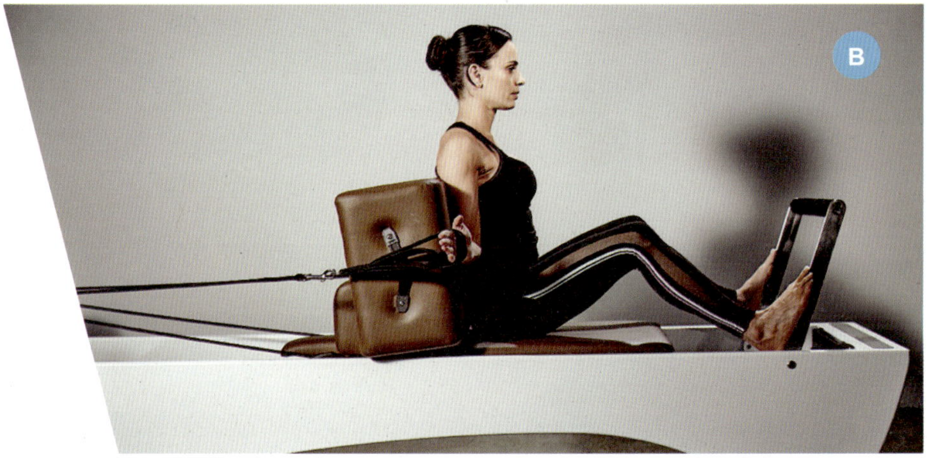

A: 수축하는 방법

박수치는 동작을 할 때처럼, 양 손으로 스트랩을 압박한다.

B: 추가 스트레칭 하는 방법

캐리지를 조금 더 활주시킨다. 양쪽 다리로 캐리지의 움직임을 조절한다.

C: 변형

타이트한 쪽과 반대 방향으로 머리와 몸을 조심스럽게 돌림한다.

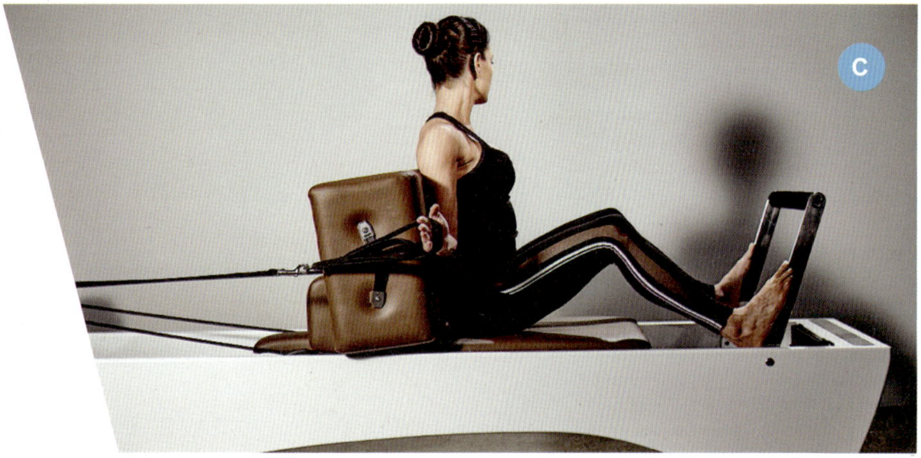

리포머용 박스를 사용하지 않았다.

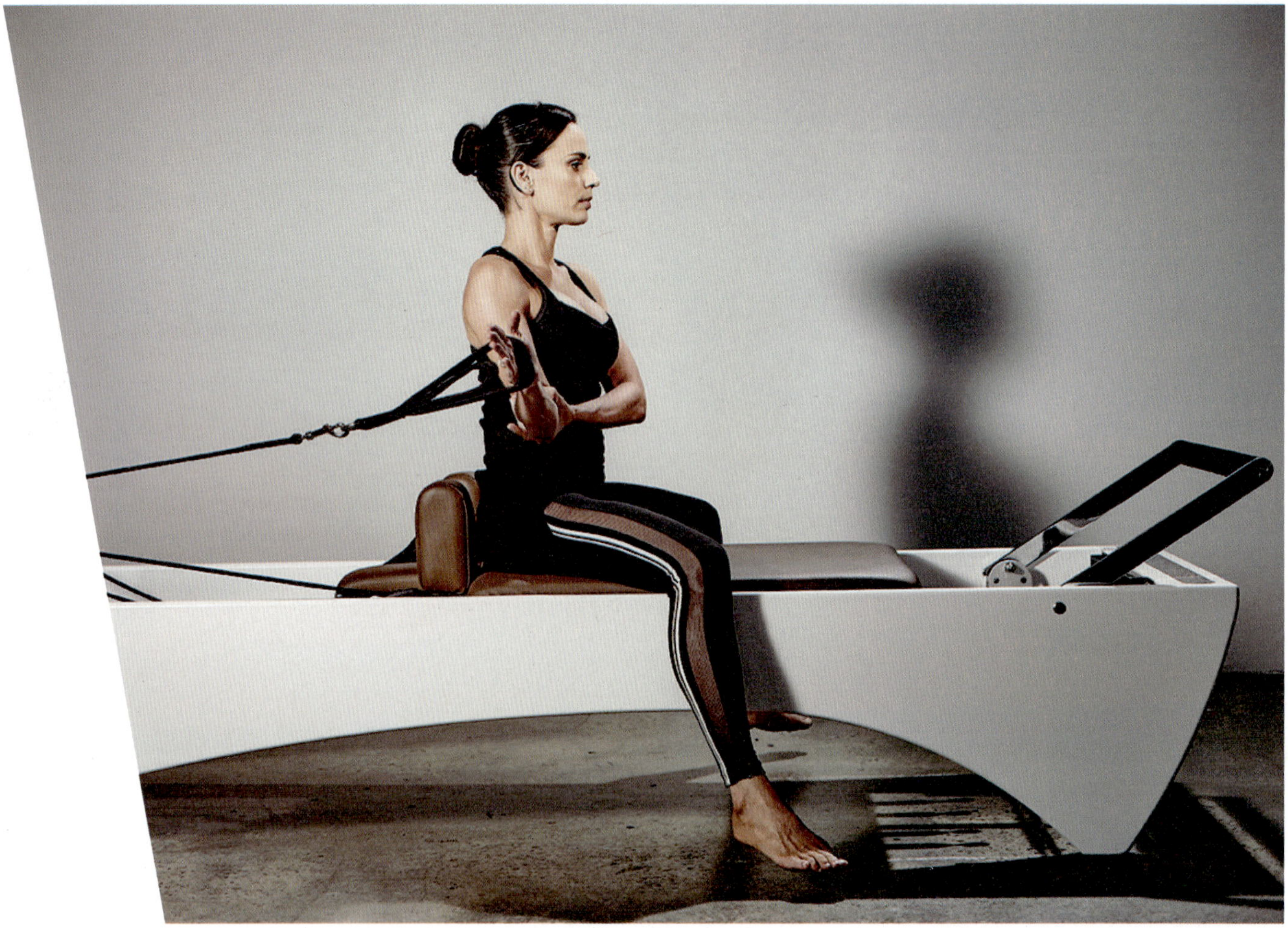

한쪽 손을 반대쪽 뻗어서 팔꿈치를 잡고, 그 팔꿈치가 움직이지 않도록 유지한다. 위와 같이, 캐리지를 활주시킨다.

가장 잘 스트레칭되는 근육은 어깨밑근과 큰원근이다. 감각은 정확하지 않을 수도 있지만, 어깨관절 주위의 어느 곳에서나 감각이 발생할 수 있다.

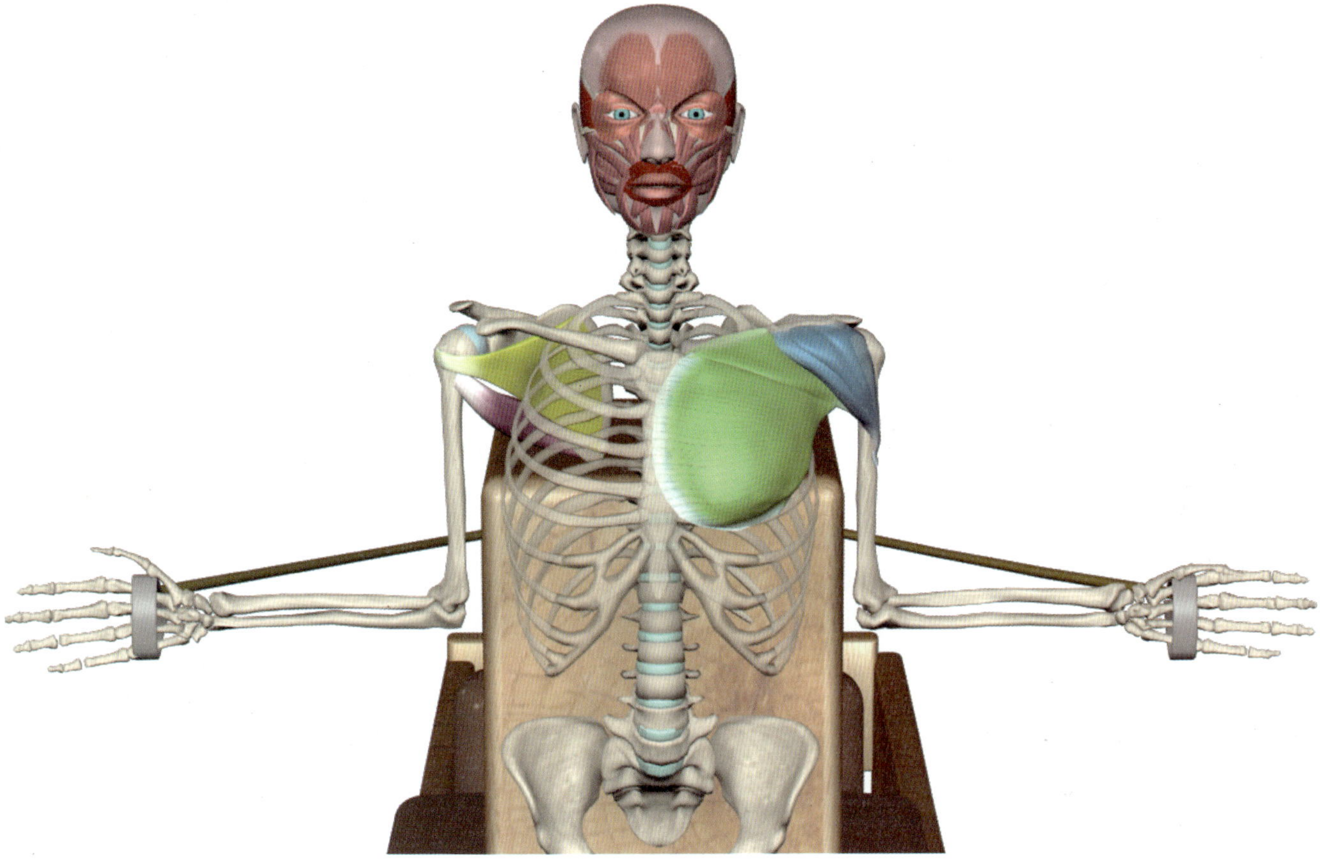

만약 여러분이 타이트하다면, 앞어깨세모근 뿐만 아니라, 큰가슴근 (특히, 갈비뼈갈래)도 스트레칭될 것이다.

어깨 가쪽돌림근 (External Shoulder Rotators)

- **기준:** 누구나 • **스프링 장력:** 중간 – 강함
- **강조 근육:** 가시아래근, 작은원근, 뒤어깨세모근

A & B:
스트레칭하는 방법

스트랩/로프를 교차시키고, 캐리지 위에 앉는다.
팔꿈치 바로 위쪽에 스트랩을 배치하고, 팔꿉관절을 90°로 굽힘한다.
양 손을 아래쪽 허리뼈에 배치한다.
어깨의 스트레칭을 찾기 위해 캐리지를 활주시킨다.

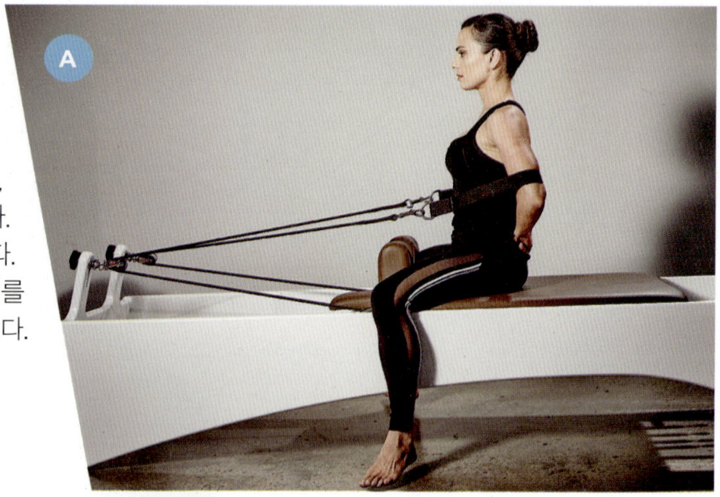

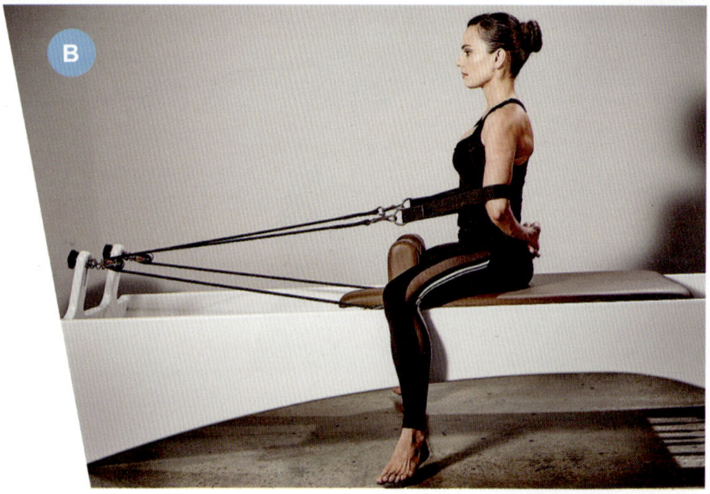

B: 수축하는 방법

양 손으로 아래쪽 허리뼈를 압박한다.

C: 추가 스트레칭 하는 방법

캐리지를 조금 더 활주시킨다.
양쪽 다리로 움직임을 조절한다.

변형:

타이트한 쪽으로 몸과 머리를 조심스럽게 돌림한다.

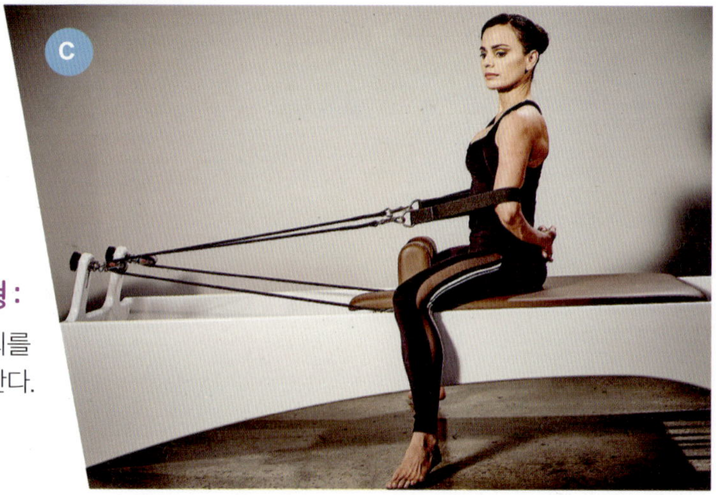

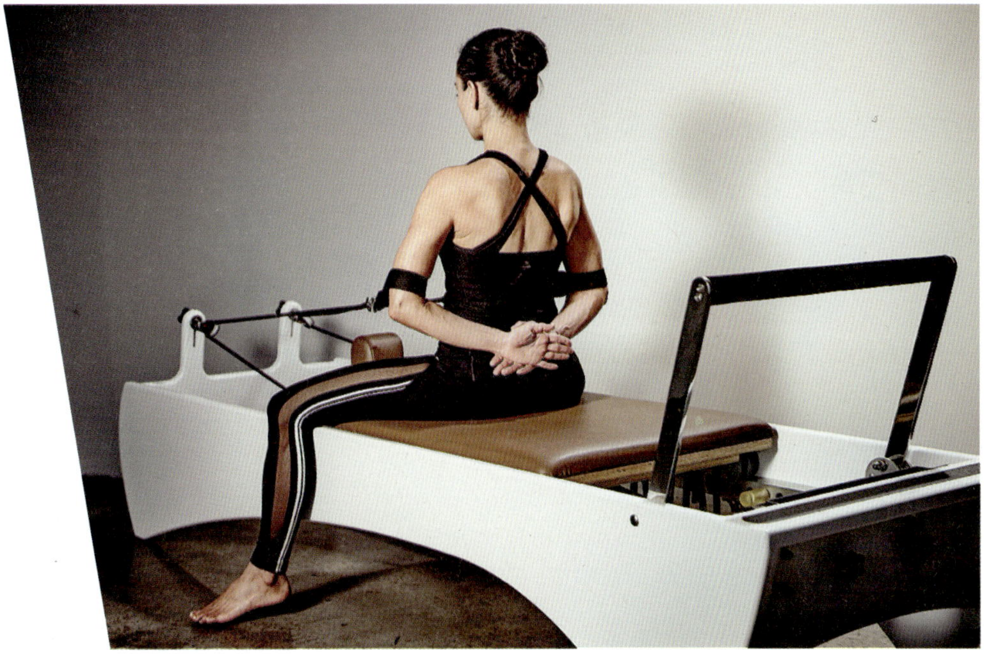

양쪽 어깨뼈를 제자리에 고정한다; 즉, 양쪽 어깨뼈가 벌어지지 않도록 한다(내밈되지 않게 한다). 등세모근과 마름근을 수축함으로써 이것을 수행한다.

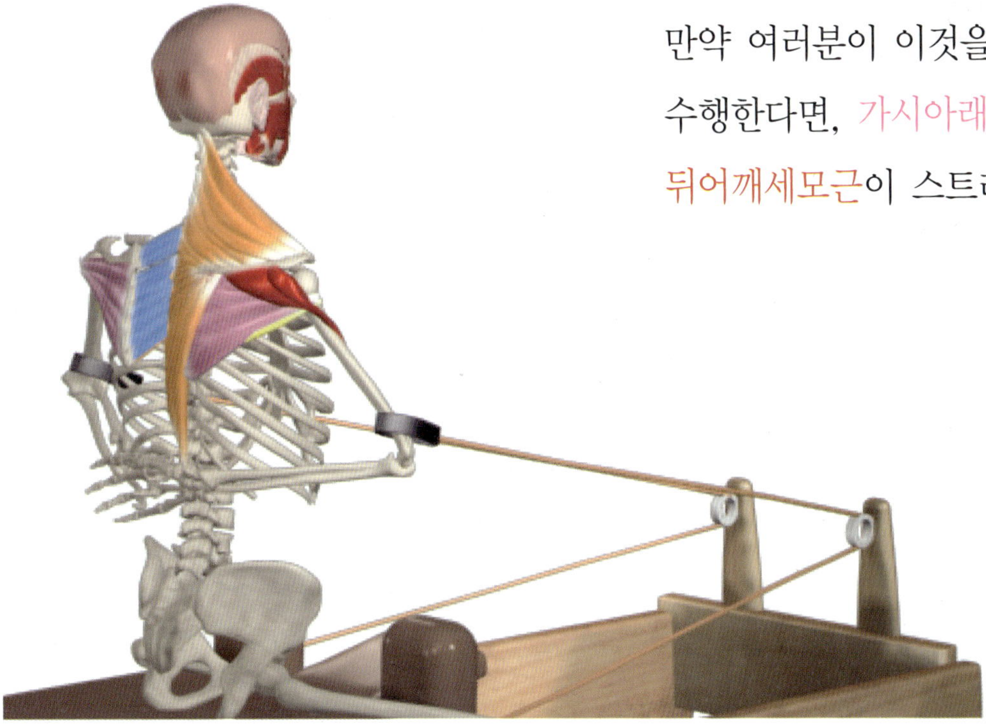

만약 여러분이 이것을 효율적으로 수행한다면, 가시아래근, 작은원근, 뒤어깨세모근이 스트레칭될 것이다.

큰가슴근 (Pec Major)

- **기준:** 누구나
- **스프링 장력:** 중간
- **강조 근육:** 큰가슴근, 작은가슴근, 앞어깨세모근

A & B: 스트레칭하는 방법

사진처럼 앉아서, 스트랩을 팔꿈치 바로 위나 바로 아래쪽에 배치한다.
양쪽 팔꿈치를 적어도 어깨높이 만큼 들어올린다 (여러분은 팔꿈치를 다양한 높이로 들어올리 수 있다).
긴장 지점에 도달할 때까지 안정 자세 쪽으로 캐리지를 움직일 수 있다.
가슴을 들어올린다.

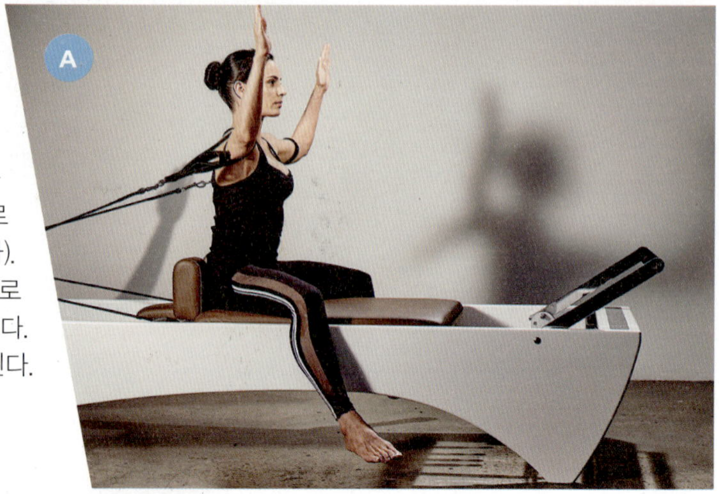

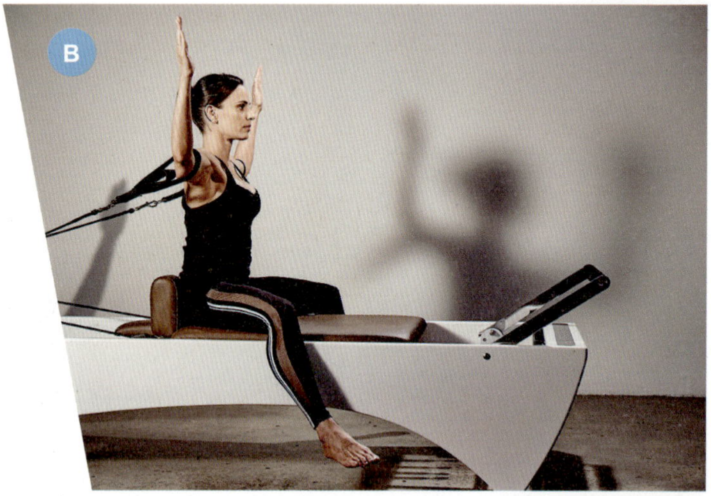

B: 수축하는 방법

박수치듯이, 양쪽 아래팔과 팔꿈치를 가깝게 움직인다.

C: 추가 스트레칭 하는 방법

안정 자세 쪽으로 캐리지를 조금 더 활주시킨다.

C: 변형

만약 여러분의 한쪽이 타이트하다면, 머리와 가슴을 타이트한 쪽과 반대되는 방향으로 돌림한다.

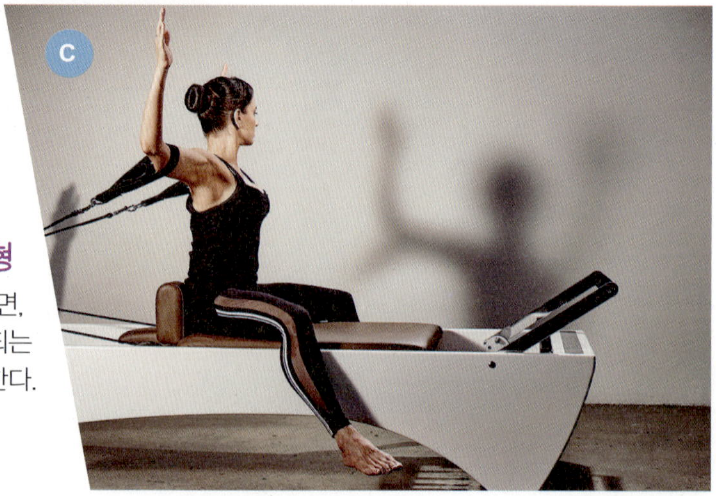

다른 자세 (Alternate Position)

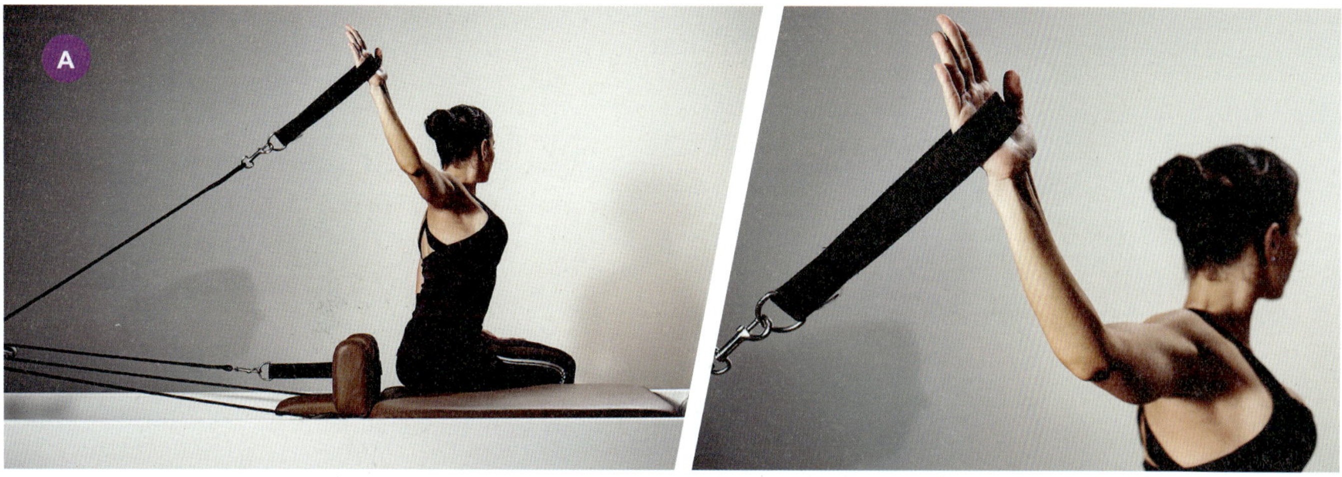

리포머의 가쪽에 앉는다. 반대쪽 손으로 스트랩을 잡는다. 그쪽 팔을 들어올리고, 앉은 키를 크게 하면서 가슴을 그 팔과 반대되는 방향으로 기울인다. 더 큰 효과를 얻기 위해, 가슴/머리를 그 팔과 반대되는 방향으로 돌림한다. 스트랩을 당김으로써 수축한다. 위의 지시사항을 반복함으로써 추가 스트레칭을 한다.

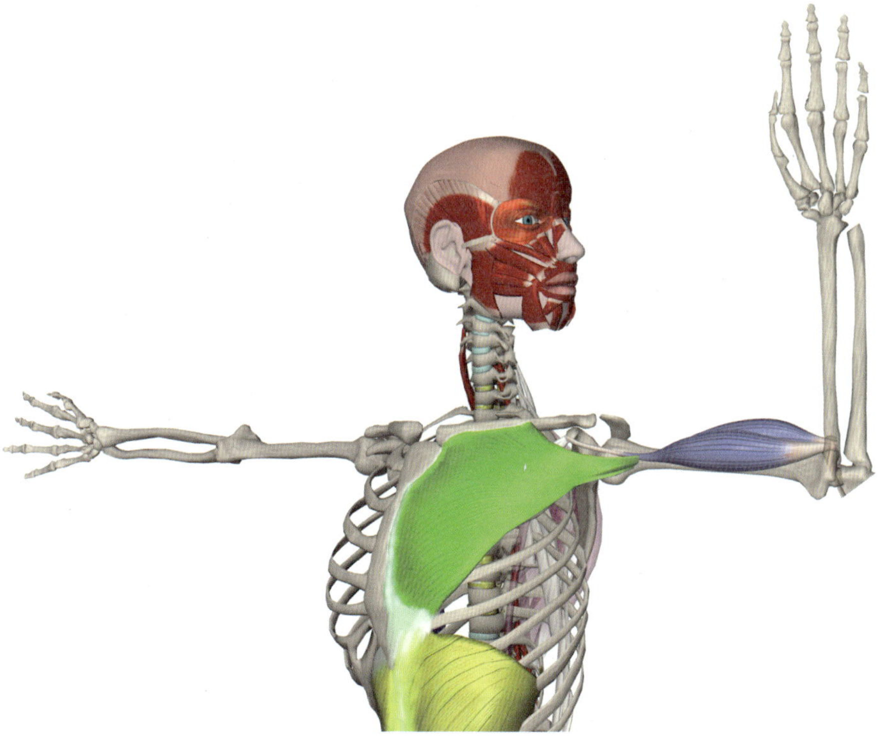

작은가슴근 (Pectoralis Minor)

- **기준:** 누구나
- **스프링 장력:** 중간
- **강조 근육:** 큰가슴근, 작은가슴근, 앞어깨세모근, 위팔두갈래근

A: 스트레칭 하는 방법

사진처럼 앉아서, 양 손을 풋바 위에 올려놓는다. 더 강한 효과를 얻기 위해 양 손을 더 가깝게 배치한다. 양쪽 어깨뼈를 함께 모은다. 가슴을 들어올리고, 긴장 지점에 도달할 때까지 천천히 캐리지를 활주시킨다.

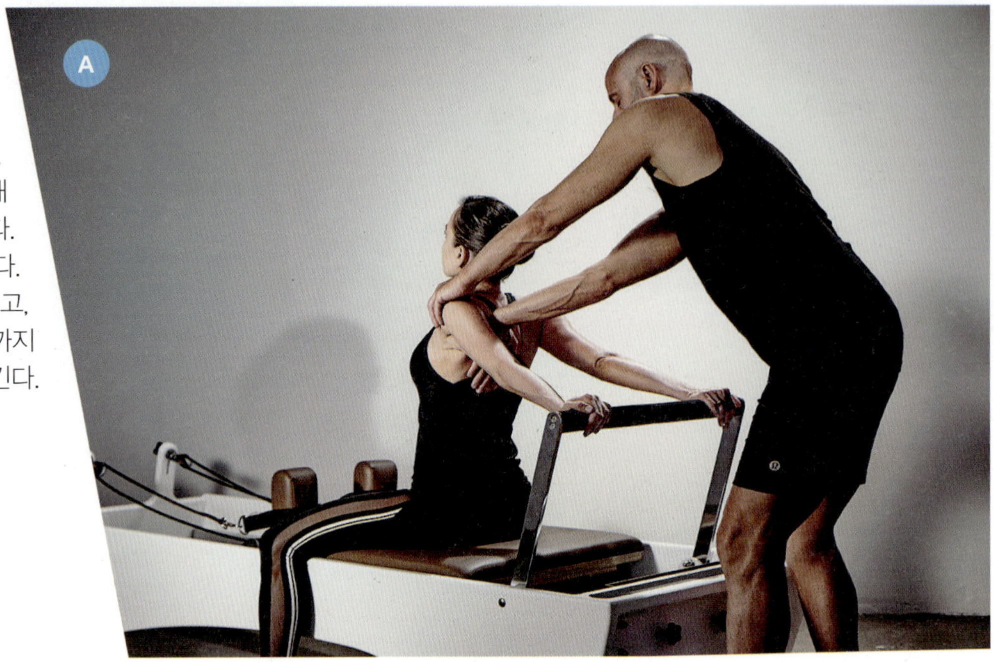

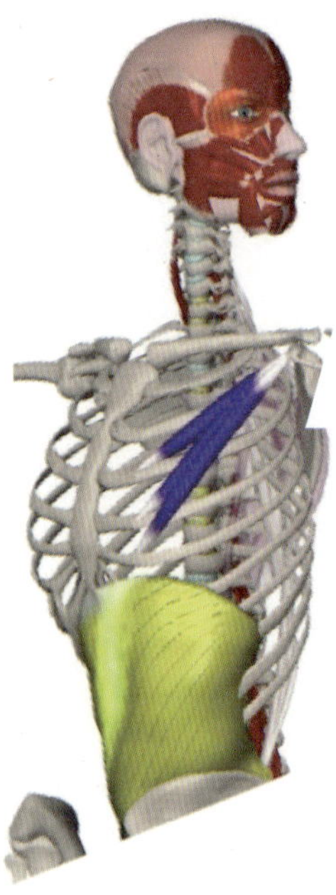

수축하는 방법

양 손으로 풋바를 압박한다.

추가 스트레칭하는 방법

가슴을 들어올린다.
캐리지를 조금 더 활주시킨다.

조심해야 할 것

- 가슴/가슴우리의 굽힘/라운딩
- 어깨를 움직여 어깨뼈를 내밈하거나/둥글게 만든다.
- 양쪽 팔을 안쪽돌림한다.

변형(Variations)

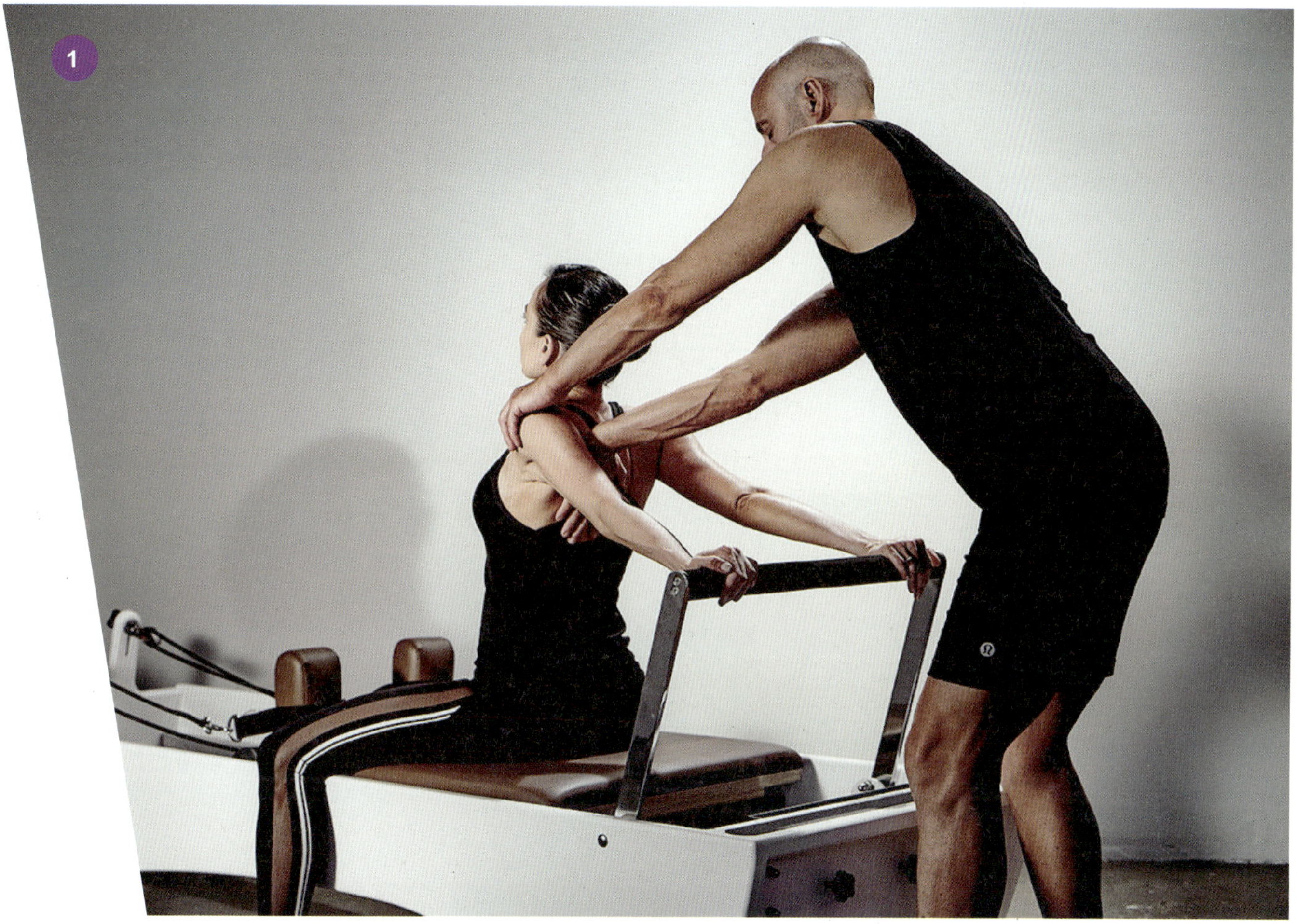

타이트한 쪽과 반대 방향으로 머리와 가슴을 돌린다.

만약 여러분을 도와 줄 파트너가 있다면, 그 파트너는 한 손을 어깨뼈에 배치하여, 갈비우리를 견고하게 압박한다. 다른 손을 어깨 앞쪽에 배치하여, 그 어깨를 뒤쪽으로 당긴다. 다른 지시사항을 따른다.

어깨세모근 (Deltoid)

- **기준:** 누구나
- **스프링 장력:** 강함
- **강조 근육:** 어깨세모근, 마름근, 중간등세모근

A: 스트레칭하는 방법

사진처럼 선 자세를 취하거나 앉는다.
스트랩과 반대 방향을 몸을 기울인다.
이때 캐리지가 움직여서는 안 된다.
자유로운 팔로 반대쪽 팔을 가슴 쪽으로 당긴다.

A: 수축하는 방법

스윙하는 팔로 스트랩을 잡고, 마치 백핸드 스트로크처럼 가슴으로부터 멀어지도록 움직인다.

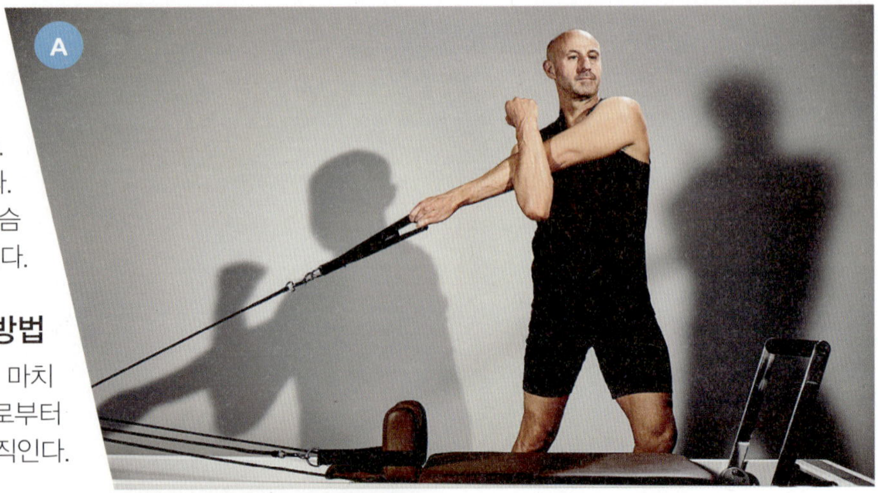

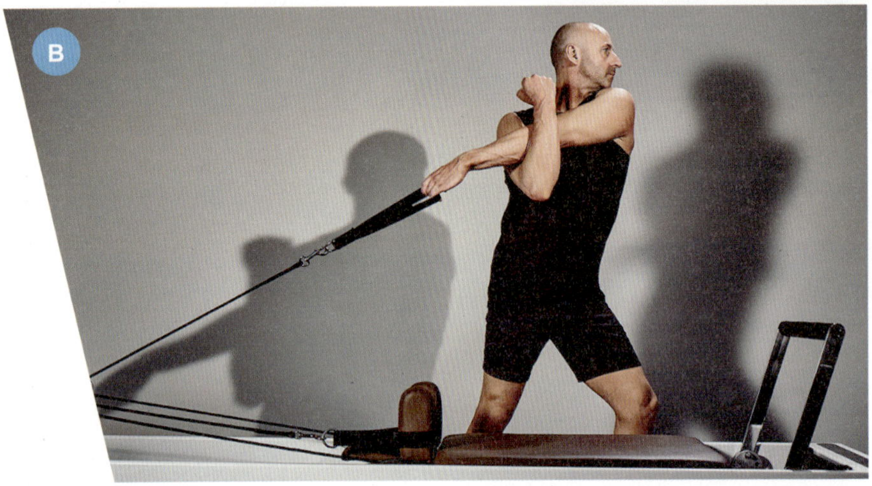

B: 추가 스트레칭 하는 방법

가슴을 들어올리고, 스트랩과 반대 방향으로 몸을 기울인다.
스트랩과 반대 방향으로 가슴을 돌림한다.

C: 변형

앉은 자세에서 시도해 본다.
스트랩과 반대 방향으로 몸을 기울인다.
그 팔을 가슴에 붙인다.
기울이는 힘을 증가시키기 위해 자유로운 손으로 어깨를 압박한다.
위처럼 수축한다.

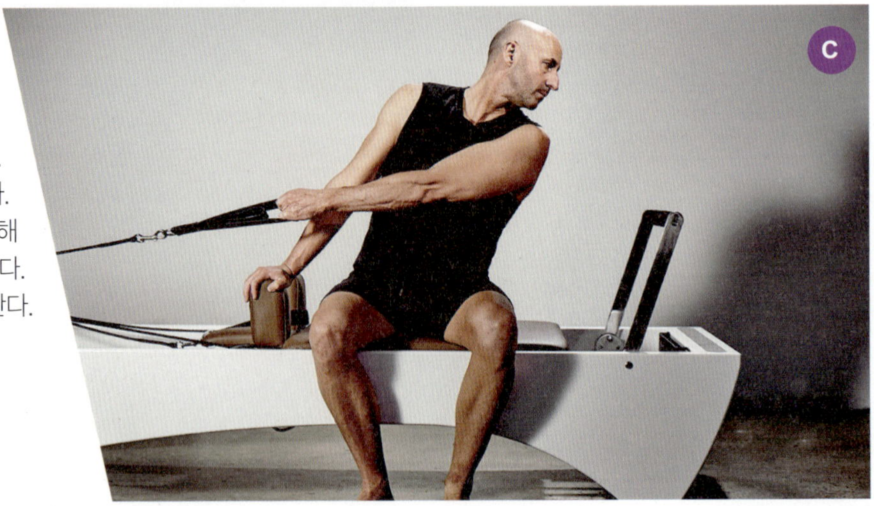

가시위근 (Supraspinates)

- **기준:** 누구나
- **스프링 장력:** 강함
- **강조 근육:** 가시위근, 어깨세모근

A & B: 스트레칭 하는 방법

사진처럼 선 자세를 취하거나 앉는다. 캐리지가 움직이지 않도록 하고, 스트랩과 반대 방향으로 몸을 기울인다.

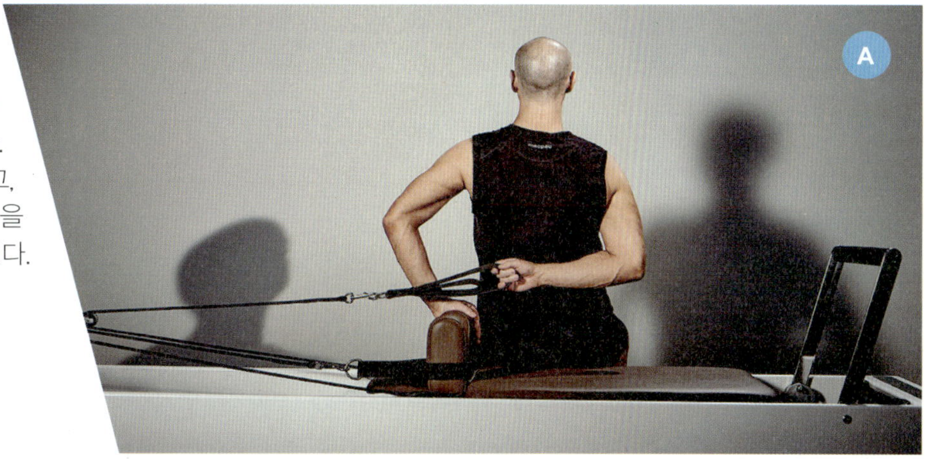

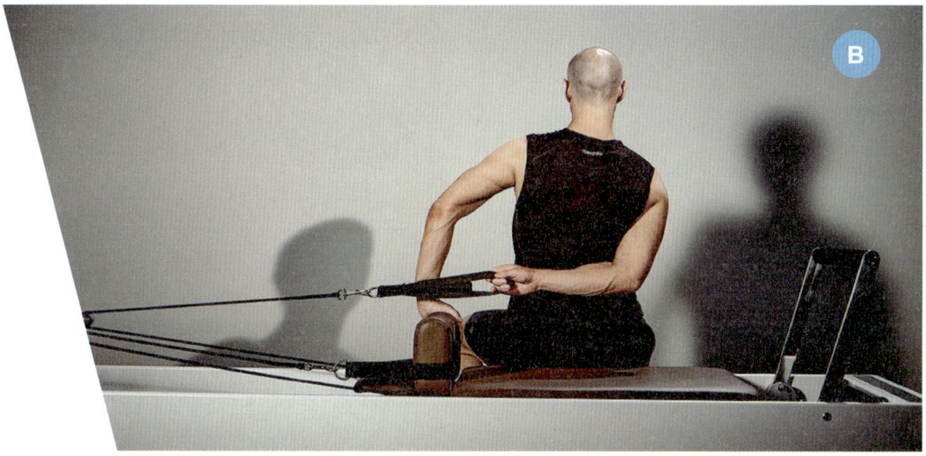

B: 수축하는 방법

몸으로부터 멀어지도록 팔꿈치를 당긴다.

B & C: 추가 스트레칭하는 방법

기울이는 힘을 증가시키기 위해 자유로운 손으로 어깨를 압박한다.

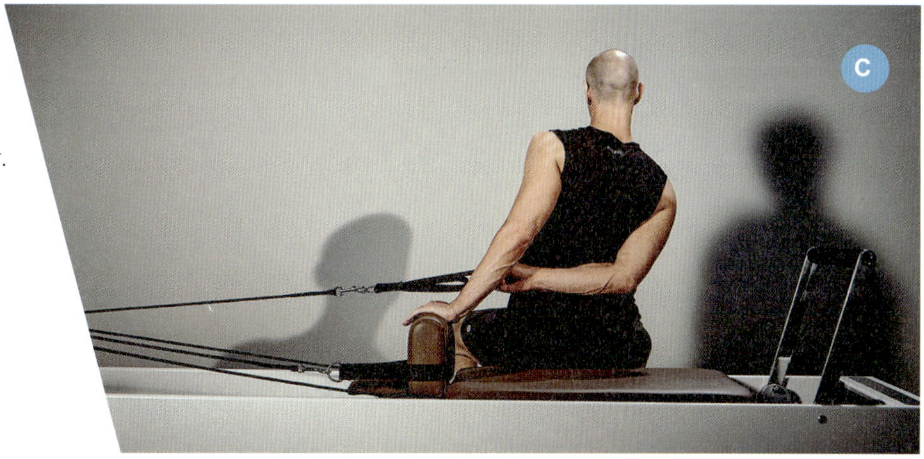

위팔두갈래근 (Biceps Brachii)

- **기준:** 누구나
- **스프링 장력:** 강함
- **강조 근육:** 위팔두갈래근, 위팔근, 앞어깨세모근

A: 스트레칭하는 방법

사진처럼 선 자세를 취하거나 앉는다.
팔을 들어올리고 쭉 뻗는다.
아래팔을 뒤침한다(엄지를 아래쪽으로 향하게 한다).
캐리지가 움직이지 않도록 하고, 스트랩과 반대 방향으로 몸을 기울인다.

A: 수축하는 방법

스트랩을 잡고 팔꿈치를 굽힌다.

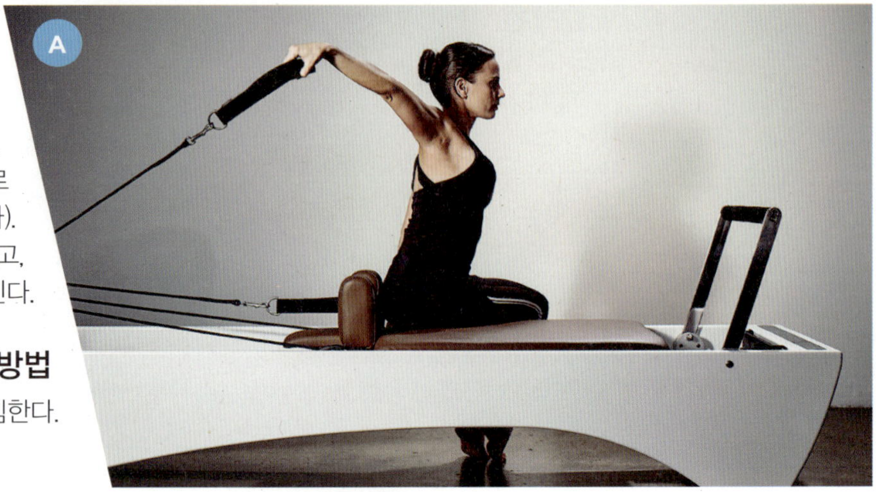

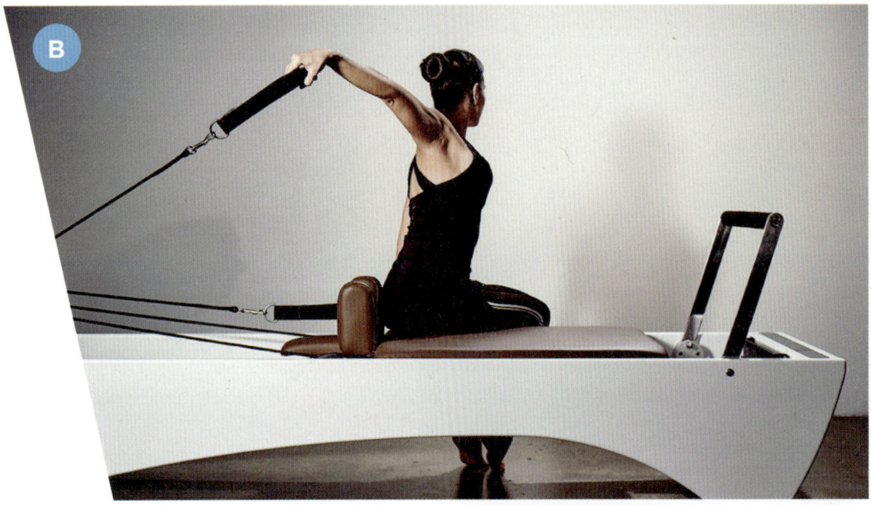

B: 추가 스트레칭 하는 방법

스트랩과 반대 방향으로 몸을 기울인다.
팔과 반대되는 방향으로 가슴을 돌림한다.

C: 조심해야 할 것

- 스트레칭 팔의 어깨를 안쪽돌림한다.
- 스트레칭 팔을 떨어뜨린다.
- 캐리지를 움직인다.
- 사진 C는 좋은 폼을 어떻게 유지하는지를 보여 준다.

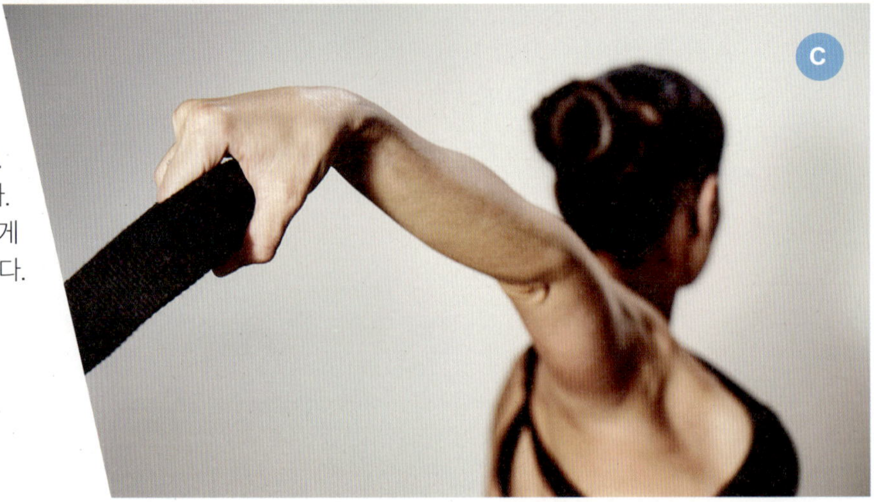

Chapter 8

다리 찢기

The Splits

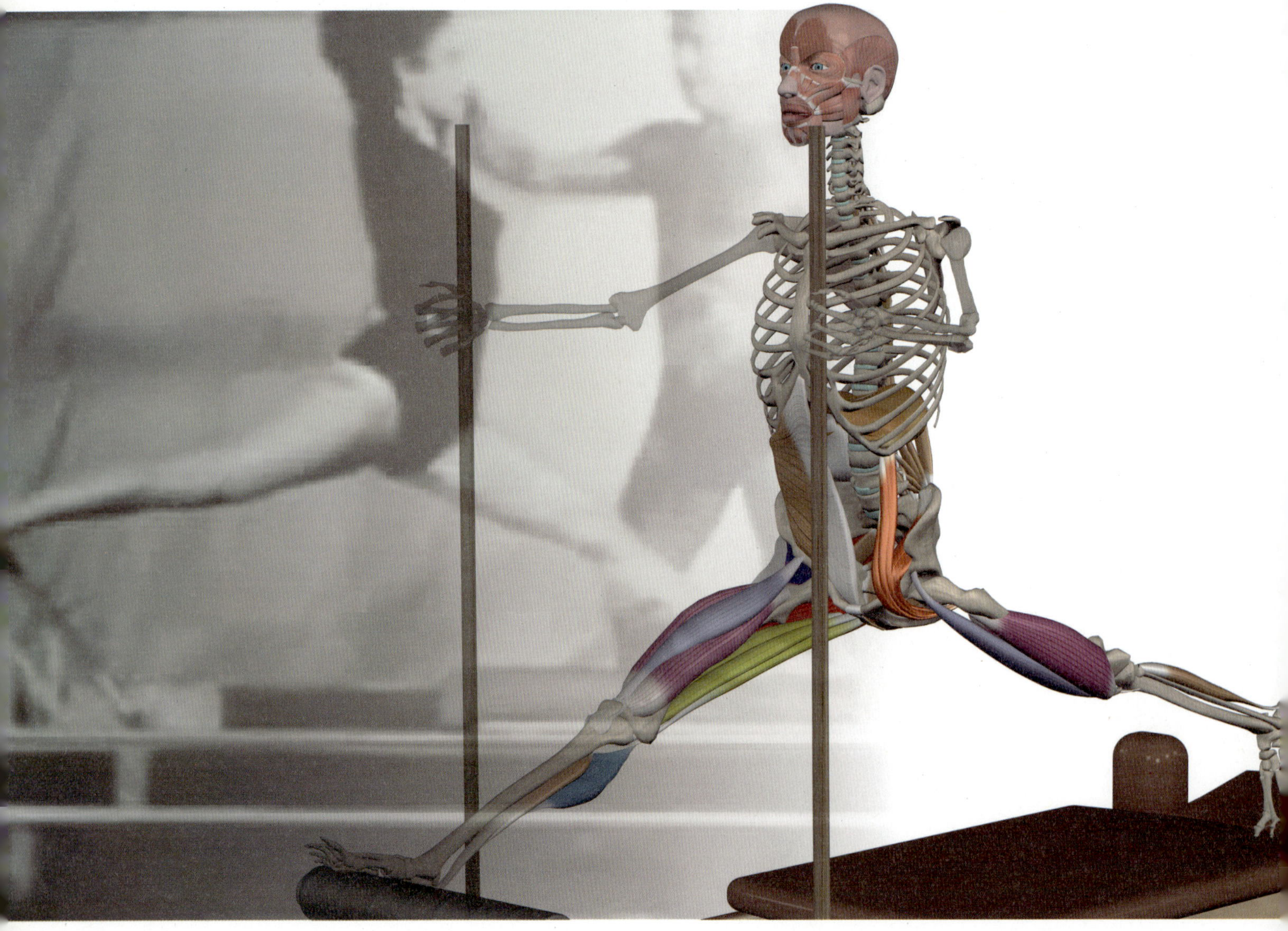

진짜 앞쪽 다리 찢기 (The "True Front Splits")

- **기준:** 고급자
- **스프링 장력:** 중간
- **강조 근육:** 뒤쪽 다리의 모든 엉덩관절 굽힘근, 뒤넙다리근 및 앞쪽 다리의 장딴지근

A & B: 스트레칭하는 방법

사진처럼, 리포머 위에 선 자세를 취한다.
항상 양쪽 엉덩이는 정면을 향한다.
골반을 중립위나 뒤쪽경사로 유지해야 한다.
긴장 지점에 도달할 때까지 양쪽 엉덩이를 내린다.

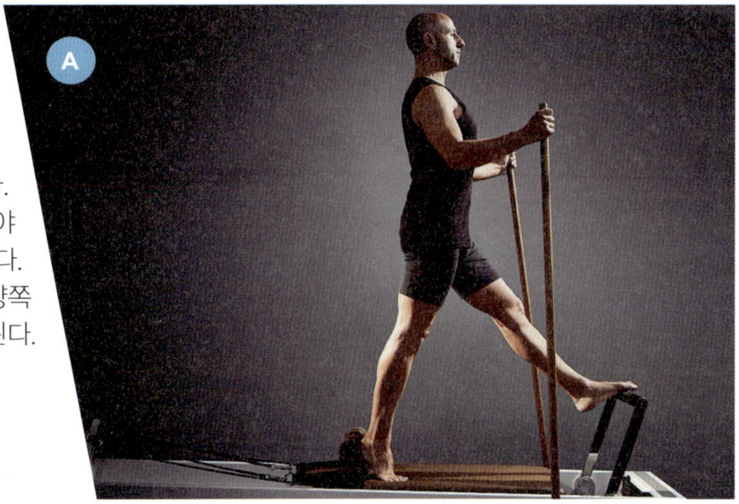

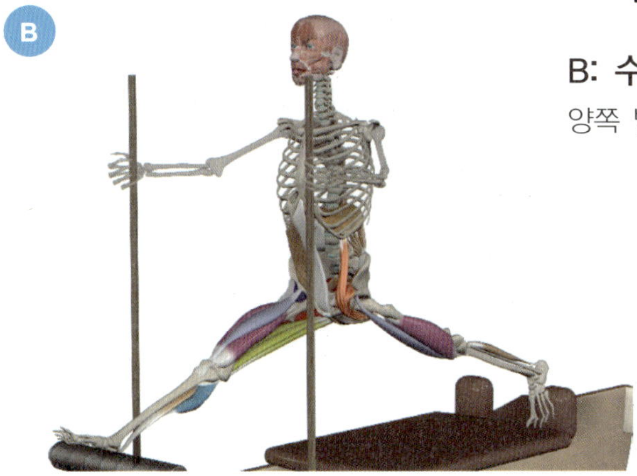

B: 수축하는 방법

양쪽 발로 압박한다.

C: 추가 스트레칭 하는 방법

양쪽 엉덩이를 더 내린다.
가슴을 들어올린다.

조심해야 할 것

- 뒤쪽 다리를 가쪽돌림한다.
- 골반을 앞쪽경사한다.
- 몸통을 앞쪽 (엉덩관절이 굽힘하는 쪽) 으로 굽힘한다.

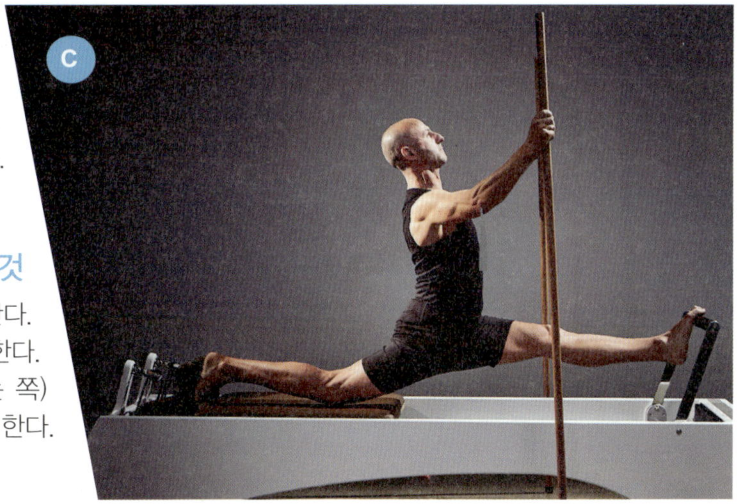

큰허리근은 12번 등뼈와 같은 높이로 붙어 있다. 큰허리근은 엉덩근과 함께 골반 안쪽에 붙어 있고, 골반 앞쪽을 둘러싼 후, 넙다리뼈의 작은뼈돌기에 부착한다. 넙다리곧은근도 또한 상당히 스트레칭된다.

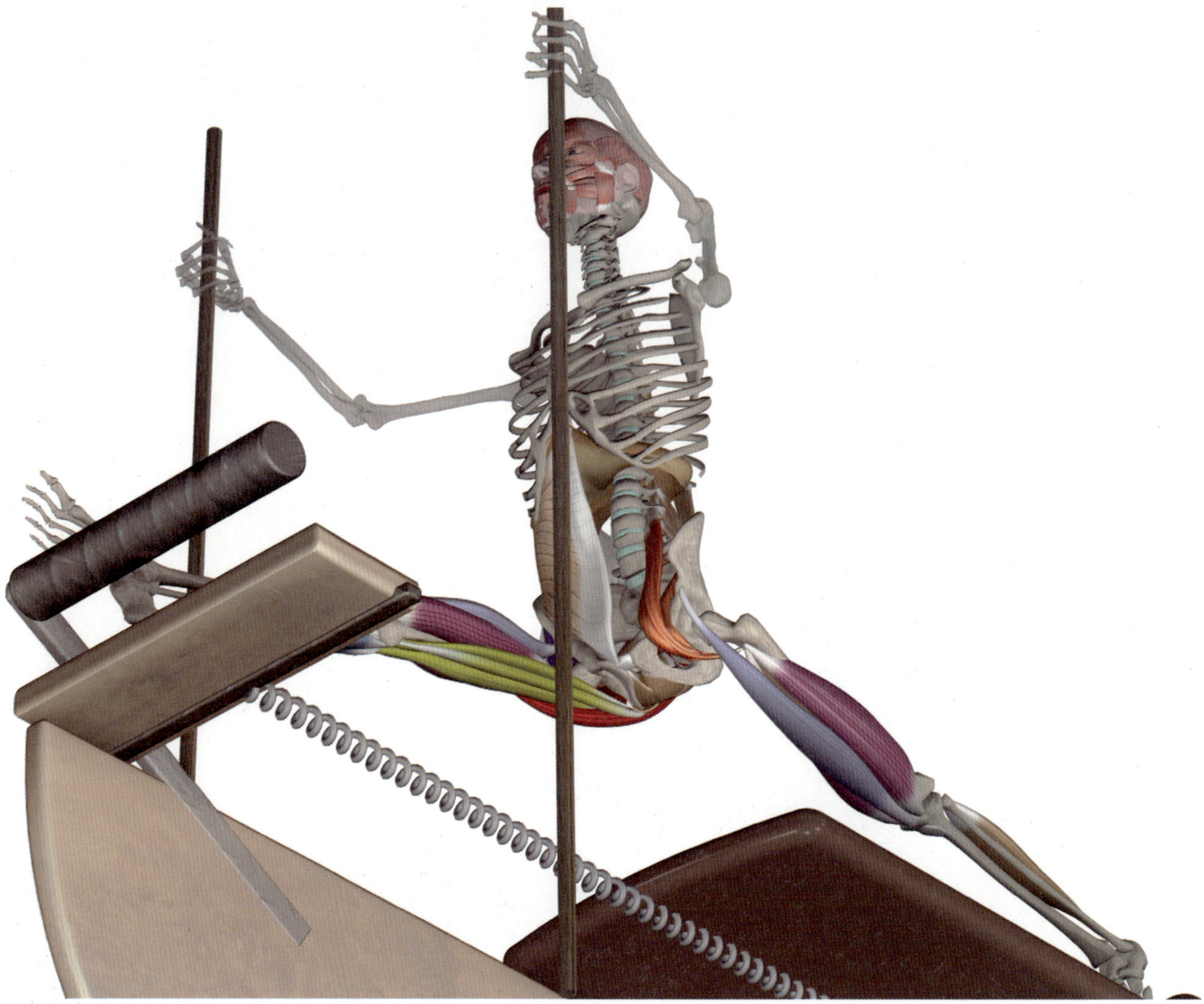

만약 골반이 올바른 중립위에서 유지된다면, 뒤넙다리근이 강하게 스트레칭될 것이다. 그것들의 이는곳은 골반 아래쪽과 뒤쪽에 위치한다.

변형(Variations)

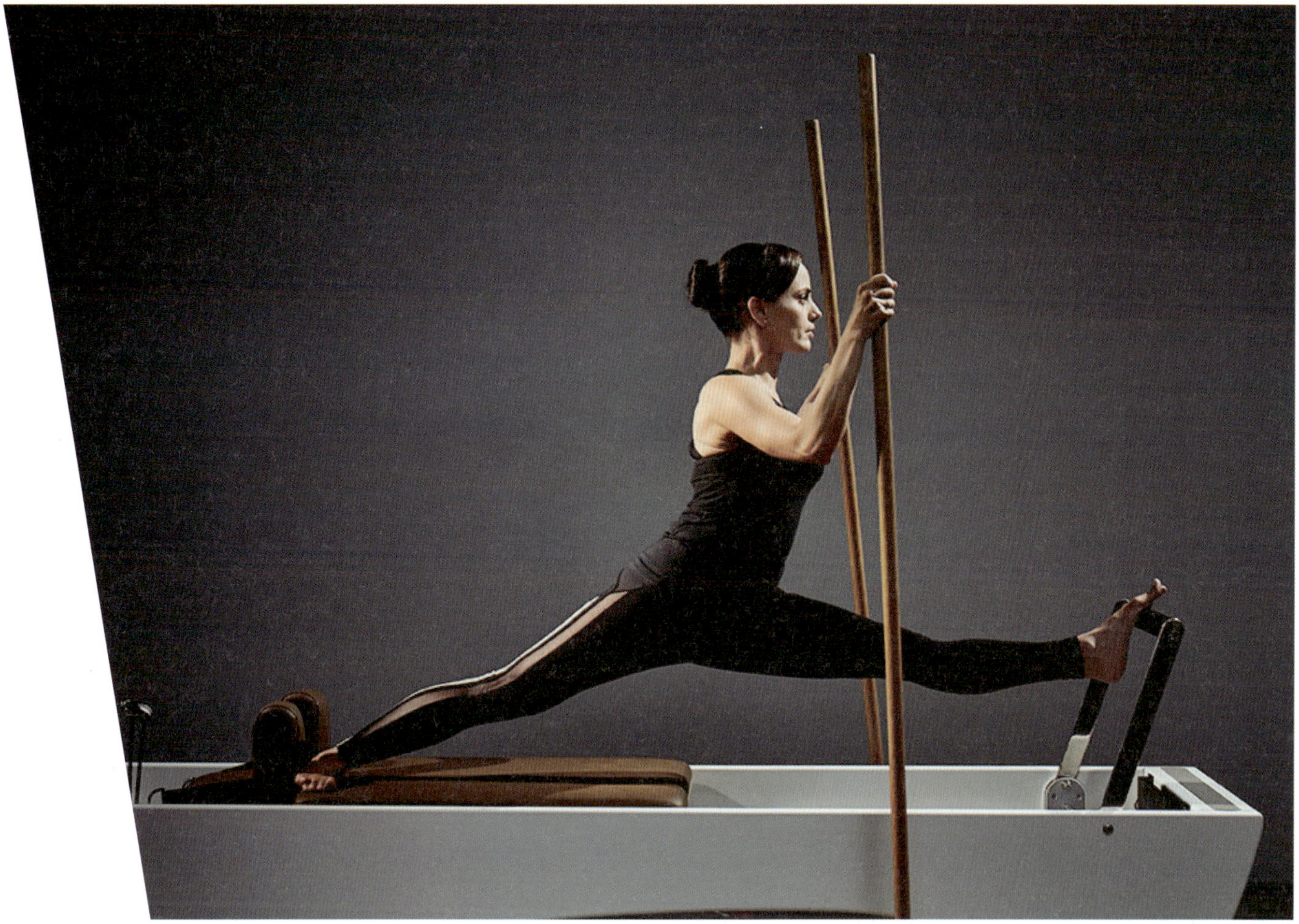

전통적인 “댄서 앞쪽 다리찢기”는 가쪽돌림된 뒤쪽 다리를 가진다.

부가적으로, 허리가 젖힘된다. 이것은 허리의 인대를 느슨해지도록 만들어, 다리 찢기 자세가 달성되도록 만든다. 뒤쪽 다리의 스트레칭은 엉덩관절 굽힘근 보다는 모음근에 초점을 맞추고 있다.

앞쪽 다리 찢기에 대한 내용을 더 많이 알고 싶으면, 온라인 워크샵인 “The Split” **또는** “Innovations in Pilates, Therapeutic Muscle Stretching on the Pilates Reformer” **을 참고하길 바란다.**

다리 굽힘하고, 앞쪽 다리 찢기 (The Bend Leg Front Splits)

- **기준:** 고급자
- **스프링 장력:** 중간
- **강조 근육:** 뒤쪽 다리의 모든 엉덩관절 굽힘근, 뒤넙다리근, 큰볼기근, 앞쪽 다리의 큰모음근

A & B: 스트레칭하는 방법

사진처럼 리포머 위에서 무릎꿇기 자세를 취한다.
항상 양쪽 엉덩이는 정면을 향한다.
골반을 중립위나 뒤쪽경사시켜야 한다.
앞쪽 다리를 뻗지 않고 긴장 지점까지 양쪽 엉덩이를 내린다.
가능하면 뒤쪽으로 멀어지도록, 뒤쪽 다리로 압박한다.

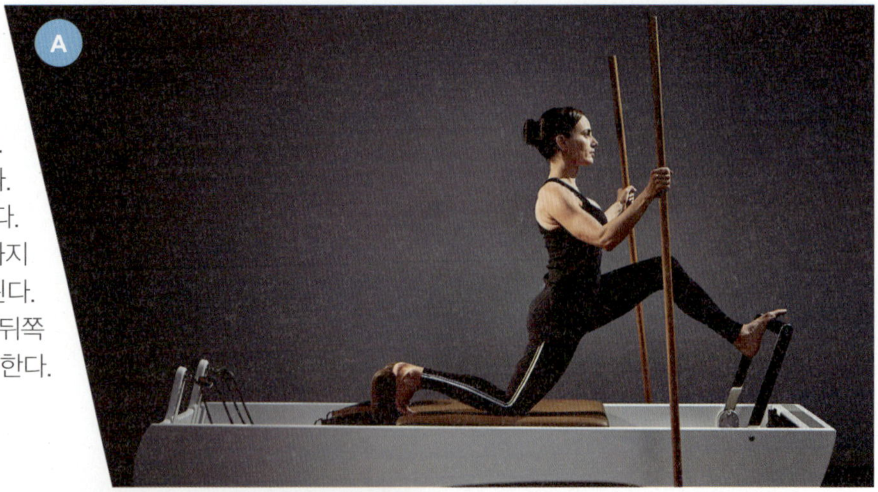

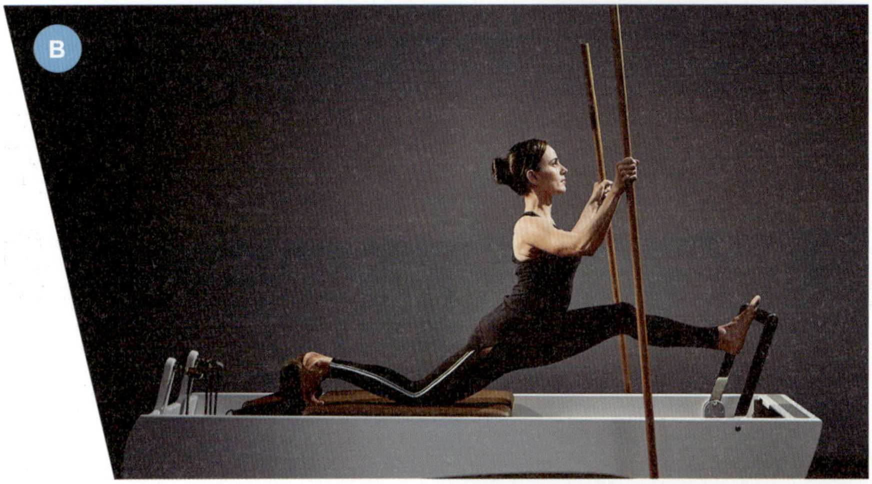

B: 수축하는 방법

양쪽 발로 압박한다.

C: 추가 스트레칭 하는 방법

뒤쪽 무릎을 캐리지로부터 들어올리고, 그것을 쭉 뻗는다.
그런 다음 앞쪽 다리를 쭉 뻗는다 (사진에는 없음)
가슴을 들어올린다.

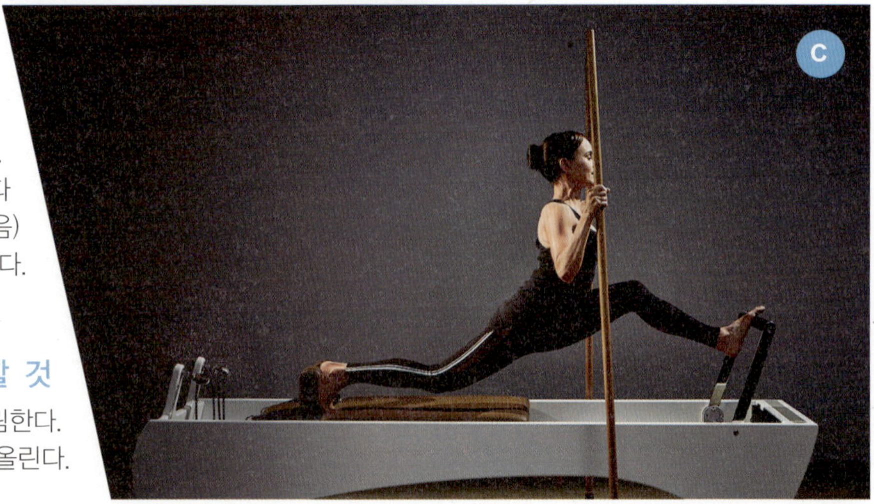

조심해야 할 것

- 뒤쪽 다리를 가쪽돌림한다.
- 뒤쪽 무릎과 함께 엉덩이를 들어올린다.

옆으로 다리 찢기 (The Side Splits)

- **기준:** 고급자
- **스프링 장력:** 중간
- **강조 근육:** 모든 모음근, 안쪽 뒤넙다리근

A & B: 스트레칭 하는 방법

사진처럼 리포머 위에서 선 자세를 취한다.

긴장 지점에 도달할 때까지 양쪽 엉덩이를 내린다. 골반을 앞쪽돌림한다.

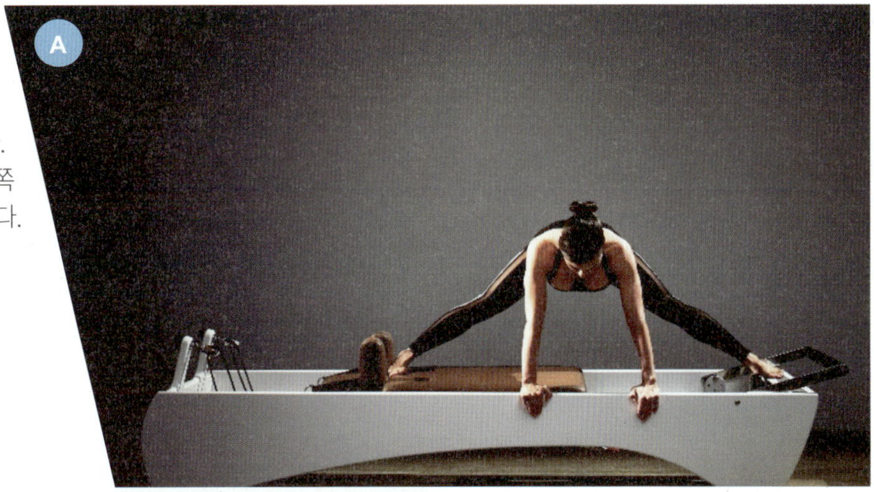

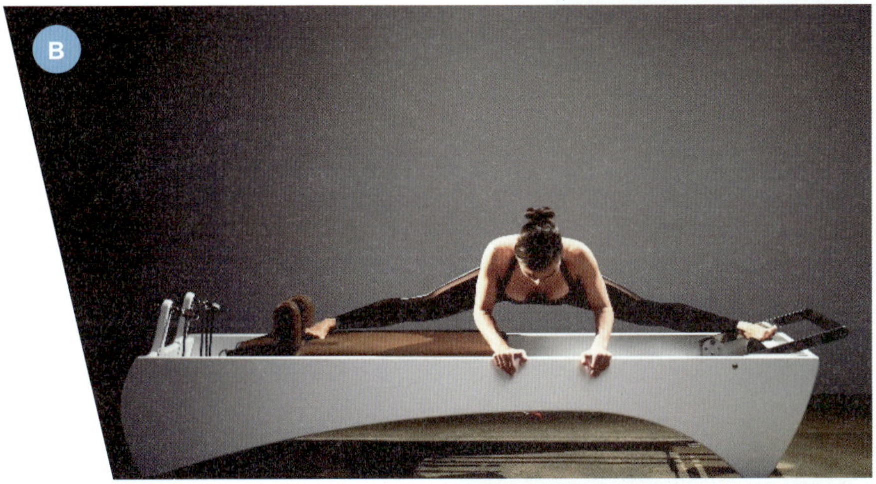

B: 수축하는 방법

양쪽 발로 압박한다.

넙다리네갈래근을 타이트하게 만든다.

C: 추가 수축하는 방법

벌림근으로 캐리지를 이동시킨다.

양쪽 엉덩이를 내린다.

양쪽 팔로 체중을 지지한다.

허리가 젖힘되도록 한다.

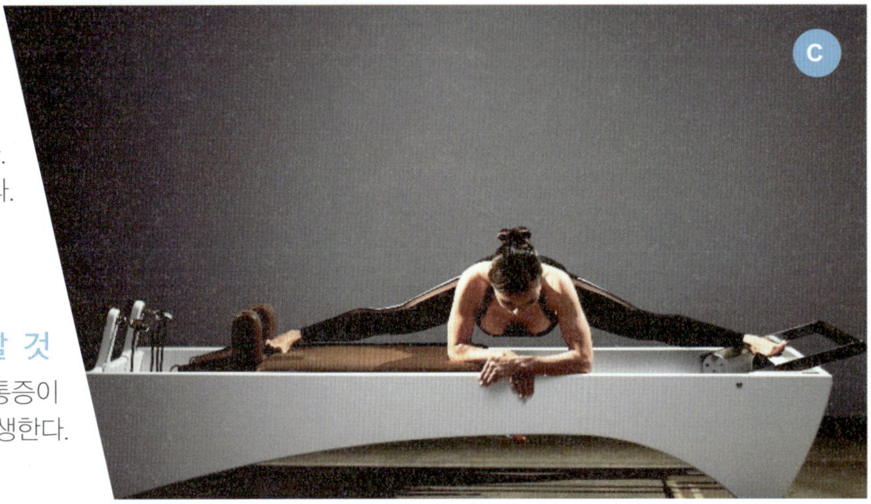

조심해야 할 것

- 무릎이나 엉덩관절에서 통증이 발생한다.

변형: 한 번에 한쪽 다리씩

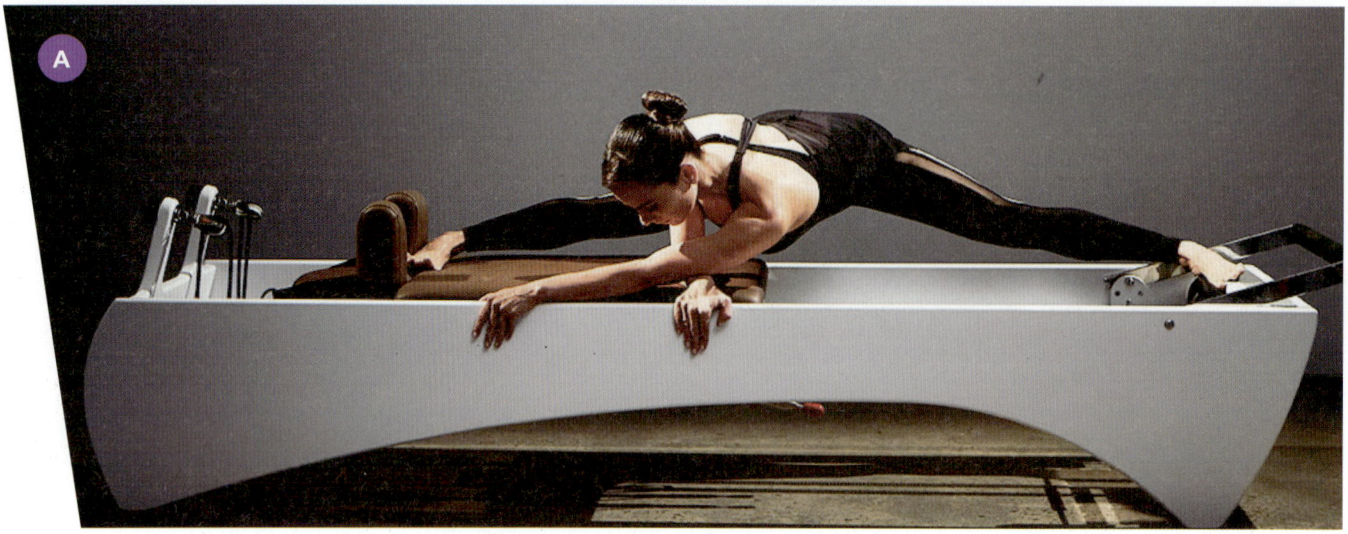

가슴과 어깨를 한쪽 방향으로 돌림한다.

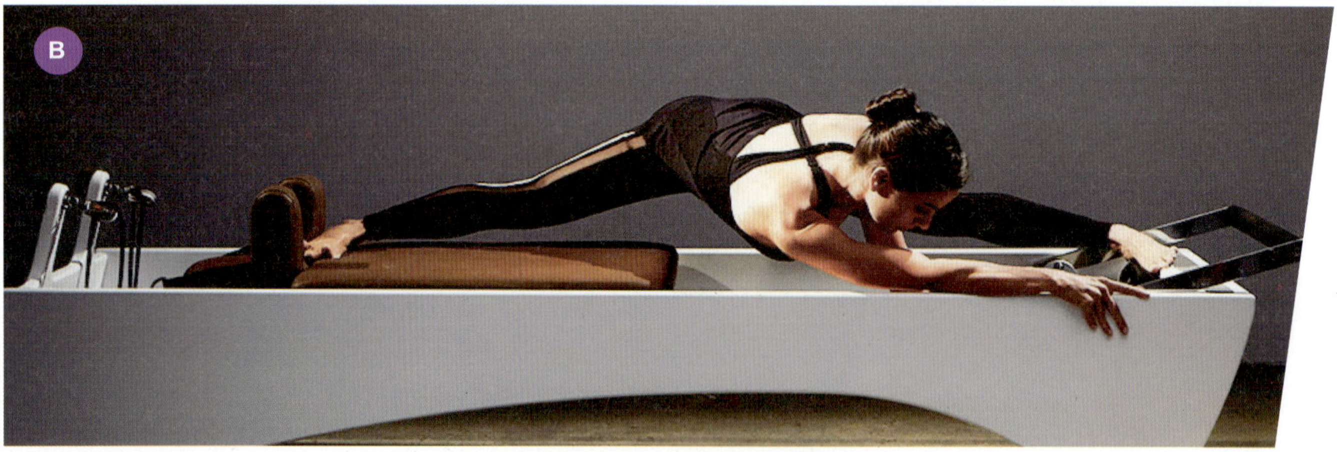

그런 다음, 반대 방향으로 돌림한다.

참고문헌

Ahearn, G. 2008. *General Anatomy: Principles and Applications*. McGraw Hill. Australia

Alter, MJ. 1996. *Science of Flexibility*. Human Kinetics. Australia.

Armiger, P. 2010. Stretching for functional Flexibility. Lippincott Wiliams & Wilkins. USA.

Chaitow, L. 1988. *Soft Tissue Manipulation*. Healing Arts Press. Rochester, Vermont.

Coulter, HD. 2002. *Anatomy of Hatha Yoga*. Body and Breath. Honesdale, USA.

Frederick, A, and Frederick, C. 2006. *Stretch to Win*. Human Kinetics. Australia.

Grilley, P. 2004. *Anatomy for Yoga*. http://www.pranamaya.com

Jerome, J. 1987. *Fitness Stretching*. Breakaway Books. NY.

Juhan, D. 1987. *Job's Body*. Station Hill Press. NY.

Kapandji, LA. 1974. *The Physiology of the Joints*. Volumes 1–3. Churchill Livingstone. Edinburgh.

Kendall, HO. 1971. *Muscles, Testing and Function*. 2nd Edition. Williams and Wilkins. Baltimore.

Knott, M, & Voss, DE. 1968. *Proprioceptive Neuromuscular Facilitation*. Harper and Row. NY.

Kurtz, T. 1994. *Stretching Scientifically*. Stadion Publishing. USA.

Lederman, A. 2014. *Therapeutic Stretching*. Human Kinetics. Australia.

Long, R. 2005. *The Key Muscles of Hatha Yoga*. Bhandhayoga Publications. USA.

Long, R. 2008. *The Key Poses of Hatha Yoga*. Bhandhayoga Publications. USA.

McAtee, RE. 2007. *Facilitated Stretching*. Human Kinetics. Australia.

Myers, TW. 2009. *Anatomy Trains*. Churchill Livingstone. Sydney.

Neuman, DA. 2002. *Kinesiology of the Musculoskeletal System*. Mosby. USA.

Norris, C. 2004. *The Complete Guide to Stretching*. A & C Black Publishers. London.

Pilates, J. 1934. *Your Health.* Presentation Dynamics. Copywrited and reprinted 1988. USA.

Pilates, J. 1945. *Pilates' Return to Life through Contrology*. Presentation Dynamics. Copywrited and reprinted 1998. USA.

Richardson, JHH. 1999. *Therapeutic Exercise for Spinal Segmental Stabilization in Low Back Pain*. Churchill Livingstone. Sydney.

Sahrmann, SA. 2002. *Diagnosis and Treatment of Movement Impairment Syndromes*. Mosby. USA.

Tsatsouline, P. 2001. *Relax into Stretch*. Dragon Door Publications. USA.

Thompson, F. 1994. *Manual of Structural Kinesiology*. Mosby. Sydney.

Ylinen, J. 2008. *Stretching Therapy*. Churchill Livingstone. Sydney

감사합니다!

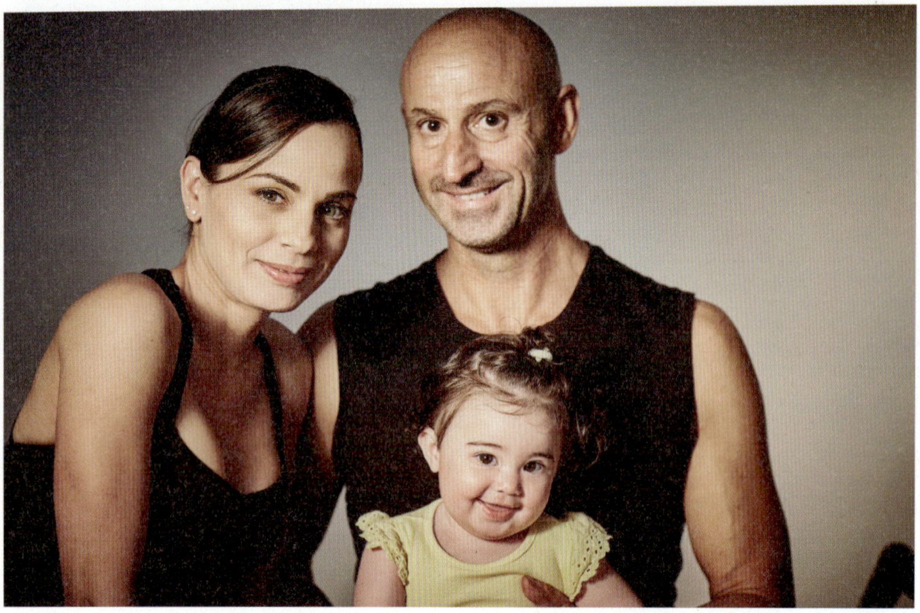

독자들에게!

건강을 위해 여러분의 게스트로서 우리를 계속 찾아주심에 다시 한 번 더 감사드린다.

www.innovationsinpilates.com 또는

https://www.facebook.com/Innovations-in-Pilates-519771898058940/timeline/

에서 자료를 참고해 주길 바란다.

항상 즐겁게 생활하시길!